OS NOW Instruction

日本骨科新标准手术图谱

书总主译

田 伟

水潭医院

本册主译

陈山林

北京积水潭医院

23

手外伤

重在早期恢复功能

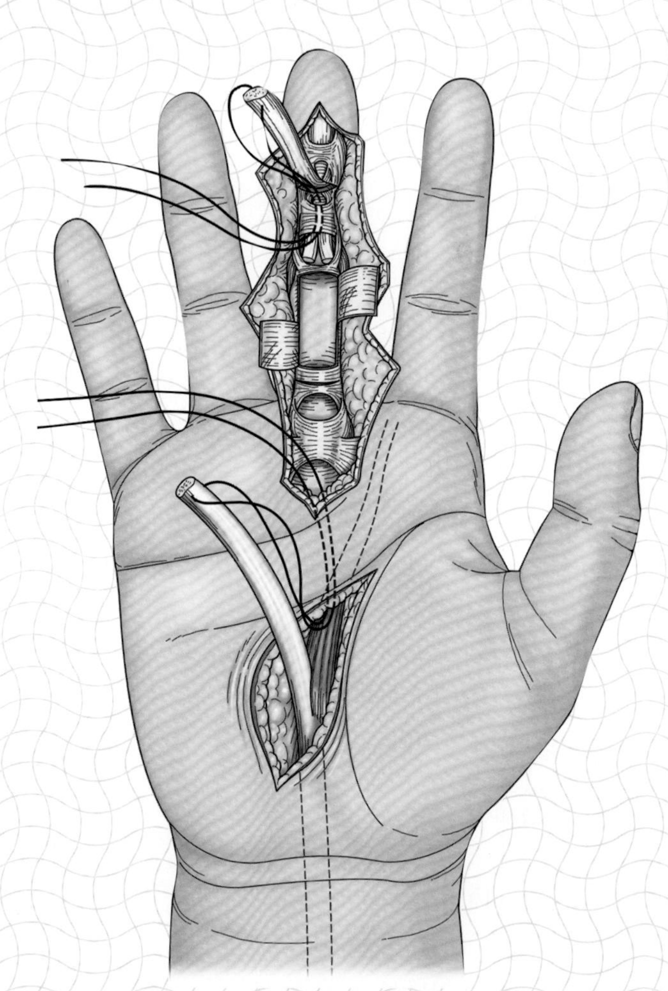

丛书主编

〔日〕岩本幸英

〔日〕安田和则

〔日〕马场久敏

〔日〕金谷文则

本册主编

〔日〕金谷文则

河南科学技术出版社

•郑州•

本书虽然对药物使用说明、副作用、给药时间表等做了记载，但还是有变更的可能性。关于本书所提及的药品，请仔细参照附在产品上的生产厂家的说明书后再使用。

图书在版编目(CIP)数据

手外伤 /（日）金谷文则主编；陈山林主译. —郑州：河南科学技术出版社，2019.2（2020.6重印）
（日本骨科新标准手术图谱）
ISBN 978-7-5349-9327-5

Ⅰ.①手… Ⅱ.①金… ②陈… Ⅲ.①手-外科手术-图谱 Ⅳ.①R658.2-64

中国版本图书馆CIP数据核字（2018）第282827号

出版发行：河南科学技术出版社
地址：郑州市金水东路39号　邮编：450016
电话：（0371）65788634　65737028
网址：www.hnstp.cn
策划编辑：李喜婷　仝广娜
责任编辑：武丹丹
责任校对：徐小刚
封面设计：宋贺峰
责任印制：朱　飞
印　　刷：河南博雅彩印有限公司
经　　销：全国新华书店
开　　本：890mm×1240mm　1/16　印张：14　字数：427千字
版　　次：2019年2月第1版　2020年6月第2次印刷
定　　价：148.00元

如发现印、装质量问题，影响阅读，请与出版社联系并调换。

参译人员名单

◆**主译**

陈山林　　北京积水潭医院

◆**副主译**

刘　波　朱　瑾　栗鹏程　杨　勇　　北京积水潭医院

◆**参译人员（按姓氏笔画排序）**

王志新　朱　瑾　刘　畅　刘　波　杨　勇

陈山林　武竟衡　荣艳波　栗鹏程　　北京积水潭医院

◆**翻译秘书**

沈　杰　　北京积水潭医院

执笔者一览

◆主编

金谷文则　琉球大学医学部高次机能医科学讲座整形外科学教授

◆执笔者

岛田贤一　金泽医科大学整形外科学副教授
田中克己　长崎大学大学院医齿学综合研究科整形外科学副教授
平野明喜　长崎大学大学院医齿学综合研究科整形外科学教授
河村健二　市立奈良医院四肢外伤中心院长
矢岛弘嗣　市立奈良医院四肢外伤中心中心负责人
成泽弘子　一般财团法人新潟手外科研究所教育部长
佐藤和毅　庆应义塾大学医学部整形外科讲师
酒井和裕　健和会大手町医院整形外科主任部长
铃木克侍　藤田保健卫生大学医学部整形外科学副教授
藤岗宏幸　兵库医疗大学康复训练学科物理疗法系教授
田中寿一　兵库医科大学整形外科系教授
草野　望　富永草野医院整形外科上肢诊疗部长
越智健介　川崎市立川崎医院整形外科主任
堀内行雄　川崎市立川崎医院院长
森谷浩治　一般财团法人新潟手外科研究所研究部长
池田和夫　国立金泽医疗中心整形外科部长
石突正文　石岗市医师会医院整形外科部长
山本美知郎　名古屋大学大学院医学研究部手外科
平田　仁　名古屋大学大学院医学研究部手外科教授
神田俊浩　圣隶浜松医院手外科及显微手术中心
大井宏之　圣隶浜松医院手外科及显微手术中心负责人
四宫陆雄　广岛大学大学院医齿药保健学研究院综合健康科学部门整形外科学
砂川　融　广岛大学大学院医齿药保健学研究院应用生命科学部门上肢功能分析控制科学教授
五谷宽之　清惠会医院大阪外伤显微手术中心负责人 静冈理工科大学综合技术研究所教授（先进医疗工程学）
松下和彦　川崎市立多摩医院整形外科部长
别府诸兄　圣玛丽安娜医科大学整形外科学教授
尼子雅敏　防卫医科大学整形外科学指定讲师
根本孝一　防卫医科大学整形外科学教授
今谷润也　冈山济生会医院整形外科医务主任
岳原吾一　那霸市立医院整形外科部长

中文版序言

日本的古代医学主要从中国学习。到了近代，西方国家的产业革命带动了科学的巨大进步。明治维新后，日本迅速调整医学学习方向，转为向西方国家学习，取得了很大成功。在骨科领域，日本一直紧跟西方现代医学的脚步，同时发挥日本民族细致严谨的作风，在现代骨科领域独树一帜，取得了辉煌成就。

本套丛书由日本骨科学会理事长、九州大学研究生院医学研究院临床医学部骨科学教授岩本幸英等担任主编，图文并茂，全面描述骨科各领域手术的最新技术，适合我国广大骨科医生阅读参考，特别是对于缺少高水平骨科正规培训的医生，本套丛书有助于其补充相关知识。

本套丛书具有两大特点：

专业划分细致：目前引进的有28个品种，涉及脊柱、手术导航、关节镜、关节置换、关节重建、骨折、运动损伤等多个专业。本套丛书在日本还在不断推出新的品种。

简明易学：介绍某项具体手术时，手术步骤明确，并在醒目位置写明“手术技巧及注意事项”“难点解析”“术后并发症的处理”等，便于读者快速掌握手术技巧。

为保证翻译质量，我们遴选了国内优秀的日语专业骨科医生承担翻译，这些译者来自北京积水潭医院、中日医院、北京医院、中日联谊医院、中国医科大学附属盛京医院、苏州大学附属第二医院、大连医科大学附属第一医院等医院。对翻译过程中发现的问题，他们辗转与日本原作者联系，力求最准确地传达专业知识。

在此，首先要感谢岩本幸英教授及日本MEDICAL VIEW出版社的帮助，也要感谢参与翻译的各位骨科教授、医生及其他工作人员，以及河南科学技术出版社的努力。相信本套丛书能够成为广大骨科医生的好朋友。

书中翻译可能存在不妥之处，恳请读者予以指正。

田伟

北京积水潭医院

2013年4月

序 言

手既是人类进行操作时的传感器，也是工具。在人类的感觉器官中，同时起到传感器和工具作用的器官只有手和舌头，这是由其特殊的结构所支持的，其他器官都不会同时具备这两种作用。手经常会由于事故造成外伤，或者因为劳作引起损伤，其形成原因及疾病形态多种多样。上肢的功能障碍，即使是轻度的障碍，也会带来社交障碍，因此，通过正确的诊断和恰当的治疗所实现的早期功能恢复是非常重要的。

作为手的解剖学方面的特征，手掌侧、手背侧的皮肤下面是肌腱，在肌腱之下是骨骼，骨骼、肌腱、神经、血管紧凑地集结于窄小的空间。因此，手的开放性创伤极易导致肌腱、神经、血管损伤。如果合并开放性骨折，则必定会引起肌腱粘连。作为对策，在实施牢固的骨骼固定及肌腱缝合的同时，开发了早期运动疗法，使术后结果得以改善。手的外伤，除了在诊断及治疗上存在手法方面的诀窍之外，同时还存在很多危险。本书主要着眼于手外伤的治疗。

软组织损伤的评价与治疗将决定手功能的恢复。近年，通过已经被保险所覆盖的V.A.C.®（vaccum assisted closure，负压辅助伤口愈合疗法）治疗方法，即使是以往需要进行自身皮肤移植覆盖的软组织损伤，如果范围较小，已经能够促使其形成肉芽组织。对于未暴露肌腱及骨骼的皮肤缺损创伤和通过V.A.C.®治疗方法形成的肉芽组织需要进行植皮，而自身皮肤移植覆盖则适用于暴露肌腱及骨骼的创伤。本书中记载了针对软组织缺损所实施的标准手术——植皮以及自身皮肤移植覆盖的基本手法及重点事项。

手的骨关节损伤的治疗也与其他部位不同。由于大多数手指的闭合性骨折通过保守疗法能够得到良好的骨骼愈合，因此接骨术主要适用于不稳定性骨折及关节内骨折。另外，即使实施了解剖学意义的骨关节还原固定，如果不进行早期运动，因骨折及手术所形成的瘢痕，必将引发粘连，特别是伸指肌腱的粘连。也就是说，如果实施接骨，则早期运动需要达到一定的强度。

手的屈肌腱断裂，特别是Ⅱ区被称为no man’s land，通过近年肌腱缝合法的完善及康复疗法的改善，可以允许早期自主运动。即便如此，肌腱损伤目前仍然是最不容易取得良好治疗效果的损伤之一。希望您能够通过本书掌握最新的治疗方法及诀窍。

手部往往会出现在其他部位看不到的特殊炎症，比如甲沟炎、坏疽、化脓性屈肌腱腱鞘炎、人咬伤及非结核分枝杆菌感染等。如果具有相关知识，可以实施早期治疗；而如果不具备相关知识，将可能产生严重的后遗症。希望本书使您的专业知识得到巩固整理。

如果您能够掌握本书所记载的详细手法和诀窍，并在日常诊疗中发挥其作用，我将会十分荣幸。

金谷文则

2012年6月

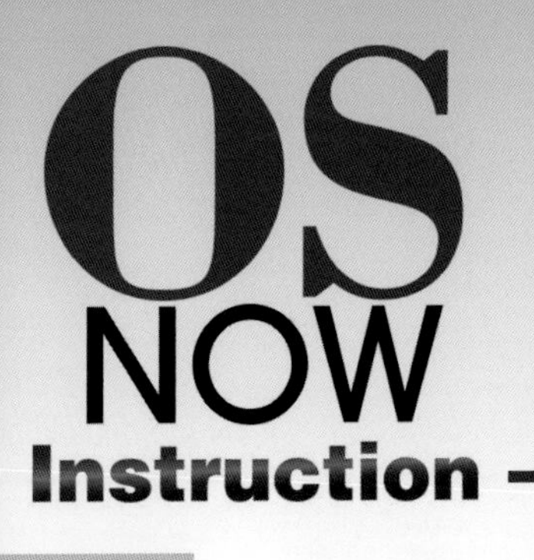

目 录

手外伤
重在早期恢复功能

软组织缺损的处理

骨与关节损伤

肌腱、神经与血管损伤

目 录

骨筋膜室综合征

断指

感染

软组织缺损的处理

保守疗法

V.A.C.® 疗法

金泽医科大学整形外科学副教授 **岛田贤一**

手指软组织缺损的保守疗法

◆ 外用制剂

对于手指软组织缺损可以采用外用药物制剂的保守疗法。

对于因外伤形成的开放性伤口，为了达到保持伤口湿润、预防感染的目的，除了使用含有抗生素的软膏之外，还可以使用调配有促进伤口愈合药物的外用制剂。经常使用的有前列环素软膏、3%布拉地新钠软膏、曲弗明重组喷雾剂等，它们可促进血管新生，形成肉芽，促进表皮形成。但是需要充分观察伤口，选择适合伤口状态的外用制剂，以促进伤口愈合。

◆ 封闭负压疗法

近年来，作为软组织缺损的新疗法，欧美地区开始使用“使伤口成为半封闭状态，通过加载负压以求愈合”的负压伤口治疗法（negative pressure wound therapy，以下简称NPWT）。此方法是在伤口上贴敷泡沫海绵（聚氨酯），加以持续负压的物理疗法。

过去，日本对于部分压疮病例采用伤口敷料和墙壁吸引装置（床头上的抽吸装置）进行治疗，这其实是一种简单的NPWT[1]，但由于其不在保险的报销范围，因此未作为常规治疗。从平成二十年（2008年）4月1日开始，将NPWT其中之一的负压辅助伤口愈合疗法(vaccum assisted closure®，以下简称V.A.C.®）纳入了保险范围[2]。

V.A.C.®疗法是利用V.A.C.ATS®治疗系统（美国KCI公司生产，以下简称V.A.C.®系统）的NPWT。V.A.C.®系统是目前日本的保险制度中唯一可用的此类医疗设备。在此介绍利用V.A.C.®系统治疗手部软组织缺损的方法。

V.A.C.®疗法

1997年，Morykwas等[3]在猪的皮肤缺损处加上了-125mmHg（-16.7kPa，1mmHg约相当于0.133kPa）的负压，其结果证明，伤口处肉芽的形成率明显增加，并减少了细菌的生长。而后，Argenta等[4]在临床上证实了这种方法对软组织缺损治疗的有效性。基于这种治疗理念，KCI公司将它作为NPWT医疗器械进行开发。该设备在欧美各国已被广为认可，共有约300万人接受此治疗。与以往日本实行的墙吸NPWT不同的是，它可在伤口上准确地控制加载的负压，并具有报警功能，安全性很高。

该设备由与伤口接触的泡沫海绵（聚氨酯）、负压保持控制装置、连接软管（触控板）组成[5]（**图1**）。其用法为：在伤口上贴敷泡沫海绵，用包覆材料（聚氨酯薄膜）包裹整体，加载−125mmHg负压（**图2、3**）。V.A.C.®系统的主要作用机制如下：

① 收缩效果（macrodeformation）[6]。

② 伤口表面微小变形效果（microdeformation）[7,8]。

③ 保护伤口、保持伤口内湿润环境。

图1 V.A.C.ATS®治疗系统的结构

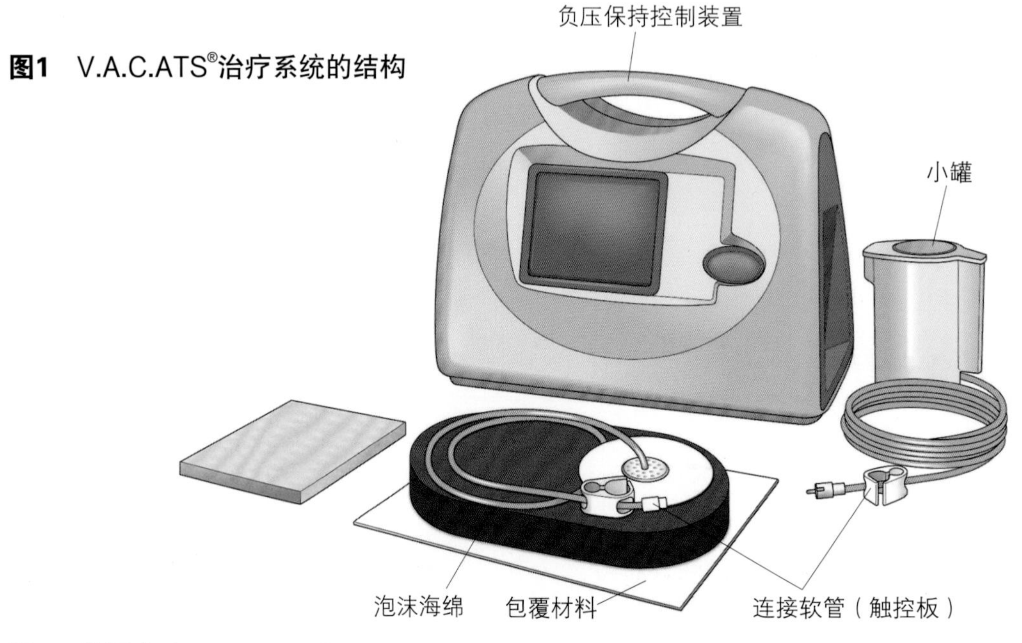

图2 使用方法

a：清洗

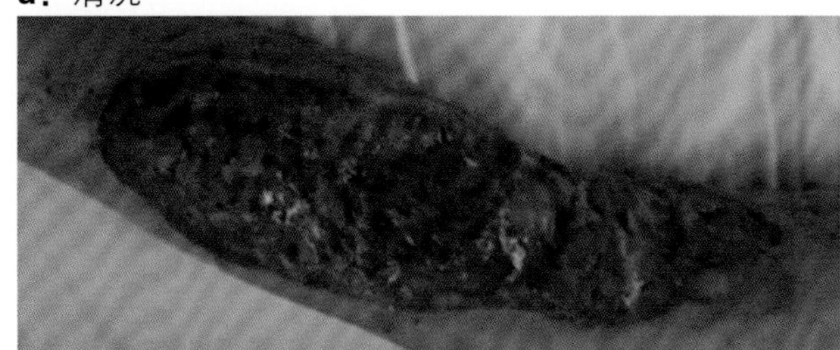

清洗伤口，擦干水。

b：设计泡沫海绵的形状

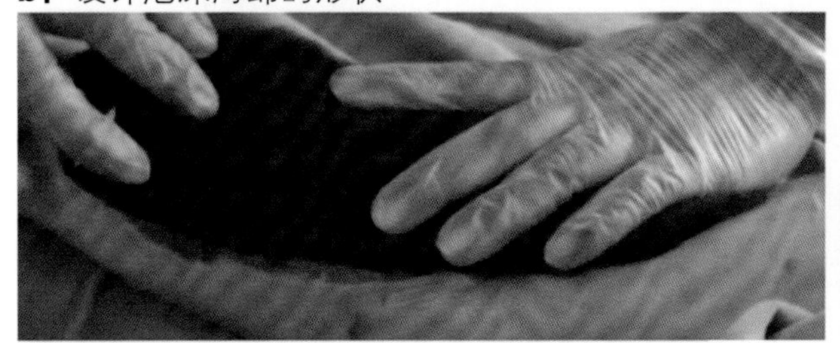

比照伤口的大小裁剪泡沫海绵，置于伤口上。

c：设置包覆材料

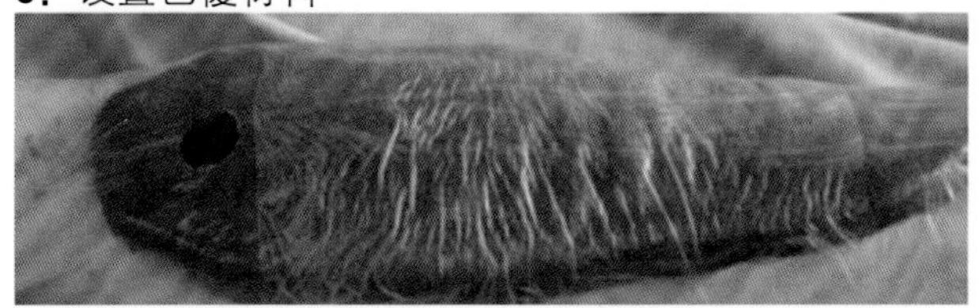

剪裁出能包覆整个泡沫海绵和周围皮肤2~3cm的薄膜，并将其贴敷在上面。

d：设置触控板

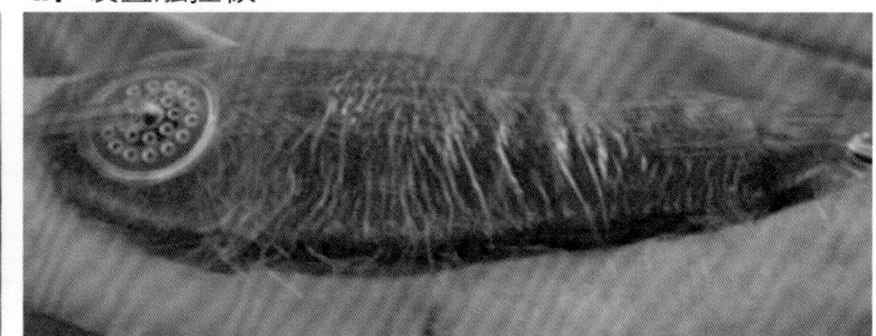

贴敷时将触控板开口部分放置在孔的中心位置。

e：连接软管

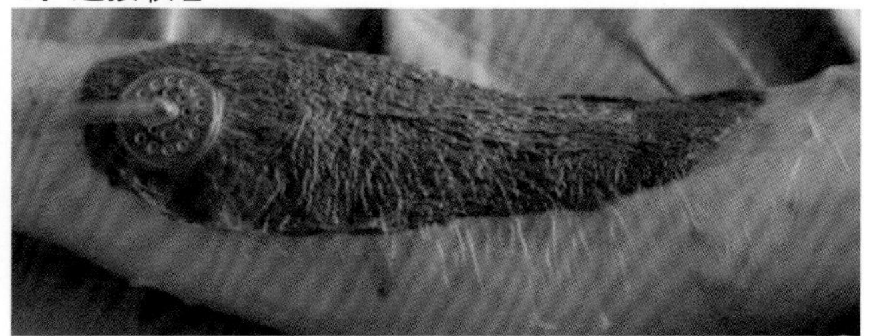

连接触控板上的软管和小罐的软管。

图3 装配

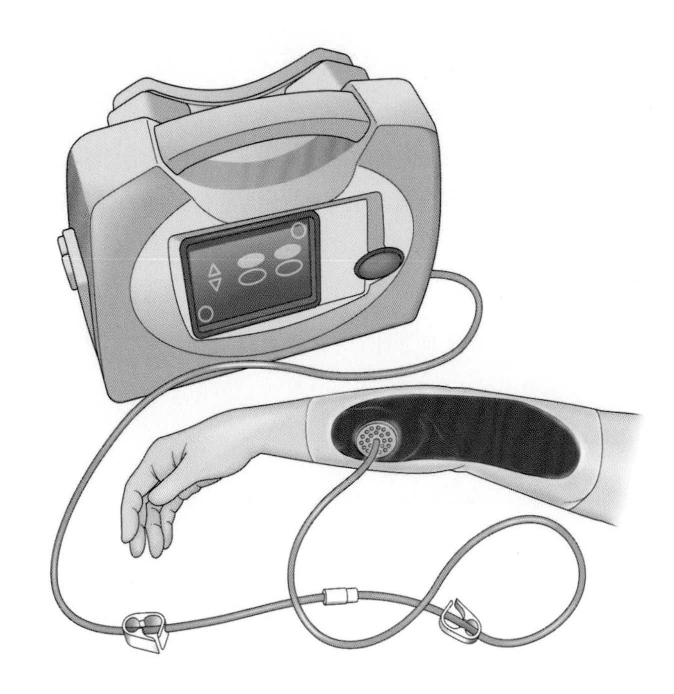

图4 作用机制

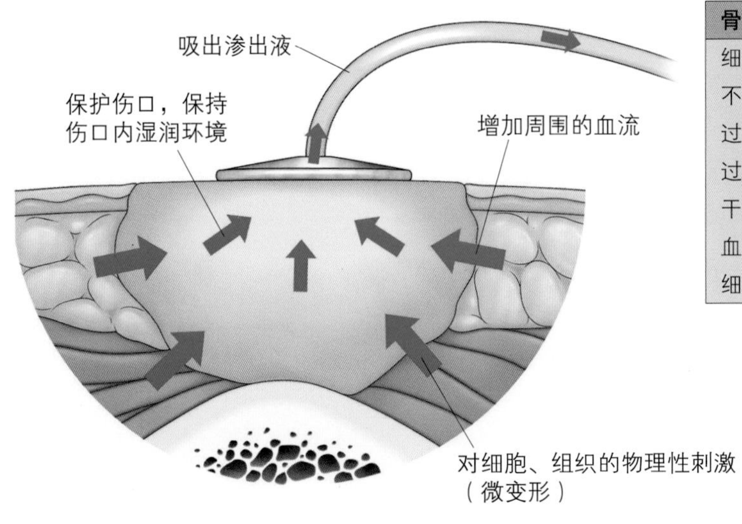

表1 V.A.C.®治疗系统的效果

骨折分型	V.A.C.® 治疗作用
细菌过多	隔离感染性物质
不能充分抗感染	保护创面
过多的渗出液	吸出过多的渗出液
过度水肿（间质液）	减轻水肿（间质液）
干燥	保持湿润环境
血流不足	改善局部血流
细胞活性降低	促进细胞的迁移和增殖

④ 吸出渗出液。

⑤ 增加伤口及伤口周围的血流。

以上为此系统的主要作用机制（**图4**）[9]。通过V.A.C. ®治疗，去除阻碍愈合的因素，促进伤口愈合（**表1**）。

适用情况

◆ 适合保守疗法的情况

当软组织缺损较大，伤口一期愈合不全时，适合用保守疗法。另外，即使缺损较小，当周围组织损伤严重，以及在皮肤脱落伤（套脱伤）中有组织血液循环不良的情况时，为了减轻皮肤表面的张力，保存残留的组织，可以选择保守疗法。有时为了确认伤口有无感染，也可以临时性采用保守疗法。

◆ 适合V.A.C. ®治疗的情况

大多数情况是为了软组织缺损的创面准备（清除影响伤口愈合的因素，为伤口正常愈合创造条件）而进行V.A.C. ®治疗[10]。软组织缺损部位（移植床）不适合植皮的情况下适用本疗法，将伤口改善为适于植皮手术的状态。

V.A.C. ®治疗也可适用于骨骼、肌腱、筋膜外露的软组织缺损创面。但是，重要血管、神经外露的伤口，因为要放置物理性接触泡沫海绵，可能会损伤血管、神经，因此必须用周围健康组织将其覆盖好后，方可进行V.A.C. ®治疗。另外，对已确认肢体有血运问题的创面，由于加载负压会加重循环障碍，务必多加注意。

对于确认残存有坏死组织的伤口、有难以止血的伤口、有出血倾向的病例，应严禁使用V.A.C. ®治疗。

保守疗法的概要

1 伤口的准备

2 保护周边皮肤

3 聚氨酯泡沫海绵的剪裁形状和贴敷

4 包覆（夹层技巧）

5 连接触控板

6 加载负压

7 检查有无漏气

保守疗法技巧

1 伤口的准备

伤口感染，以及伤口内残留有坏死组织时，不能进行V.A.C. ®治疗。必须在感染得到控制，以及去除坏死组织后方可使用（**图5**）。

图5　伤口的准备

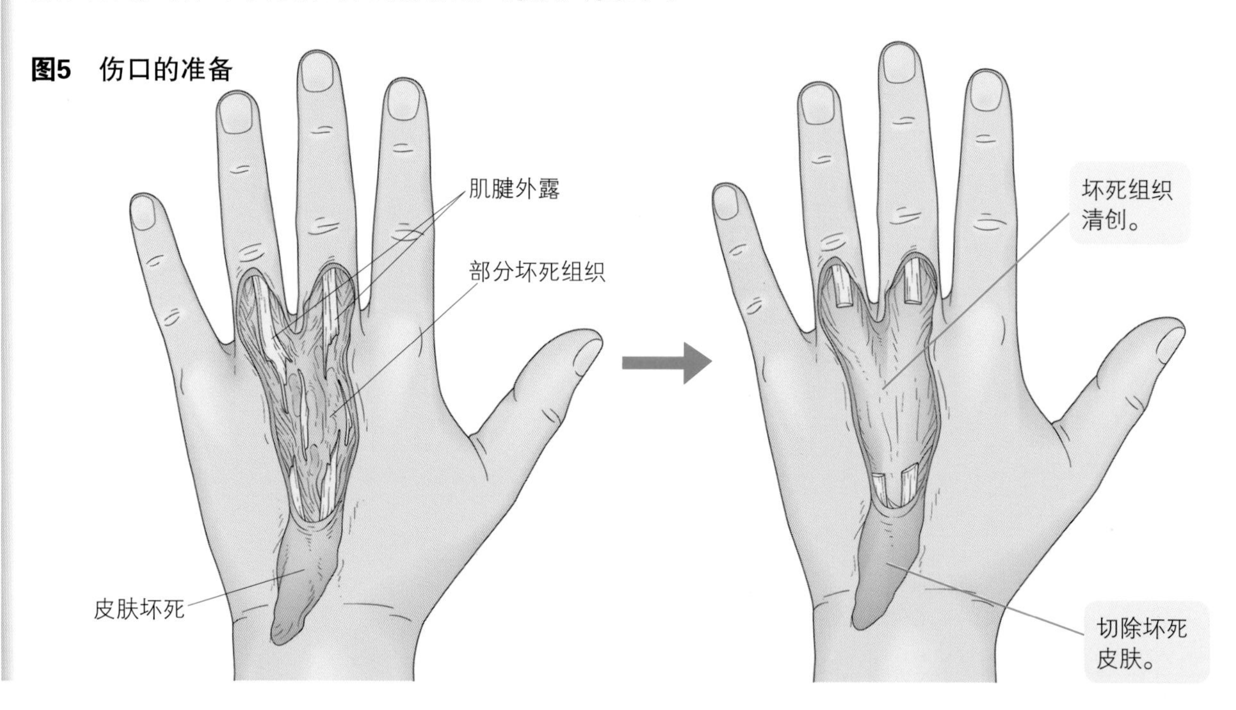

图6　临时覆盖人工真皮图

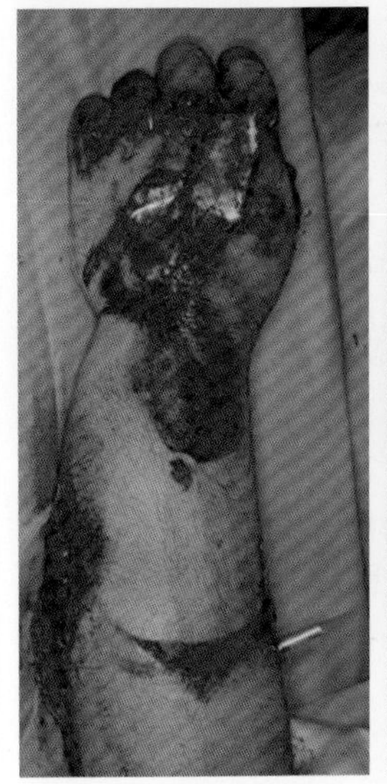
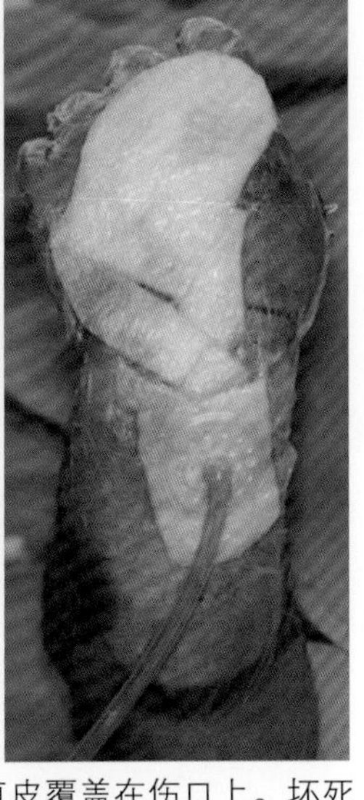

受伤后，临时性用人工真皮覆盖在伤口上。坏死组织界限清晰、去除坏死组织后开始V.A.C.®治疗。

图7　坏死组织清创

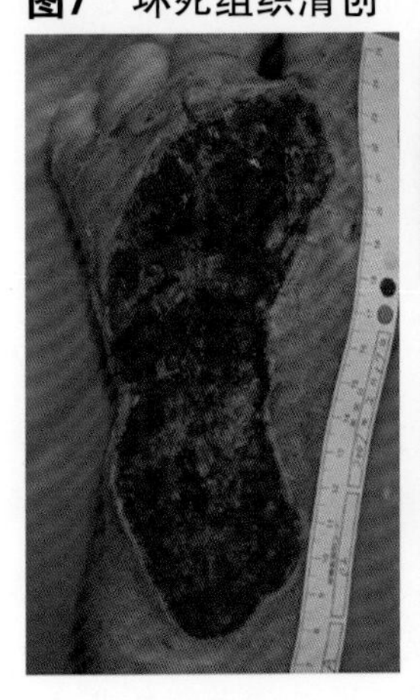
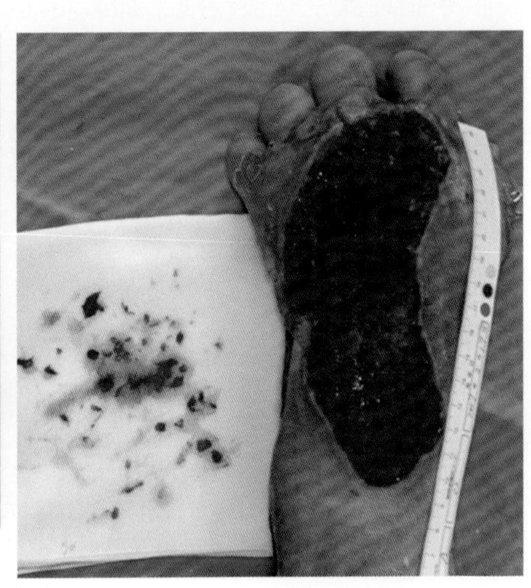

清创去除伤口残留的坏死组织。

图8　渗出液造成的糜烂

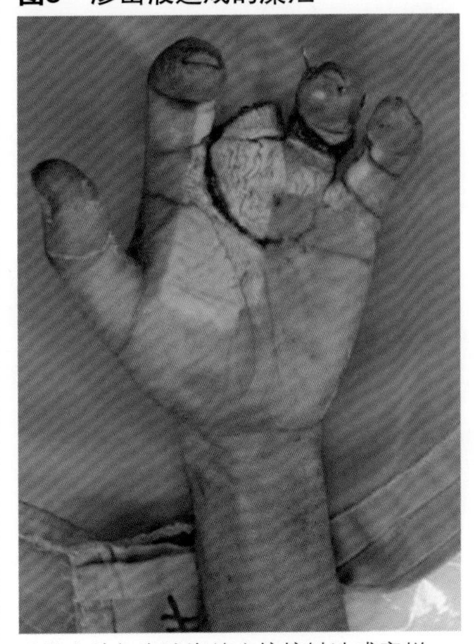

手掌皮肤与泡沫海绵直接接触造成糜烂。

图9　保护周边皮肤

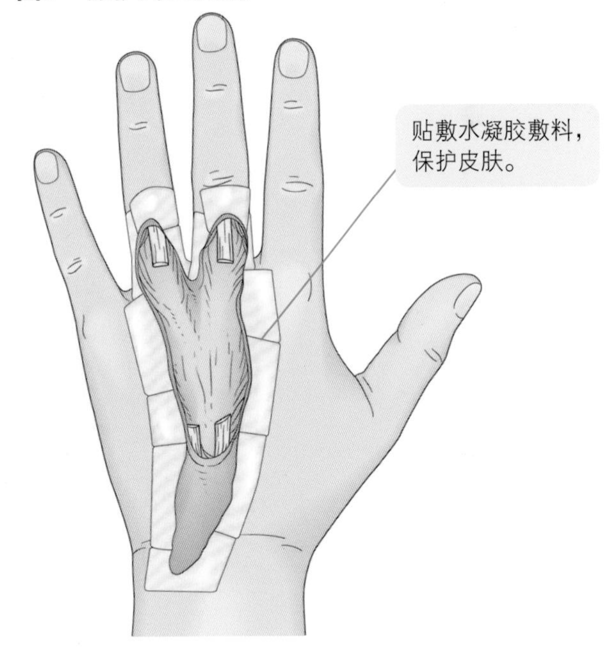

治疗过程中，最初治疗时为了保留原有残存的组织，也可以临时性使用人工真皮覆盖伤口，待坏死组织分界明确之后，再进行保守治疗（**图6**）。

手术技巧及注意事项

V.A.C.® 治疗过程中，发现伤口内有坏死组织时，在换药时需要进行适当的清创，否则坏死组织会成为感染的温床（**图 7**）。

2 保护周边皮肤

若泡沫海绵直接接触伤口周围的健康皮肤（特别是手掌），从伤口渗出的液体会浸泡皮肤，造成皮肤糜烂（**图8**）。为了预防这种情况，需要在伤口边缘贴敷聚氨酯薄膜及水凝胶敷料（Duo ACTIVE ET®等）加以保护（**图9**）。

手指皮肤一旦被浸泡，加载负压时会从包覆材料处泄漏空气（漏气）。

3 聚氨酯泡沫海绵的剪裁形状和贴敷

按照伤口的大小剪裁泡沫海绵。将软组织缺损处作为底面剪裁出梯形，更容易贴敷。泡沫海绵本身由于加载负压会缩小大约80%，所以裁剪出的形状要比伤口大一些（**图10**）。

手术技巧及注意事项

V.A.C.® 治疗过程中，伴随着肉芽的增长，伤口部分的肉芽有长到泡沫海绵里的情况。此时，需要用不粘纱布（ADAPTEC® 纱布）留置在伤口床和泡沫海绵之间，预防肉芽组织长入敷料中（**图 11**）。

图10 聚氨酯泡沫海绵的剪裁形状和贴敷

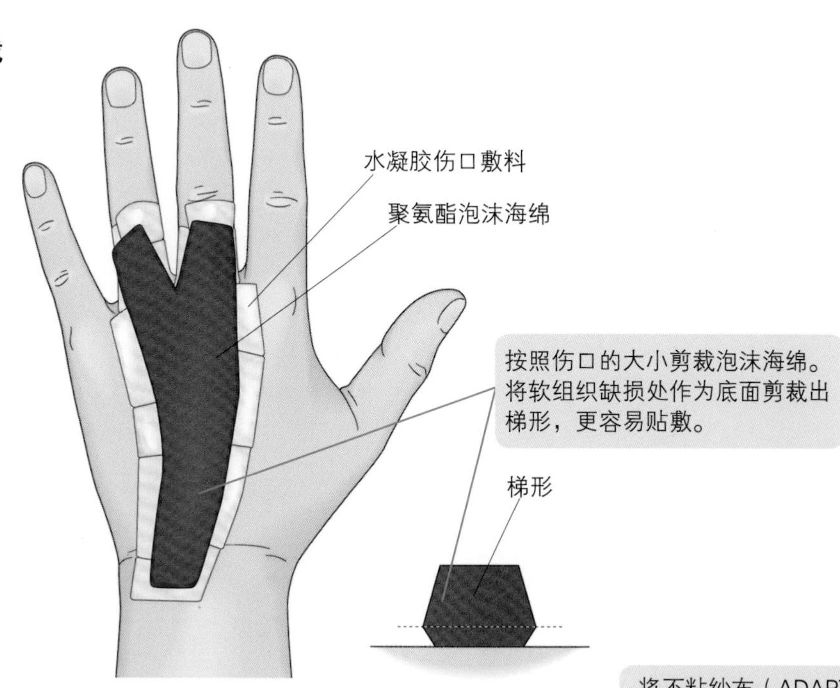

图11 预防肉芽组织长入敷料中

a：肉芽面
在肉芽表面贴敷了ADAPTEC®纱布。
b：预防肉芽组织长入敷料中

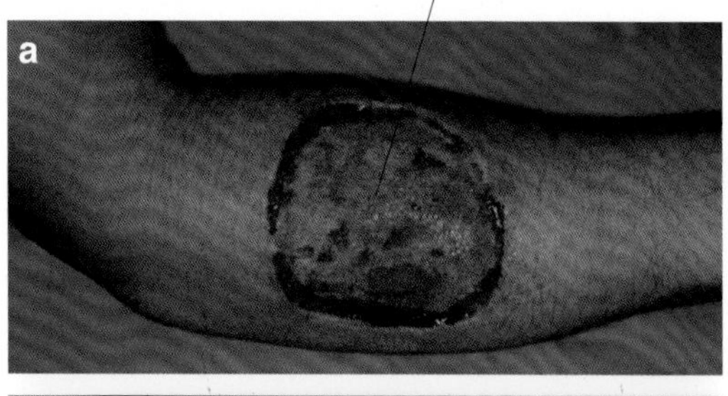

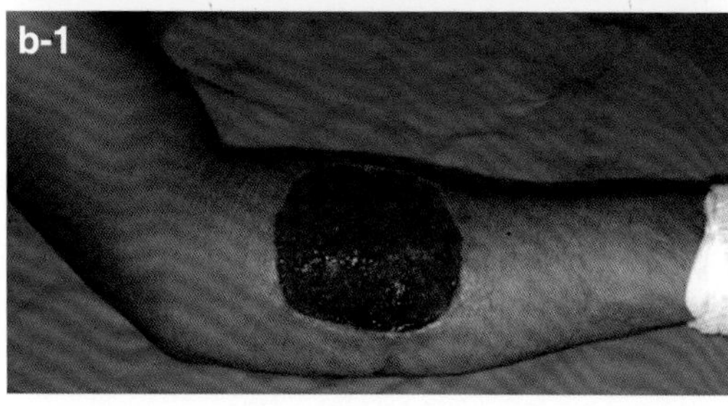

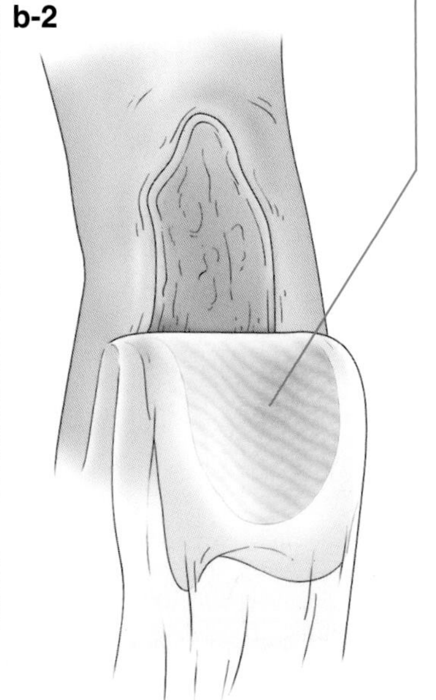

4 包覆（夹层技巧）

手上的伤口大多形状比较复杂。另外，因为周围健康平坦的皮肤较少，所以很难贴敷包覆敷料。若使用夹层技巧的话，则可以很简单地进行贴敷。

手术技巧及注意事项

夹层技巧是指用包覆材料从手背和手掌的两面将泡沫海绵和整个手指缠绕在一起的技术（**图12**）。为了使包覆材料没有皱褶，缠绕时应尽量紧密。剪掉多余的包覆材料。进行夹层包覆时，所有手指均需检查外周循环情况。

图12　夹层技巧

a：夹层技巧

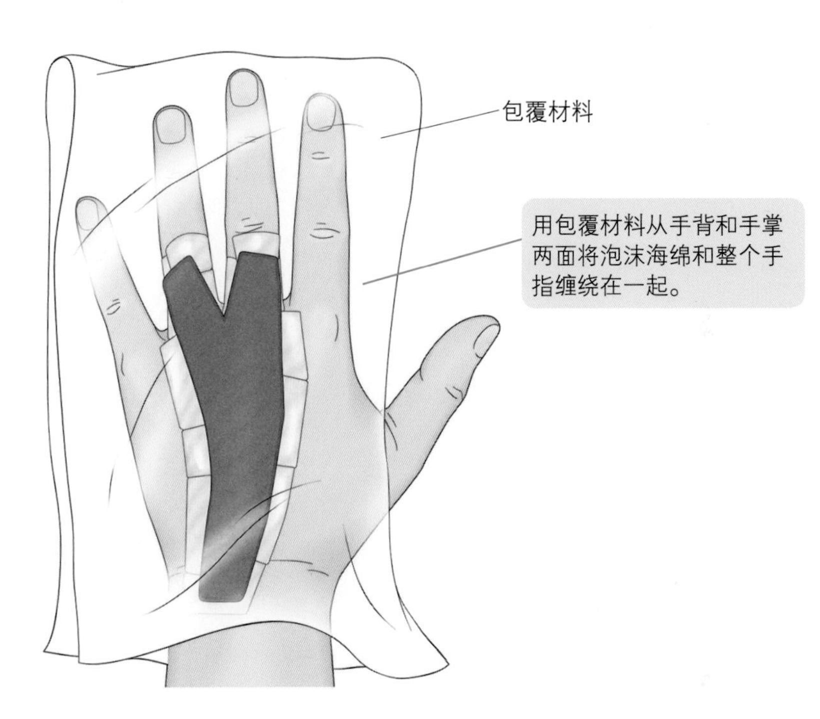

b：跨过手掌的夹层技巧

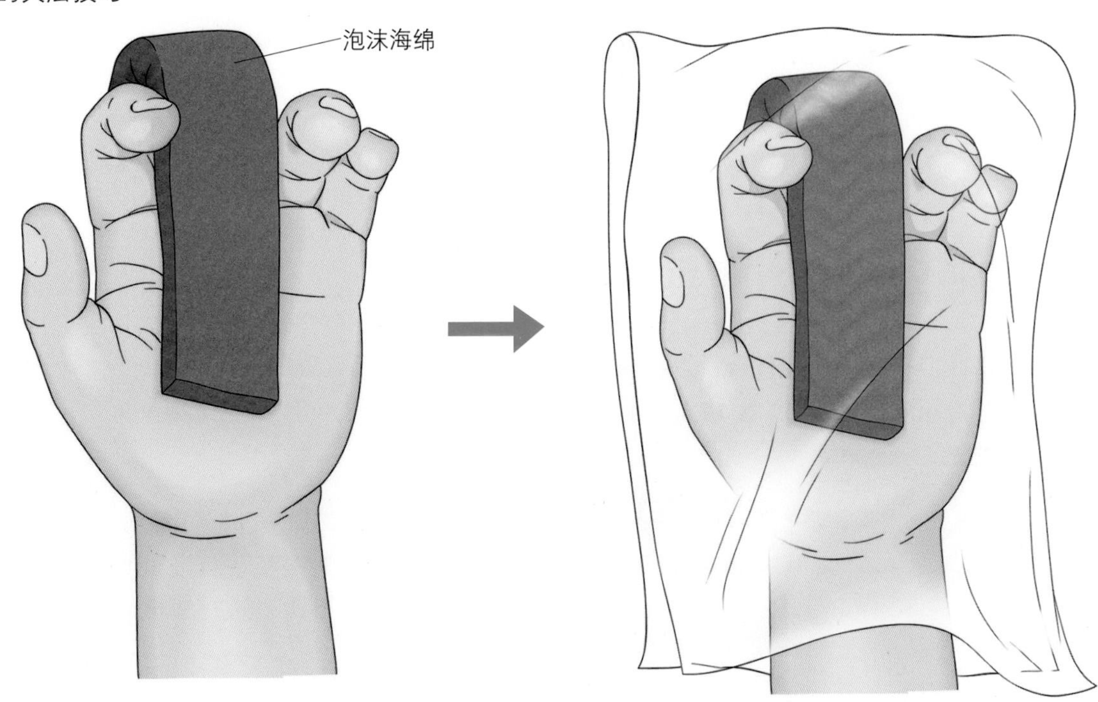

图13　缠绕包覆材料部位的皮肤保护

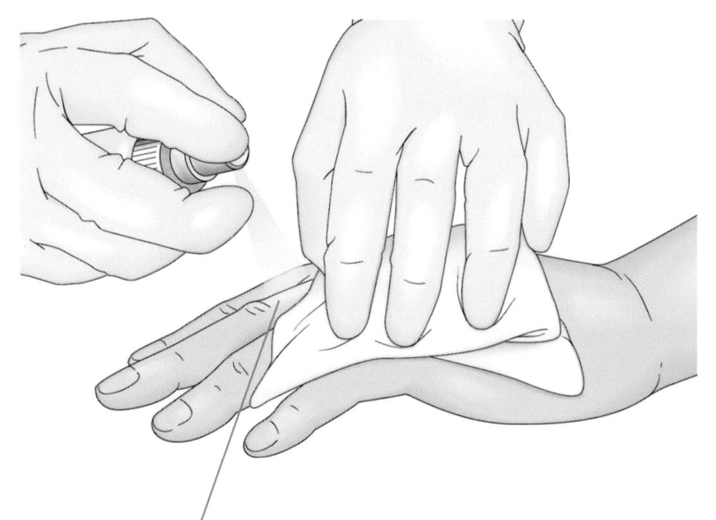

图14　安装触控板

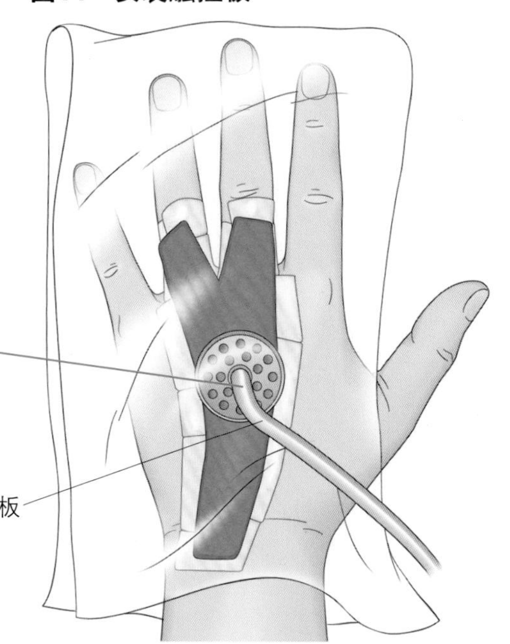

难点解析

贴敷包覆材料部位有皮肤损伤！

为了防止因包覆材料产生的接触性皮炎及对皮肤的损伤（糜烂等），需要在贴敷包覆材料的部位使用皮肤保护剂，一般使用无酒精皮肤隔离喷雾剂（美国施乐辉公司），此喷雾剂不含酒精，对皮肤的刺激小，可以形成疏水性皮膜，保护皮肤不受外界的刺激，从而降低贴敷黏性包覆材料对皮肤的损伤（**图13**）。

5 连接触控板

提起泡沫海绵上的包覆材料，剪开一个直径大约2cm的孔，放置触控板。同时剪掉一些泡沫海绵也无妨（**图14**）。手指间难以放置触控板时，可以使用桥接技巧（**图15**）。

手术技巧及注意事项

桥接技巧是在远离伤口的部位放置触控板进行吸引的方法。具体操作方法是：将伤口上的泡沫海绵延长到健康皮肤上，进行包覆。在健康皮肤部位的泡沫海绵上放置触控板进行吸引，还可以将两处以上的伤口连在一起，共同吸引使用（**图 15**）。

图15 桥接技巧

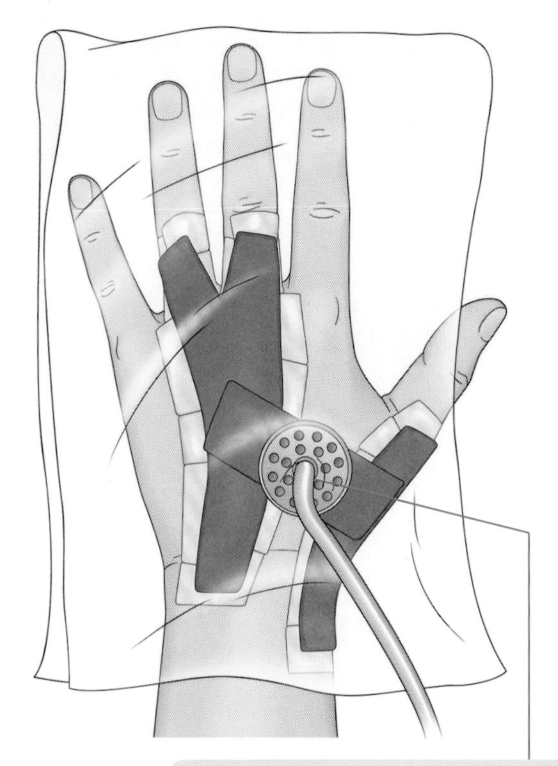

桥接技巧是在远离伤口的部位放置触控板进行吸引的方法。还可以将两处以上的伤口连在一起使用此方法。

图16 加载负压

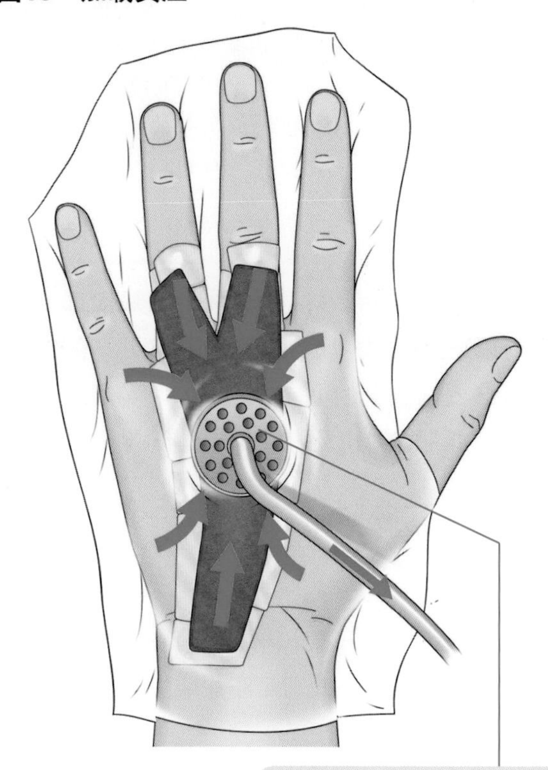

连续加载–125mmHg的负压。

6 加载负压

连续加载–125mmHg的负压。如果感觉疼痛，需要适当降低负压；如果再植手指及外周血液循环出现问题，需要适当降低负压。负压吸引过程中，需要密切注意观察外周血液循环，尤其是手指整体都被包覆的时候（**图16**）。

手术技巧及注意事项

从控制手指疼痛方面来说，一般实行的是持续负压吸引，而动物实验结果发现，间歇疗法（间歇性施加和解除负压交替实行）可以增加局部血流。但是，以下的情况建议实行持续负压。

① 间歇施加负压而加重疼痛。
② 难以保持封闭状态。
③ 发现有大量渗出液排出。
④ 有瘘孔及窦道。

7 检查有无漏气

发现有沿着手指之间或者皮肤皱褶的地方出现漏气的情况时，用手指按着漏气部位的同时检查漏气的声音和包覆材料，如果能确定漏气的位置，从稍微远离漏气的部位重新贴敷包覆材料，防止漏气。

难点解析

预防漏气！

为了预防漏气的发生，在包覆时需要将皮肤的皱纹线充分展平后再缠绕包覆材料，可有效利用夹层技巧。

预后

V.A.C.®治疗结束后，如果软组织缺损部位生长出血液循环良好的肉芽组织，即可以通过植皮术闭合伤口（**图17**）。有时通过增生的肉芽及周围组织上皮化，有最终逐渐愈合的可能（**图18**）。在肌腱和骨外露的伤口经V.A.C.®治疗结束后，发现有肌腱粘连及骨外露情况，必须考虑进行二期的皮瓣重建术。

并发症及其应对措施

◆ 疼痛

持续施加负压时患者主诉疼痛的不多，但在间歇施加负压及更换泡沫海绵时会有疼痛的情况出现。特别是肉芽增生过快，肉芽生长到泡沫海绵中时，去除泡

图17　利用植皮术闭合伤口

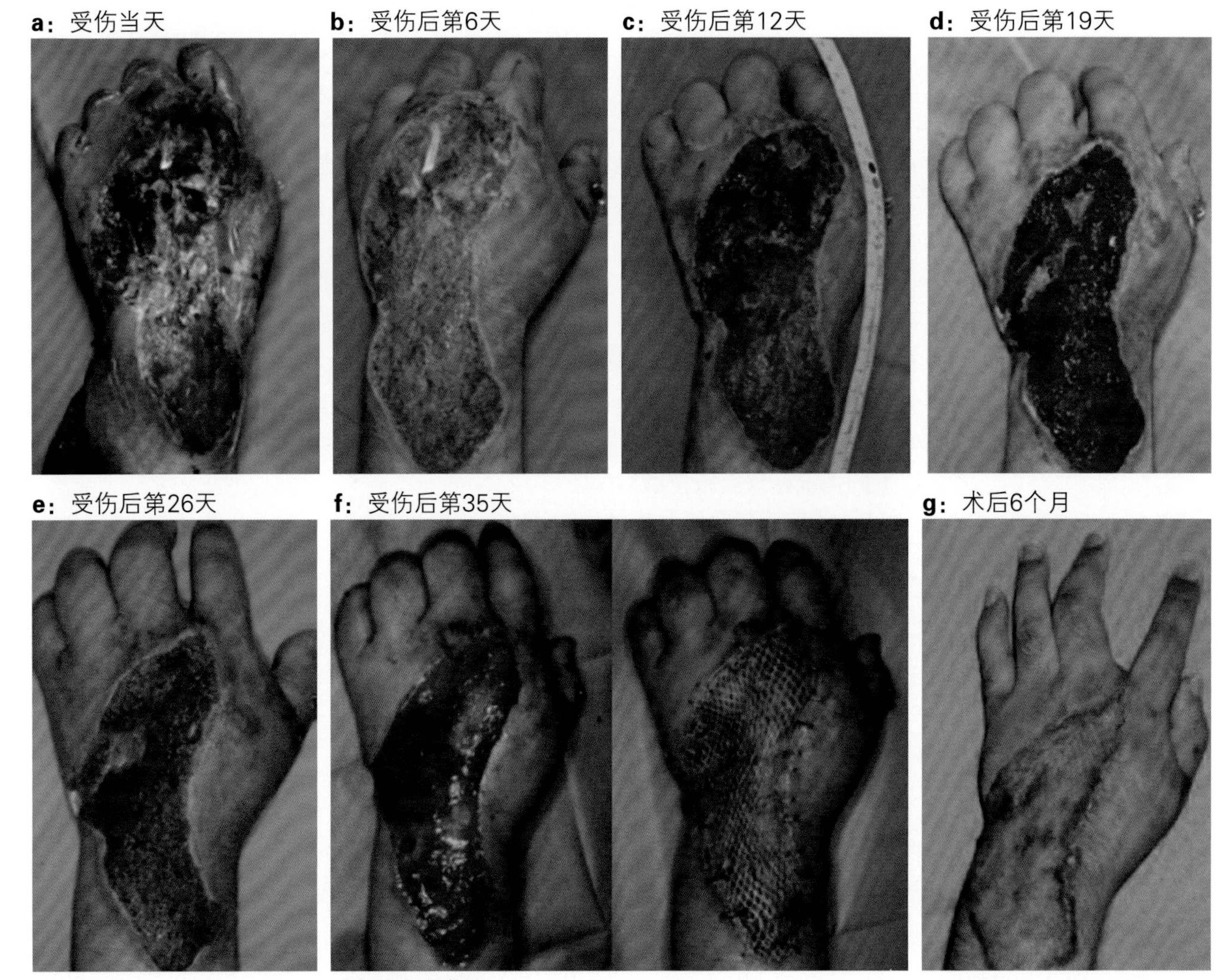

a：受伤当天　**b**：受伤后第6天　**c**：受伤后第12天　**d**：受伤后第19天

e：受伤后第26天　**f**：受伤后第35天　**g**：术后6个月

进行植皮手术后。

图18　肉芽增生后，伤口直接愈合

a：受伤当天

b：在减张伤口上贴敷人工真皮

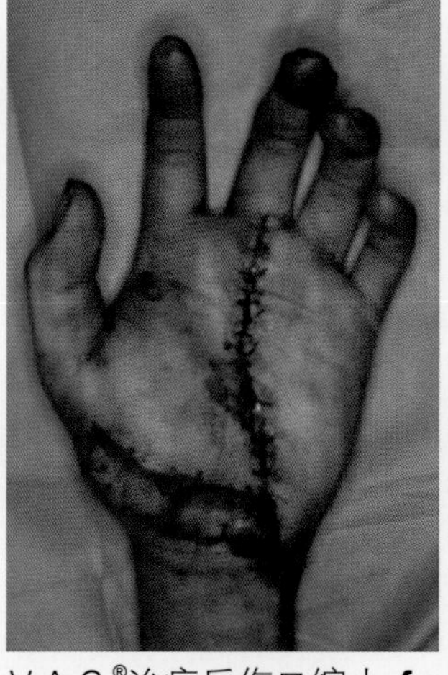

c：开始V.A.C.®治疗

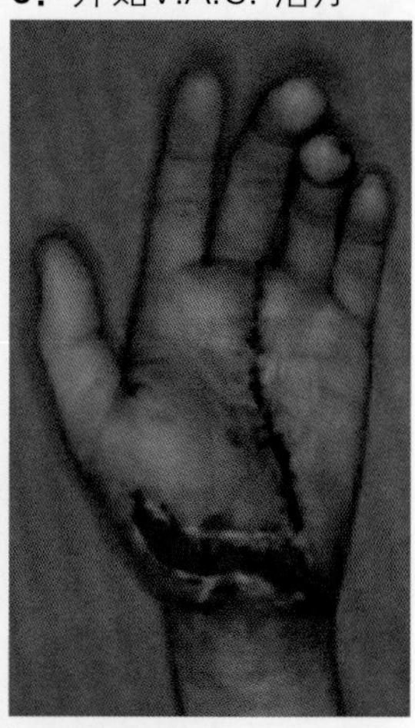

d：V.A.C.®治疗

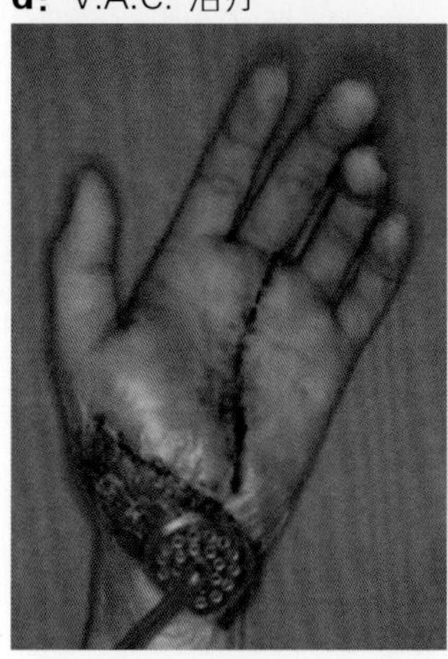

e：V.A.C.®治疗后伤口缩小

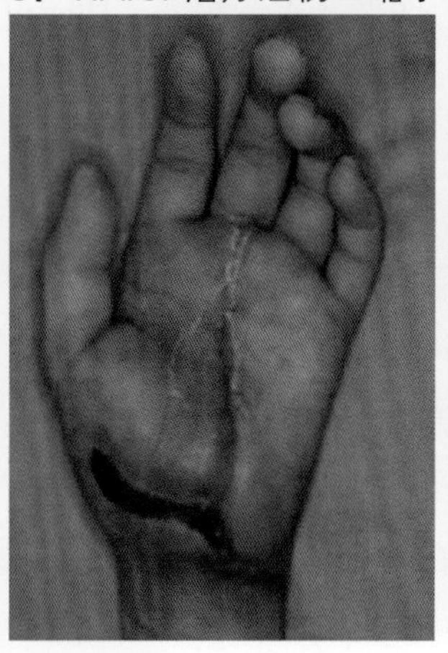

f：伤口的上皮化

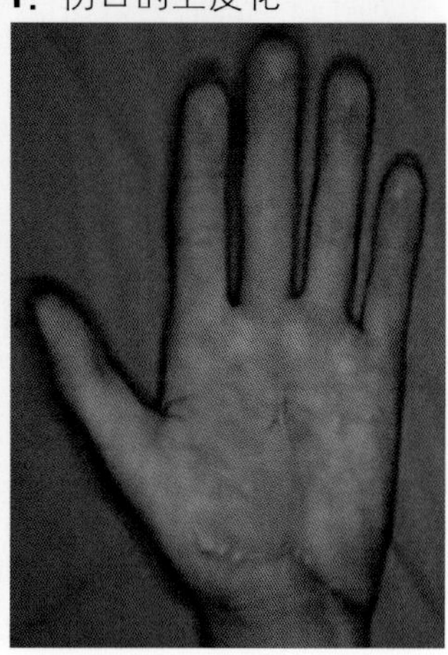

图19　更换泡沫海绵

更换为不容易粘连的泡沫海绵（白色泡沫海绵），防止肉芽长到泡沫海绵中，以减轻疼痛。

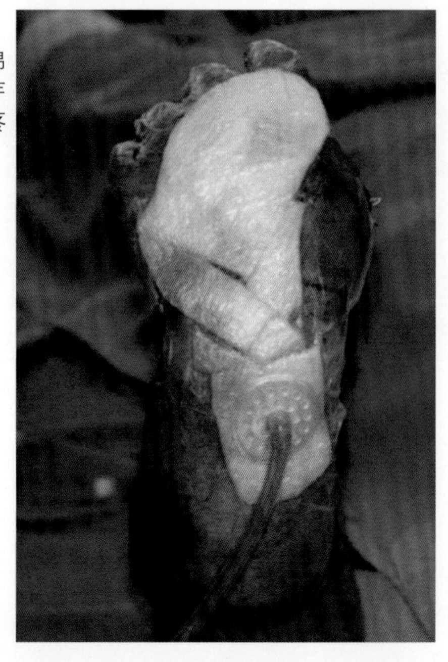

沫海绵时会有疼痛。使用不粘纱布（ADAPTEC®纱布）可以减轻疼痛（防止肉芽组织长到泡沫海绵中）[11]。

通过更换为不粘的、孔径更小的专用泡沫海绵（白色聚乙烯醇泡沫海绵），可以减少肉芽长入，从而减轻更换时的疼痛（**图19**）。此外，事先在局部敷上利多卡因啫喱浸润麻醉，也能减轻换药时的疼痛。

◆ 浸软手掌

在渗出液过多的时候（一般是使用初期），伤口周围皮肤角质容易被浸泡，特别是手掌上的皮肤。作为预防措施，可事先用水凝胶敷料保护伤口边缘的皮肤，以保护健康皮肤。

◆ 感染

V.A.C.®治疗是制造一个促进伤口愈合的环境，但是如果停止吸引，长时间旷置，容易引起感染扩大，这就需要通过增加观察伤口周围皮肤的次数和增加更换泡沫海绵的次数等措施来避免感染的发生。或者根据情况，可以暂时中止V.A.C.®治疗，改为一般的保守疗法。

◆ 生活质量降低

V.A.C.®治疗过程中，必须长时间使用专用的负压设备。虽然可以步行活动等，但行动仍受限制。目前有可以输入图像及患者数据、功能更完善的便携式小型设备应用于临床。

本疗法及其今后的发展

V.A.C.®治疗是一种物理疗法，所以可以与现有的其他伤口疗法同时使用。今后还有望用于固定植皮（**图20**），还可与人工真皮[12]（**图21**）及其他药剂（曲弗明重组喷雾剂等）同时合用（目前尚不在保险范围内）。另外，对于感染伤口，欧美已经在使用具有可冲洗伤口的回流系统的设备，今后日本也有望引进这种设备。

图20　适用于固定植皮

V.A.C.®治疗后进行植皮手术，用V.A.C.®泡沫海绵固定植皮片。移植物成活良好。

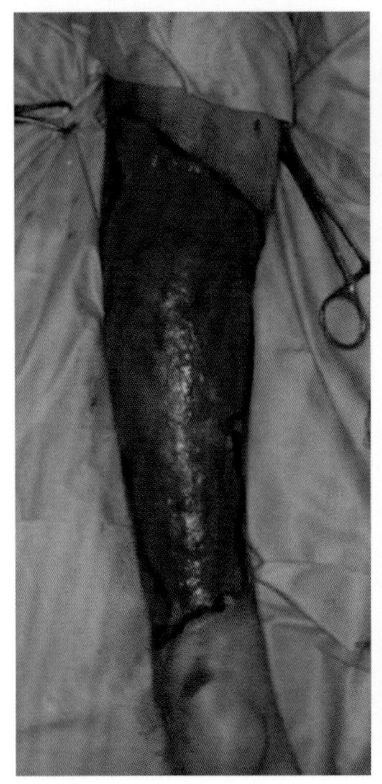
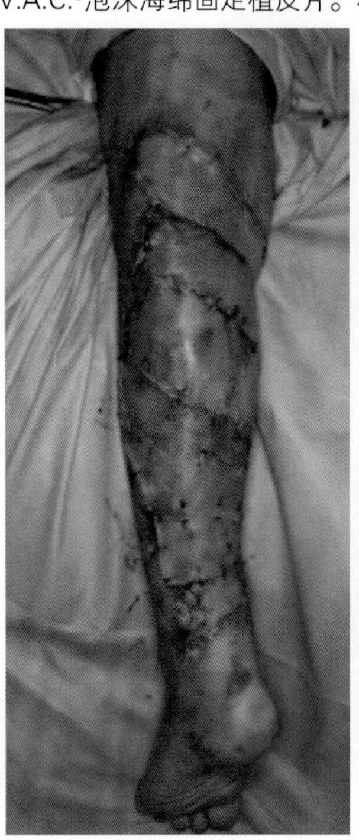
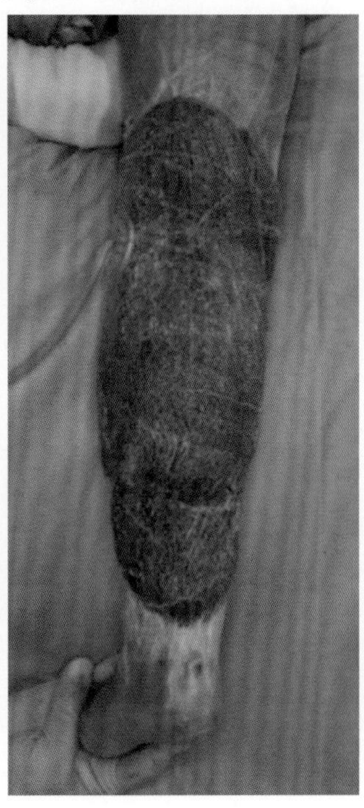
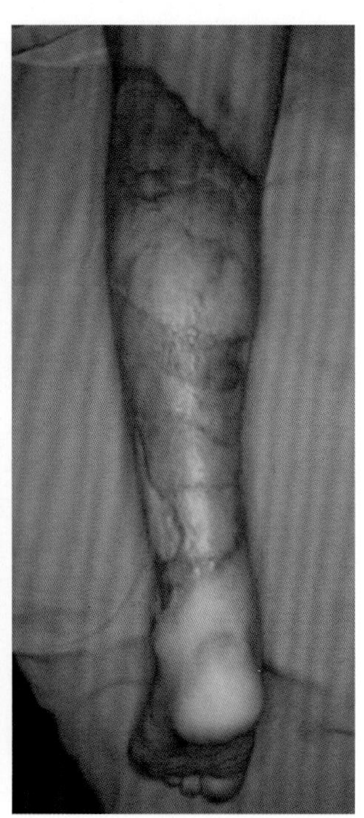

图21　同时使用人工真皮

皮肤缺损伤口上贴敷人工真皮后进行V.A.C.®治疗，可以形成良好的移植床。此病例进行了全层植皮（含皮下血管网游离全层植皮），手术后移植皮肤成活良好。

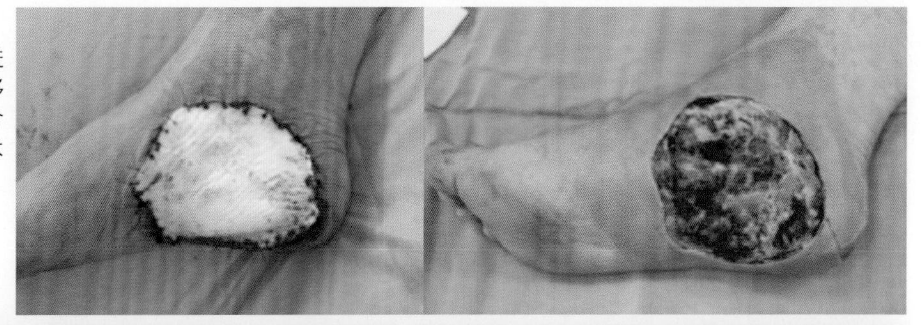

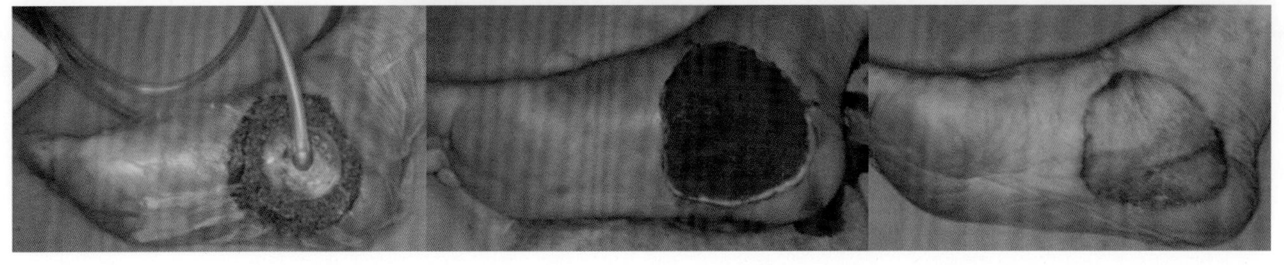

●参考文献

[1] 本田耕一，竹野巨一，ほか．ポケットを有する難治性褥瘡に対する陰圧閉鎖療法の有用性．日形会誌，2004，24：277.

[2] 島田賢一．V.A.C.ATS® 治療システムの健康保険給付//波利井清紀．V.A.C.ATS®治療システム実践マニュアル．東京：克誠堂，2011：110-113.

[3] MORYKWAS M J，ARGENTA L C，et al. Vacuum-assisted closure：a new method for wound control and treatment：animal studies and basic foundation. Ann Plast Surg. 1997，38：553-562.

[4] ARGENTA L C，MORYKWAS M J. Vacuum-assisted closure：a new method for wound control and treatment：clinical experience. Ann Plast Surg，1997，38：563-576；discussion 577.

[5] 島田賢一．V.A.C.ATS® 治療システムについて//波利井清紀．V.A.C.ATS®治療システム実践マニュアル．東京：克誠堂，2011：14-16.

[6] ORGILL D P，MANDERS E K，et al. The mechanisms of action of vacuum assisted closure：more to learn. Surgery，2009，146：40-51.

[7] SCHERER S S，PIETRAMAGGIORI G，et al. The mechanism of action of the vacuum-assisted closure device. Plast Reconstr Surg，2008，122：786-797.

[8] SAXENA V，HWANG C W，et al. Vacuum-assisted closure：microdeformations of wounds and cell proliferation. Plast Reconstr Surg，2004，114：1086-1096；discussion 1097-1098.

[9] 小川　令，Paul O. 陰圧閉鎖療法（VAC療法）の作用機序に関する考察．日形会誌，2009，29：127-134.

[10] 大浦紀彦．難治性創傷の新しい治療法，陰圧閉鎖療法について．形成外科，2009，52：903-912.

[11] 島田賢一，川上重彦．V.A.C.®システムを用いた創傷の治療．形成外科，2010，53：257-267.

[12] 島田賢一．皮膚・皮下悪性腫瘍切除後の修復-人工真皮と陰圧閉鎖療法を用いた再建-. PEPARS，2011，57：1-7.

软组织缺损的处理

游离植皮术

取皮部位

长崎大学大学院医齿学综合研究科整形外科学副教授　**田中克己**
长崎大学大学院医齿学综合研究科整形外科学教授　**平野明喜**

植皮术用于治疗手部皮肤缺损的适应证

手部的游离植皮术是日常诊疗中使用最多的手术方法之一。手部植皮需要同时保证手的功能及其美观，手术适应证的选择、手术操作及术后管理等如果没有做好的话，会导致手术效果不佳。因此，需要事先充分掌握手的解剖、功能及皮肤组织的特殊性。

手背的皮肤薄且柔软，具有良好的可移动性。相反，手掌的皮肤硬且厚实，与掌腱膜解剖关系密切，移动性较差，因此，手掌皮肤在保护血管、神经、屈肌腱等深部组织的同时，其把持物件及拿捏动作很稳定。另外，手掌皮肤由于没有黑色素细胞，所以不会产生色素沉着[1]。

游离植皮术的必要条件是植皮受区必须有血液循环，除此之外，遇到如下情况时，相比皮瓣移植，可以优先考虑使用游离植皮术。

① 大范围的皮肤缺损情况（烫伤、外伤等）。
② 估计术后挛缩较小的情况（手指侧面）。
③ 无须重建感觉功能的情况（如手指背侧面）。
④ 感染的情况（伤口感染、难治性溃疡等）。

手术方法

1 植皮受区的准备

手指背侧的皮肤，皮下组织较薄，深层有指伸肌腱、骨及关节。良好的植皮受区是指不能有这些组织的直接外露，对于因烫伤或外伤，导致指伸肌腱外露或者骨、关节外露的情况，需要从周围转移脂肪瓣或筋膜瓣等覆盖后，再进行游离植皮术。

手术技巧及注意事项

根据不同病例的实际情况，首先贴敷人工真皮，在形成真皮样组织 2~3 周后，再进行游离植皮术，也是有效的疗法。对于感染伤口及溃疡，在控制感染的同时，也可进行游离植皮术，但此时所用皮片的厚度应与邮票植皮的厚度相当。

2 决定取皮部位和取皮法

◆ 手背及手指背部

可采用全层取皮或分层取皮两种方法。使用手术刀从腹股沟切取全厚皮片（**图1**）。

即使缺损部位很大，也可以取到足够大的皮片，但会有色素沉着的问题。

而分层取皮的供皮区，大多选择背部或者大腿等较为隐蔽的部位，考虑到供皮区的瘢痕问题，最好是选择衣服能遮盖的部位（**图1**）。

手术技巧及注意事项

分层取皮时，使用的是滚轴式取皮刀（**图2、3**），需事先在供皮区注射生理盐水或含 1/200 000 肾上腺素的 0.5% 利多卡因，使供皮区有适当的硬度和平整的平面，以方便皮片的切取。如所需皮片较小（补丁样植皮），还可以使用剃刀取皮（**图4**）。

难点解析

取皮过厚!

取皮时如果发现所取皮片过厚时，应立即终止，并缝合此部分，重新调整厚度。

图1 手背及手指背部的取皮部位

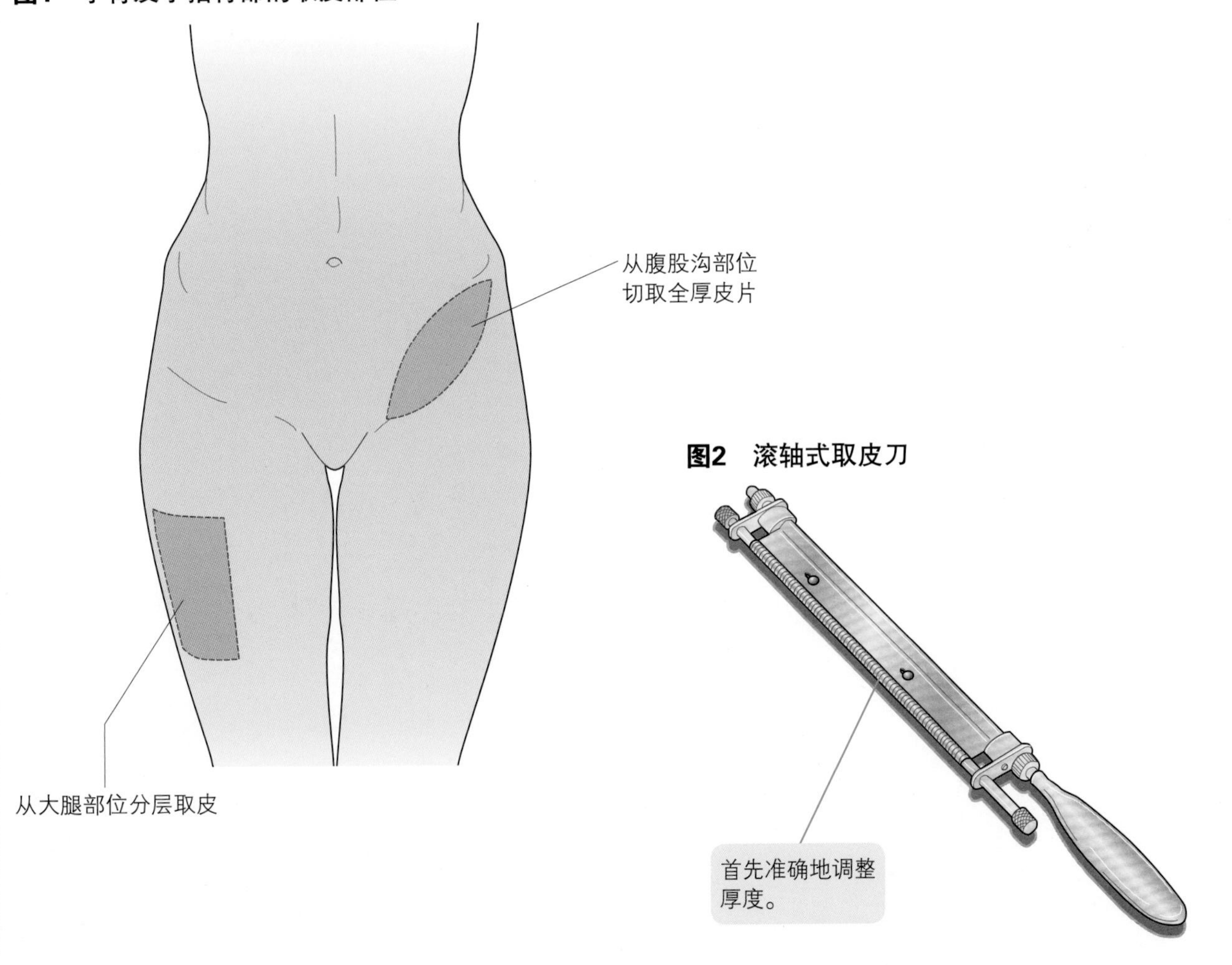

图2 滚轴式取皮刀

图3 利用滚轴式取皮刀从大腿分层取皮

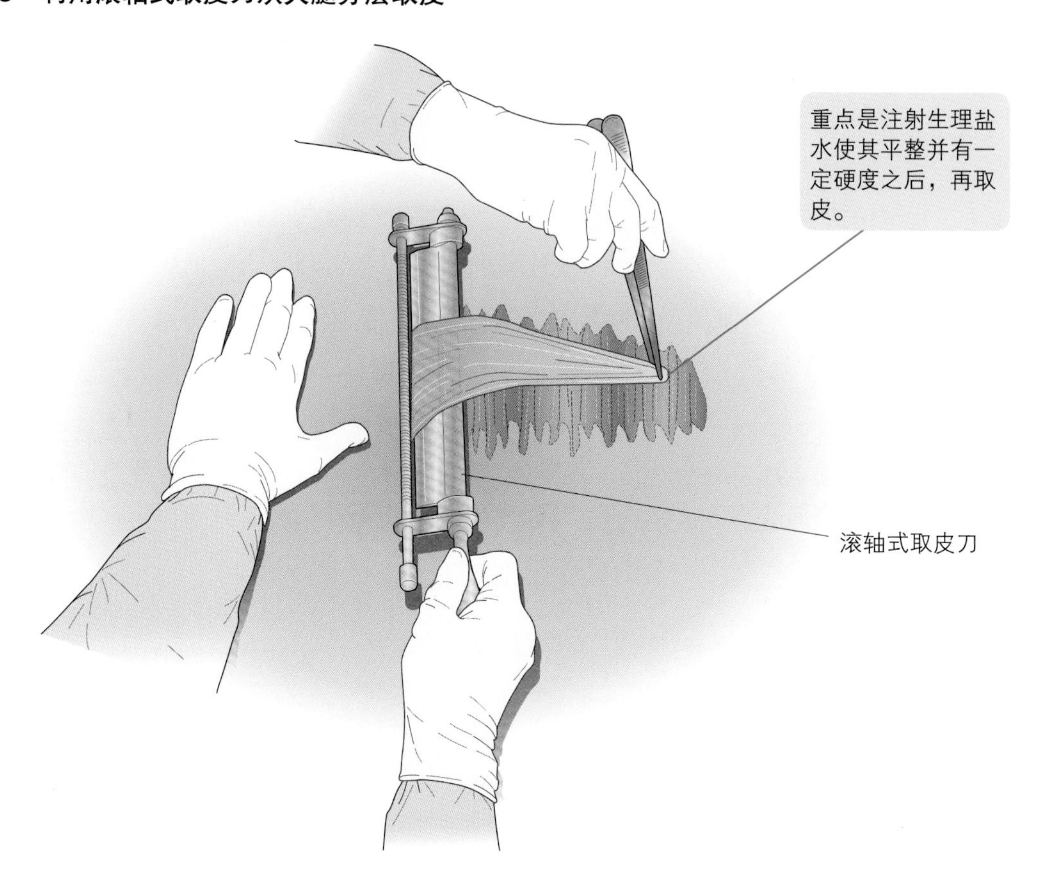

图4 利用剃刀分层取皮

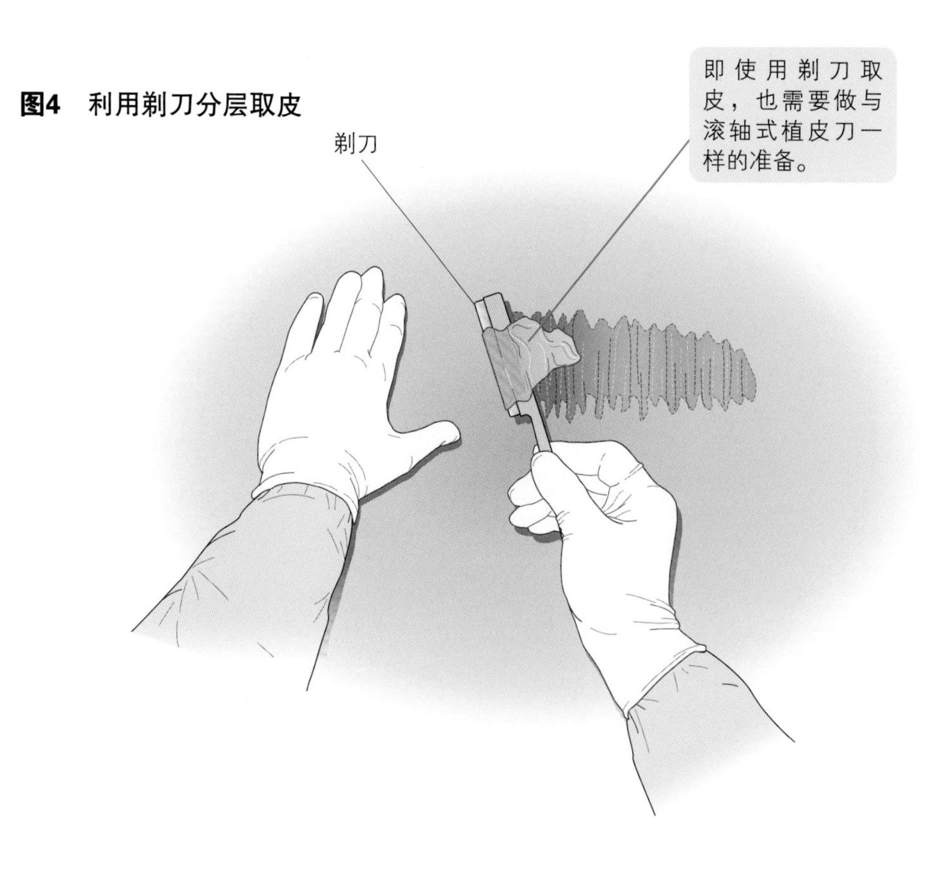

◆ 手掌及指腹

从足弓部位取皮，应避开足底的负重面（**图5**），在计划供皮区进行上述准备操作，用滚轴式取皮刀切取厚的分层皮片（**图6**）。重要的是皮片上带有足够的真皮，最理想的是在供皮区上露出脂肪组织，在其周围保留一些真皮组织。

也可用手术刀进行全层皮肤的切取，但是供皮区如果选择有毛部位的时候，会产生色素沉着，所以最好是从足弓周围部位开始分层取皮[2]。

难点解析

取皮为全层的！

供皮区通过上皮形成可以愈合，即使取皮的厚度很厚，通过移植剩余的植皮片及从周围切取的薄的分层皮片，其伤口也可以得到良好的愈合。

图5　手掌及指腹的取皮部位

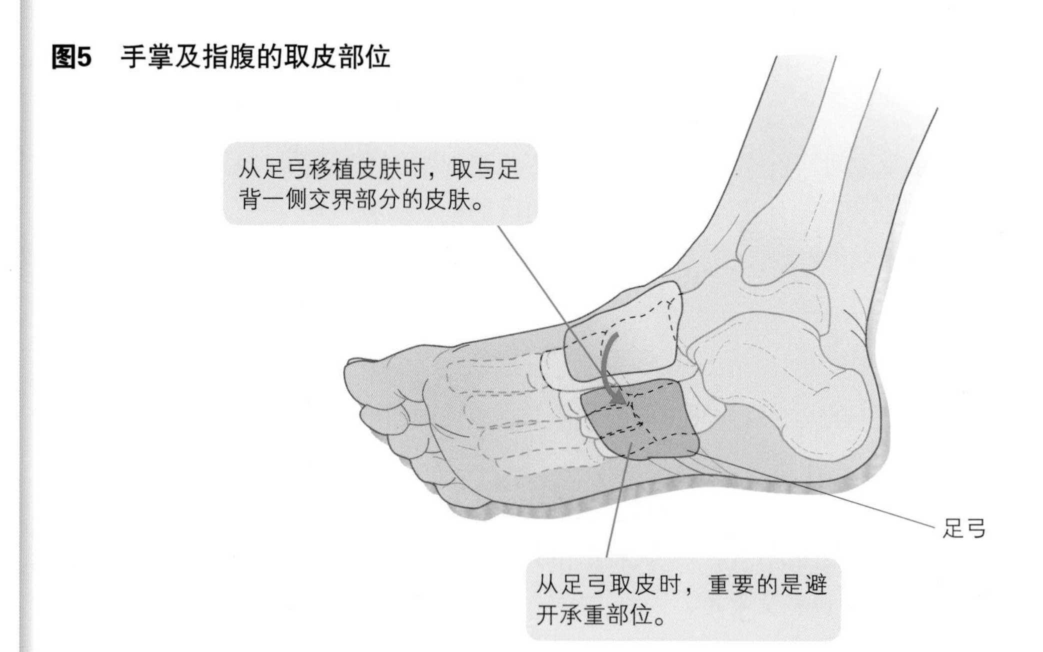

图6　从足弓切取厚的分层植皮片

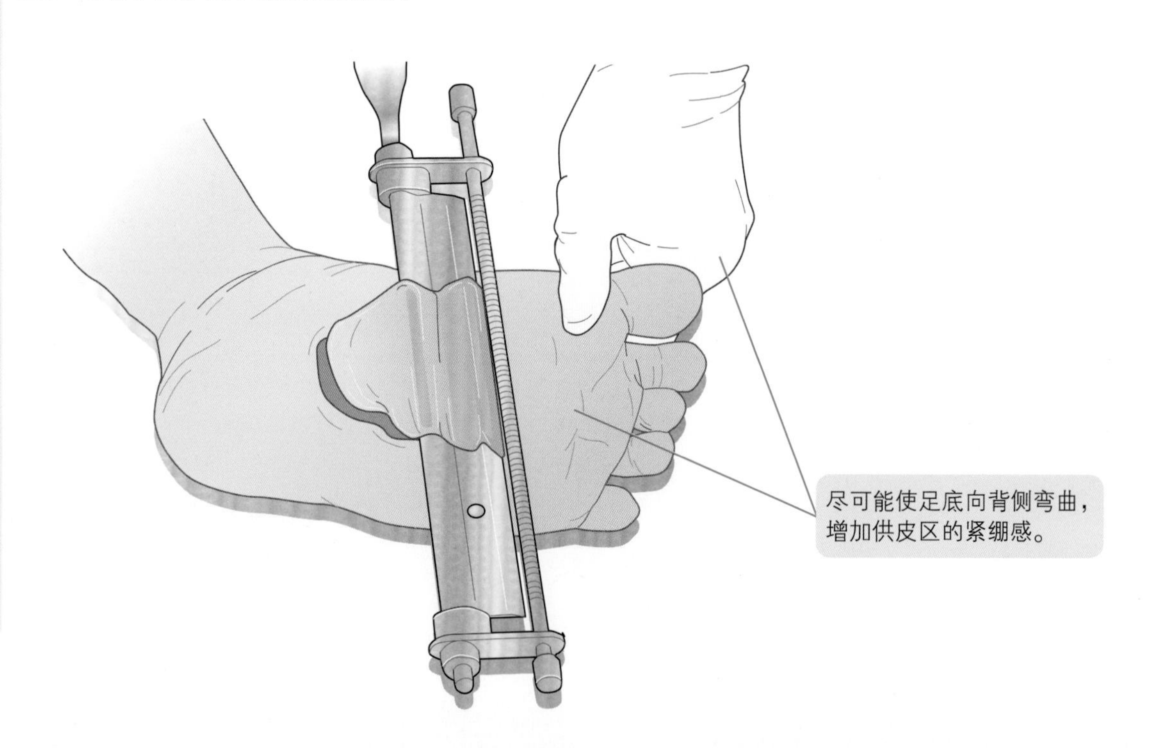

图7　手及手指侧面植皮用的供皮区

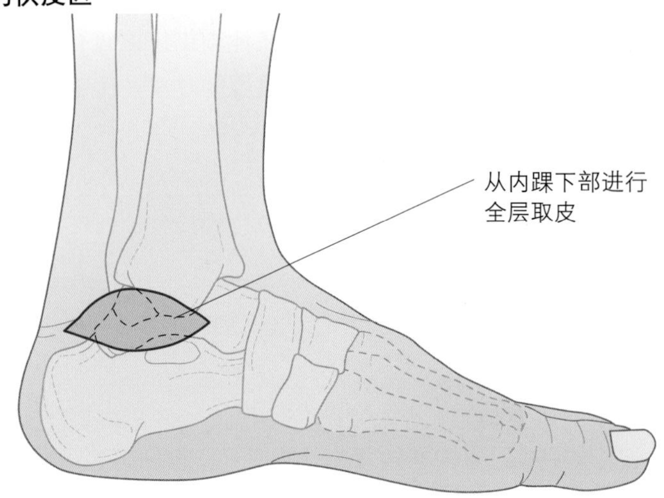

◆ 手及手指侧面

此部位皮肤性质介于手背和手掌之间，角质层薄且少，还有黑色素细胞。内踝下部的皮肤与此类似，可以从此处切取全层皮（**图7**）。只是切取的全层皮有大小限制，需要在尽可能的范围内闭合供皮区[3]。

术后处理

在全层供皮区瘢痕生成、红肿消失的几个月期间，需要贴敷低刺激性的创可贴。这种创可贴有多种，但均呈肤色，较难区分。

在分层供皮区可以使用含有维生素的软膏及保湿软膏，如果持续有瘙痒及红肿情况时，需要外用肾上腺素软膏及口服曲尼司特。从大腿部位分层取皮时，需要利用弹性绷带等进行数月至1年左右的包裹及避光。

●参考文献

［1］田中克己，平野明喜．手への遊離植皮術の基本．形成外科，2011,2：34-42.
［2］難波雄哉，土田　広，中村孝正．手指掌側への分層植皮の採皮部としての hairless area について．形成外科，1977,20：584-589.
［3］田中克己．手掌·足蹠における遊離植皮術の適応と実際．PEPARS,2005,2：31-42.

软组织缺损的处理

皮瓣

带蒂皮瓣、游离皮瓣

市立奈良医院四肢外伤中心院长 **河村健二**
市立奈良医院四肢外伤中心负责人 **矢岛弘嗣**

手术适应证

◆ 绝对适应证

手外伤后皮瓣移植修复的绝对适应证是指伴有骨、肌腱外露的大范围皮肤软组织缺损。特别是对于Gustilo分型中TypeⅢ-B的开放性骨折，必须尽早进行骨折的复位固定和皮瓣移植，还需要尽早开始恢复手功能的康复疗法。另外，手背部的皮肤软组织缺损容易暴露指伸肌腱及骨组织，很难期待其自然愈合，更适合做皮瓣移植。

◆ 相对适应证

相对适用的病例为虽不伴有肌腱及骨的外露，仅只是手掌一侧皮肤软组织的缺损，因自然愈合需要时间较长，妨碍手的运动，所以需要进行皮瓣移植。

◆ 选择性适应证

选择性适用的病例为需要重建重要部位的感觉时，可以进行皮瓣移植。

◆ 禁忌证

拟选用皮瓣的供血血管为肢体外周血液循环的主要供血血管时，属于手部皮瓣移植的禁忌情况。手术前必须进行手腕及手指的Allen试验，检查将要使用的血管在闭塞状态下手及手指的血液循环情况，如果发现手之前受过伤或者有先天异常情况时，术前应引起注意，要预估到血管有可能有异常情况。

可供选择的皮瓣

可用于修复手部皮肤软组织缺损的皮瓣多种多样，在此特别介绍整形外科医生常用的带蒂皮瓣：手术操作简单且血液循环稳定的前臂桡侧逆行皮瓣，常用的游离皮瓣，笔者等常用于手指软组织缺损的腓动脉穿支皮瓣。

手术方法

前臂桡侧逆行皮瓣

1 设计皮瓣

前臂桡侧逆行皮瓣的营养血管是桡动脉及桡静脉，通过来自尺动脉的交通支的逆行血流供应皮瓣的血液循环[1,2]。桡动、静脉走行在桡侧腕屈肌和肱桡肌之间，皮瓣的轴线与桡动、静脉的走向一致，旋转点位于前臂中远1/3处。

所需皮瓣的大小及形状依照具体病例的皮肤缺损不同而不同，血管蒂的旋转点桡动脉背侧分支和桡动脉掌浅支分支的桡骨茎突突起部分，设计的皮瓣一般略大于缺损部位（**图1**）。通常，成人男性可切取的最大皮瓣为15cm×10cm左右，最远覆盖部位可到近节指骨[3]。

2 展开 难点

首先在设计好的皮瓣远侧横边与桡动、静脉交点处切开皮肤（**图2**），分离在桡侧腕屈肌和肱桡肌之间走行的桡动、静脉。

图1　设计皮瓣

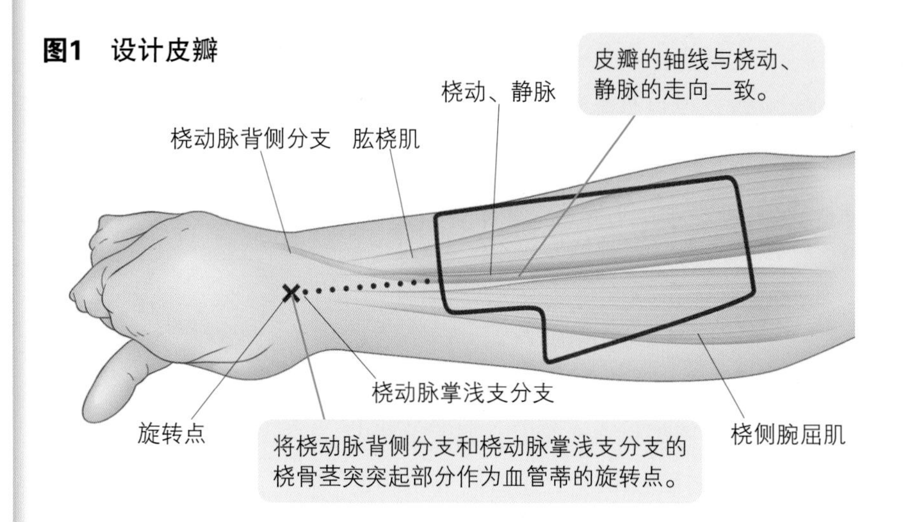

图2　展开的顺序

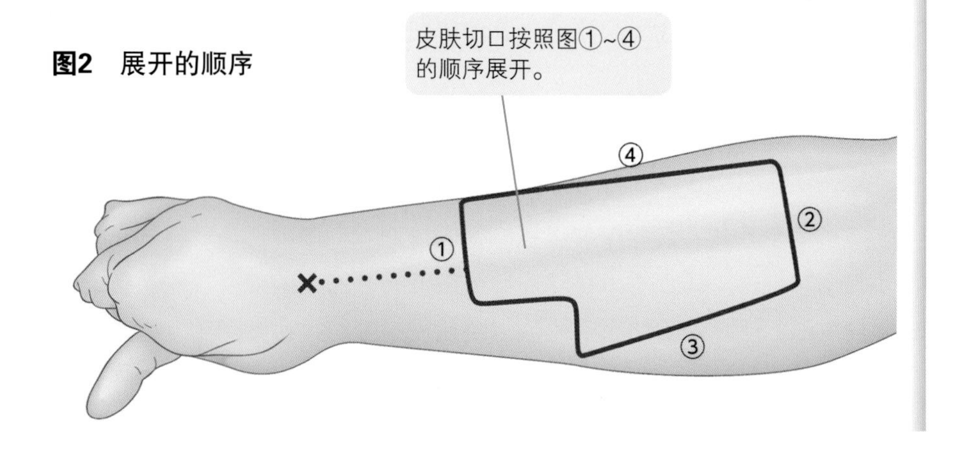

图3 皮瓣近侧部位的处理

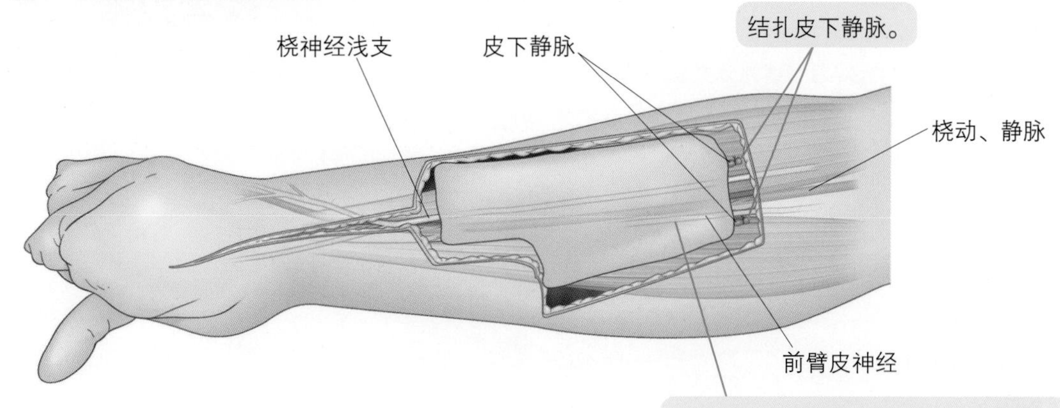

图4 确认皮肤穿支

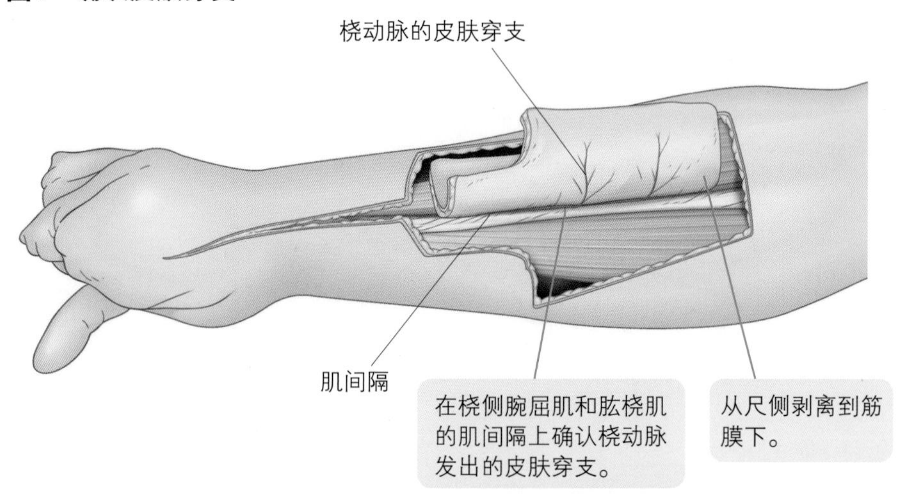

下一步是在近侧横边做皮肤切口。此时，虽然结扎了皮下静脉，但是如果皮瓣兼具重建感觉的要求时，需要分离前臂皮神经并保留于皮瓣内。为了便于皮瓣受区神经的缝合重建，分离时在皮瓣近侧部位进行神经的分离（**图3**）。切开皮瓣的近侧也需要确定并分离桡动、静脉。

从设置好的皮瓣的尺侧在筋膜下剥离到桡侧腕屈肌的桡侧边缘，在桡侧腕屈肌和肱桡肌的肌间隔上确认桡动脉发出的皮肤穿支（**图4**）。从桡侧分离也要注意不要损伤桡神经浅支，在筋膜下剥离到肱桡肌的尺侧缘。

手术技巧及注意事项

进行皮瓣剥离时，要注意保留肌束膜和腱旁组织。如果这些组织不保留在供区的话，供区植皮就不容易成活。需务必注意。

3 掀起皮瓣

在皮瓣近侧部位结扎桡动、静脉之前，用血管夹暂时阻断桡动脉，确认皮瓣的血液循环及手的血液循环有无问题。如果任一处发现有问题，则必须终止或变更手术。

在皮瓣近端结扎桡动、静脉，从近端向远端分离桡动、静脉直至旋转点（**图5**）。因桡动脉有众多的肌支，因此，务必谨慎地进行分离并结扎肌支。注意血管不要扭曲，通过旋转点使血管蒂旋转180° ，将皮瓣移植到手上（**图6**）。

图5　掀起皮瓣和分离血管蒂

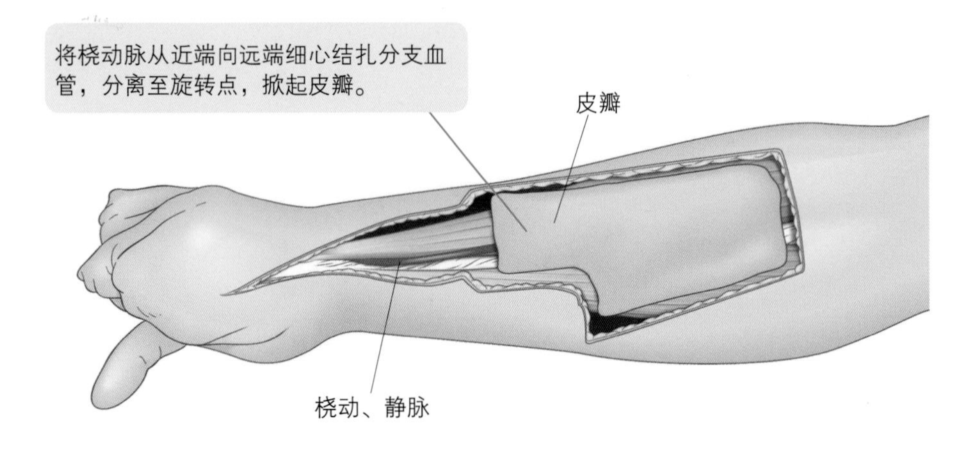

图6　移植皮瓣

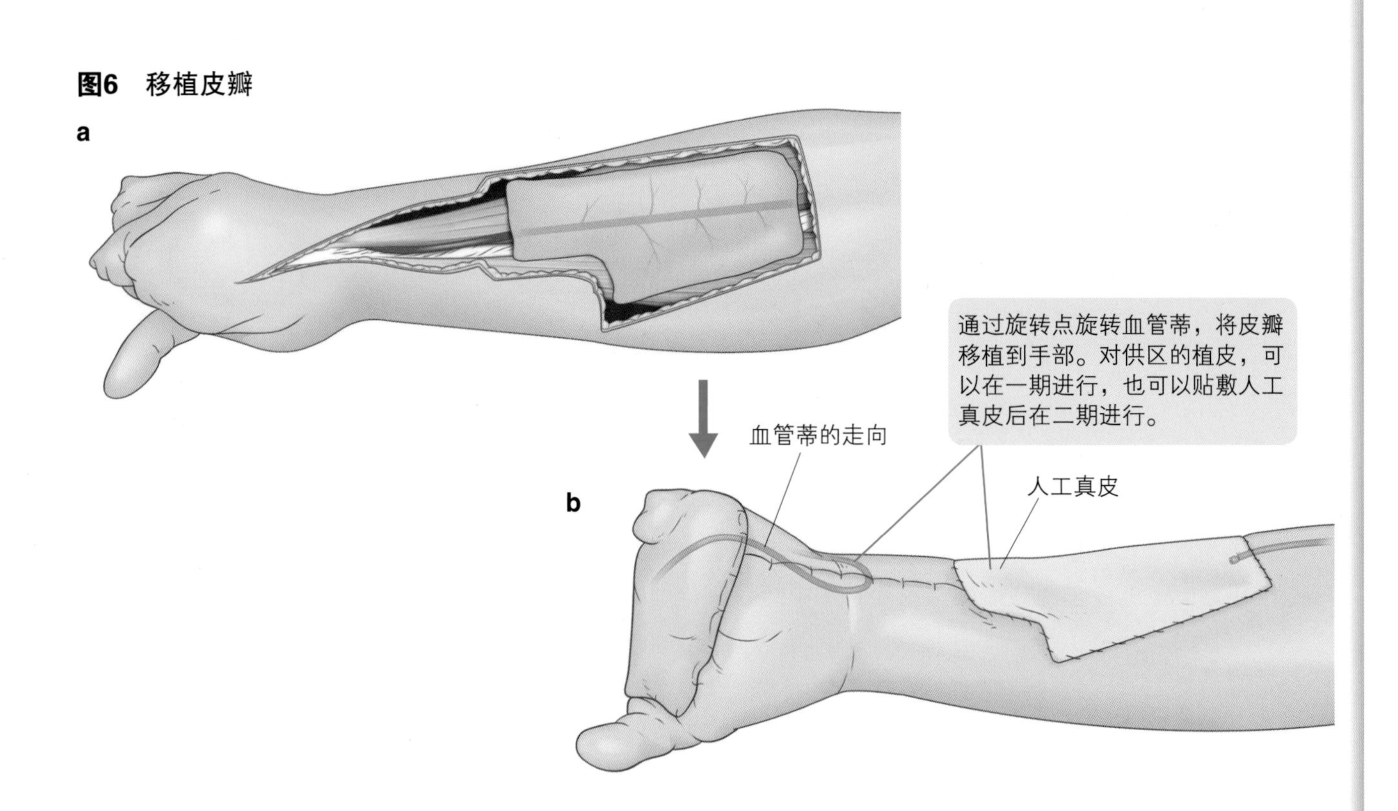

难点解析

皮瓣掀起后发现皮瓣的血流不畅！

有可能是暂时性血管痉挛所致，用温生理盐水及局部静脉注射利多卡因的方法使其向血管蒂舒张，或全身给予前列腺素等药物，均是有效改善血管痉挛的方法。如果使用了上述方法后，血流仍不畅通，需要检查血管蒂是否受压或扭转了。

4 移植皮瓣

切取皮瓣部位的植皮，如果在前臂上能保留肌束膜和腱旁组织，即使在一期进行植皮也可存活。如果选择切取皮瓣部位贴敷人工真皮，二期进行植皮的话，植皮可以成活得更好。

血液循环障碍

◆ 血液循环障碍

前臂桡侧逆行皮瓣的大小若不超过15cm×10cm，一般不会产生皮瓣血液循环障碍的情况，但若是更大的皮瓣，从逆行性血流到皮瓣的最远端可能会产生血液循环障碍。此时，在皮瓣的近侧部位已经分离并结扎的桡动脉上找到分支，移植血管到手部并与手部血管吻合，则可增加皮瓣的血液循环。

另外，因为皮瓣的静脉回流也是逆行的，所以可能会因静脉回流不畅而发生皮瓣淤血。此时，应在皮瓣近侧剥离，将结扎的皮下静脉或桡静脉中的任一支与移植部位的静脉吻合，通过形成顺行的静脉回流来改善淤血。

◆ 粘连

在皮瓣供区部位进行植皮，会在肌腱、肌肉之间产生粘连。若发现有功能障碍，需进行松解手术。皮瓣供区部位植皮必然有美观方面的问题，对年轻女性及小儿进行手术时应慎重选择。

术后疗法

术后1周可以使用石膏固定，控制手腕的活动，尽量减少血管蒂张力。皮瓣存活后，则无特别的限制，可以开始必要的功能锻炼。

游离腓动脉穿支皮瓣

1 设计皮瓣

切取皮瓣时的体位最好为侧卧位。在小腿外侧中间的远1/3部位，利用多普勒听诊器及超声波设备确认从比目鱼肌和腓肠肌的肌间隔穿出到皮肤的腓动脉穿支，并设计包括穿支在内的所需皮瓣的大小（**图7**）。依据笔者的经验，小于9cm×4cm的皮瓣容易存活，不容易产生血液循环不畅的情况[4]。

手术技巧及注意事项

腓动脉穿支多见于小腿近侧 1/3 部位[5]，穿过比目鱼肌。穿支穿过肌间隔后，容易切取皮瓣，所以一般从小腿中间的远侧 1/3 部位设计皮瓣。

2 掀起皮瓣

首先，沿着皮瓣的后缘切开皮肤。切开比目鱼肌的筋膜，在筋膜下向前方剥离直到比目鱼肌的前方。在比目鱼肌和腓肠肌的肌间隔部位，由腓动脉确认供应皮肤的穿支（**图8**）。

接着，从皮瓣的前缘在筋膜下剥离至腓肠肌的后缘。沿着腓骨后面，穿过踇长屈肌，注意勿损伤腓动、静脉主干穿支（**图9**）。直到腓动、静脉主干的分支部位的分离结束后，结扎穿支血管，切取皮瓣。

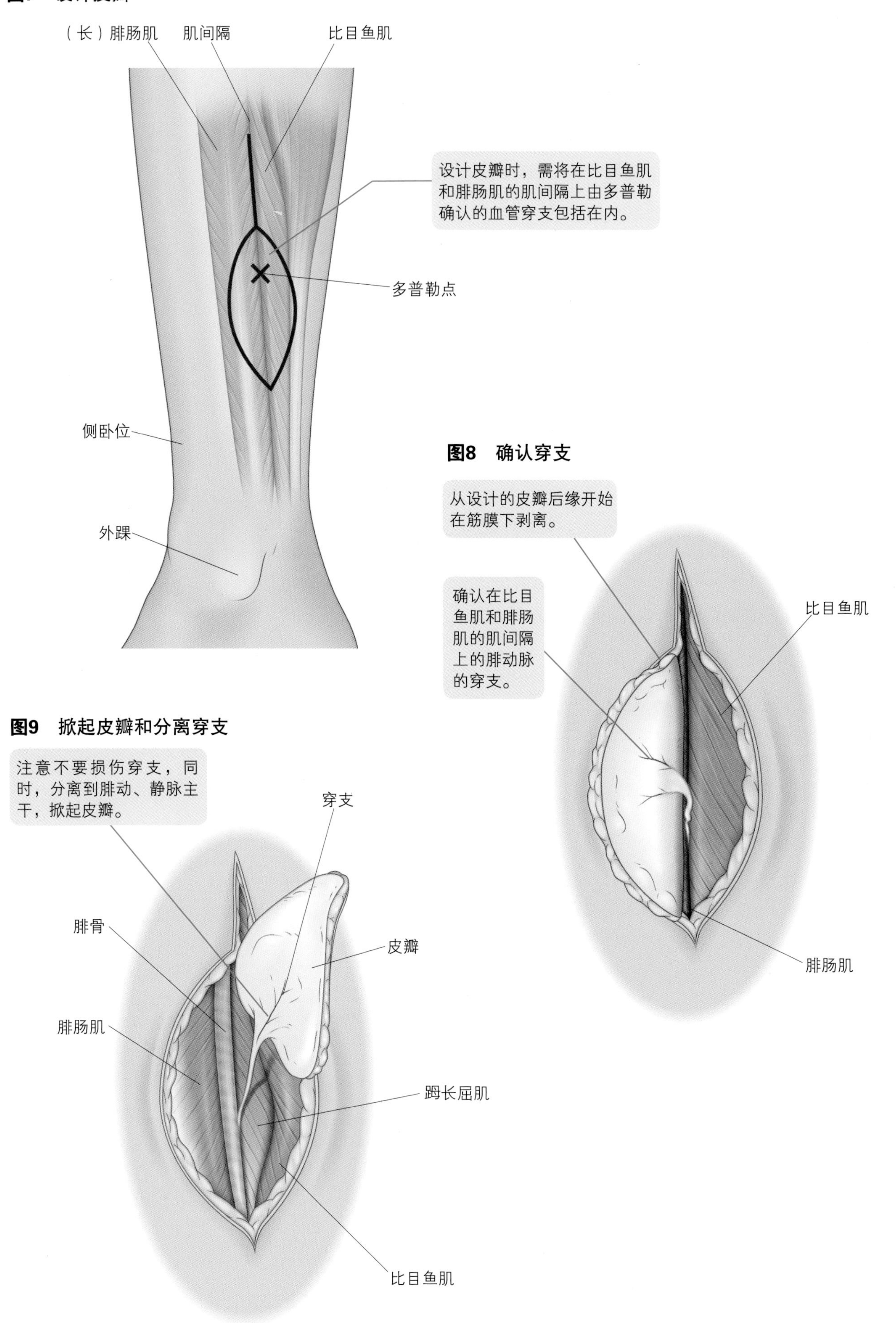
图7　设计皮瓣
（长）腓肠肌
肌间隔
比目鱼肌
设计皮瓣时，需将在比目鱼肌和腓肠肌的肌间隔上由多普勒确认的血管穿支包括在内。
多普勒点
侧卧位
外踝
图8　确认穿支
从设计的皮瓣后缘开始在筋膜下剥离。
确认在比目鱼肌和腓肠肌的肌间隔上的腓动脉的穿支。
比目鱼肌
腓肠肌
图9　掀起皮瓣和分离穿支
注意不要损伤穿支，同时，分离到腓动、静脉主干，掀起皮瓣。
穿支
腓骨
皮瓣
腓肠肌
跗长屈肌
比目鱼肌

图10 移植皮瓣

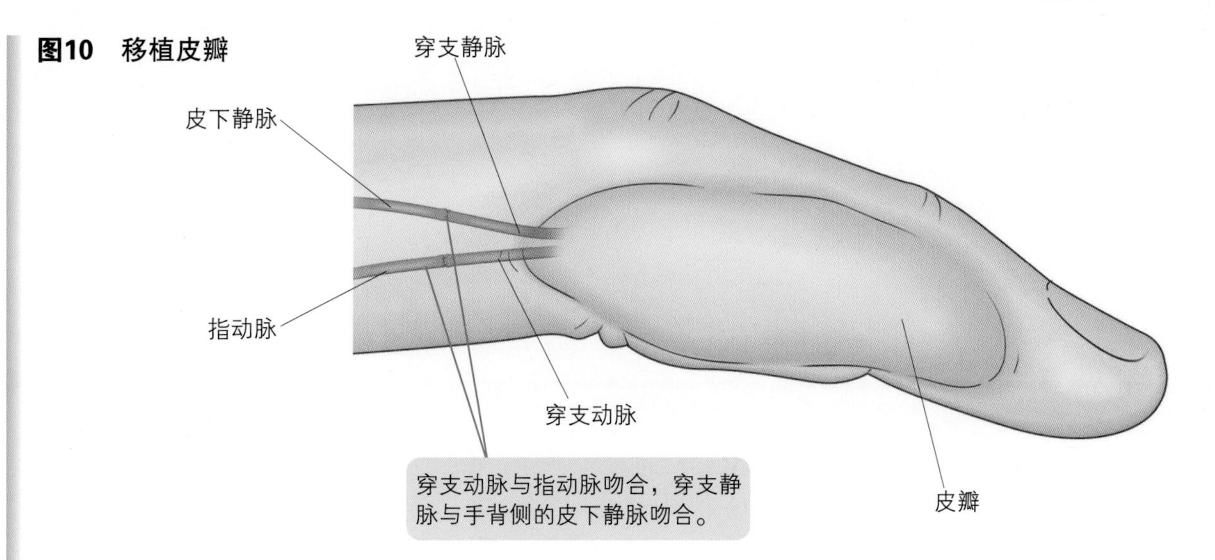

3 移植皮瓣

在手的缺损部位缝合皮瓣，在显微镜下进行血管吻合。皮瓣的穿支动脉直径大多为1mm，与指动脉直径一致。皮瓣穿支静脉与手背的静脉吻合（**图10**）。

术后并发症及其应对措施

皮瓣切取部位的宽度在4cm左右时，可进行直接闭合，但是大于此的话，则需要植皮。

术后数日内有可能产生血液循环障碍。其原因多为血管吻合部位血栓形成，形成血栓的原因多为血管吻合的质量欠佳，血管扭曲、有张力、受压迫等问题，受区血管的问题等。

发现皮瓣有血液循环障碍时，应毫不犹豫地进行血管吻合部位的再次探查，查找原因。为了预防血液循环障碍，也可以应用肝素、尿激酶、前列腺素E_1等药物。此皮瓣因不伤及腓动脉主干，所以不会影响皮瓣供区侧小腿的血液循环。

术后疗法

术后1周内，需采取减少血管吻合部位张力的体位，并保持手部的静养。皮瓣存活后，开始所需的手部康复疗法。对于切取皮瓣一侧的小腿无特别限制，可以活动。

●参考文献

[1] SONG R, GAO Y, et al. The forearm flap. Clin Plast Surg, 1982, 9：21-26.
[2] YAJIMA H, KAWAMURA K, et al. Radial forearm flaps for reconstruction in hand surgery. Scand J Plast Reconstr Surg Hand Surg, 2004, 38：112-117.
[3] 矢島弘嗣，城崎和久，ほか．手の外科における逆行性橈側前腕皮弁の有用性について．日手会誌，2000, 16：712-715.
[4] KAWAMURA K, YAJIMA H, et al. Clinical applications of free soleus and peroneal perforator flaps. Plast Reconstr Surg, 2005, 115：114-119.
[5] 嶋田隆夫，吉村光生，ほか．腓骨動静脈系を利用した複合組織移植の解剖学的ならびに臨床的研究；Peroneal Flapへの応用．日整会誌，1989, 63：1452-1463.

软组织缺损的处理

指甲损伤

一般财团法人新潟手外科研究所教育部长　**成泽弘子**

指甲损伤的特征

手指的指甲从美观及功能上来说都很重要。甲床、甲基质的损伤看似是小创伤，但并不容易治疗，应该了解其解剖学特征，在受伤初期进行妥善修复。陈旧的指甲畸形治疗难度更大。

手术适应证

无论有无指甲受伤，所有甲床、甲基质损伤的病例都具有手术指征。

术前检查

◆ 再次检查麻醉及体位

根据手指的受伤程度及数量进行掌骨间封闭、手腕封闭或臂丛神经封闭麻醉，使用指根止血带或上臂止血带来确保手术领域的无血洁净。

手术方法

1 甲下血肿

在指甲上开孔，或在指甲下插入神经剥离子，排出血液（**图1**）。

2 指甲错位

大多伴有远节指骨远端骨折。一般确认甲床没有受伤的话，可以直接修复指甲，大多是利用Schiller法进行骨折的复位（**图2**）。如果骨折不稳定，则使用细的克氏针进行骨折内固定。

手术技巧及注意事项

使用 Schiller 法时需要使用褥式缝合方法。

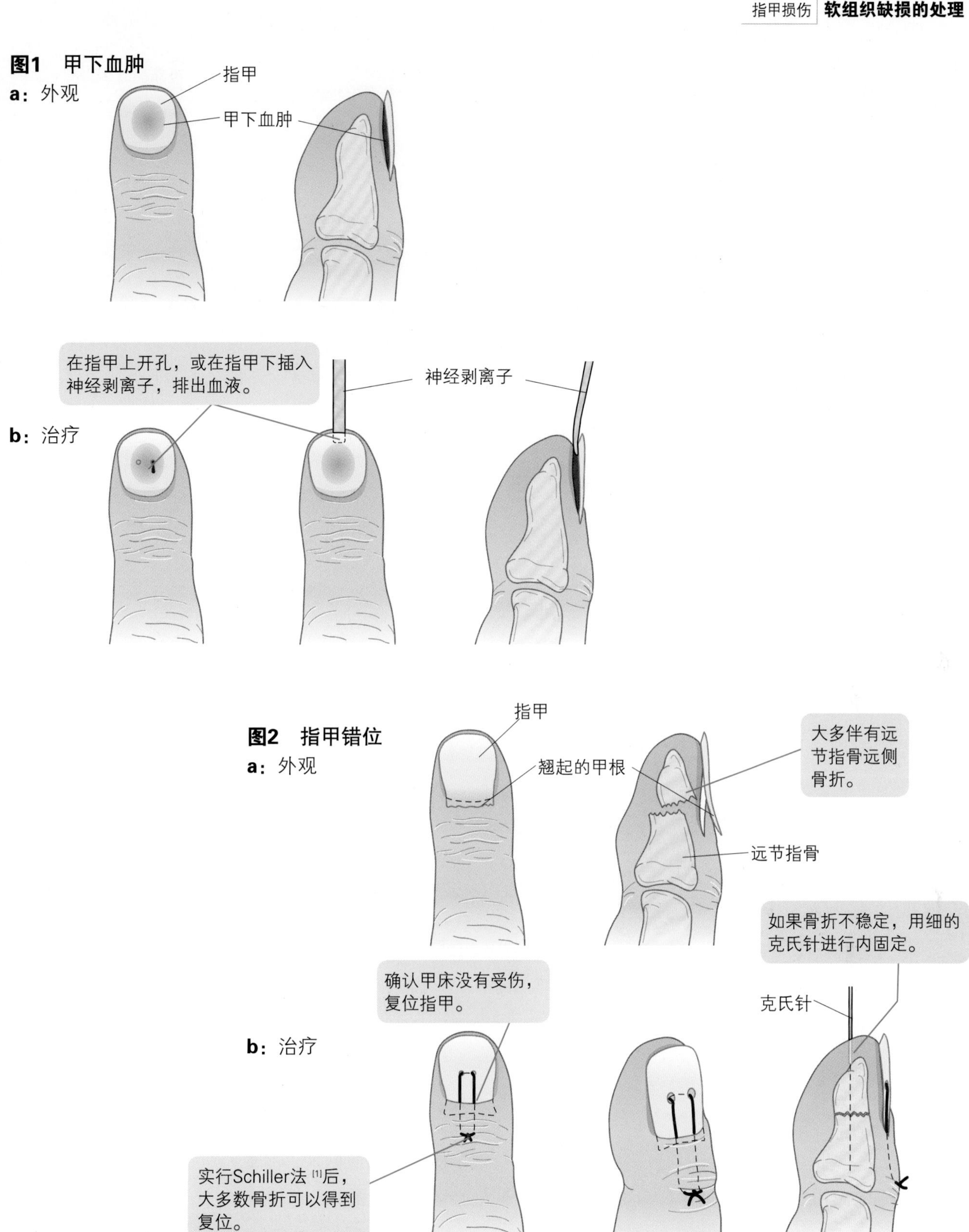

3 甲床损伤

◆ 甲床锐器伤

缝合指甲及甲床（**图3**）。

手术技巧及注意事项

因为指甲较硬，细针很难穿透，可以去掉一部分受伤部位的指甲，使用带针的 6-0 可吸收缝线缝合。要使用微小的镊子，还要使用尖端较小的持针器。

图3　甲床锐器伤

a：缝合治疗

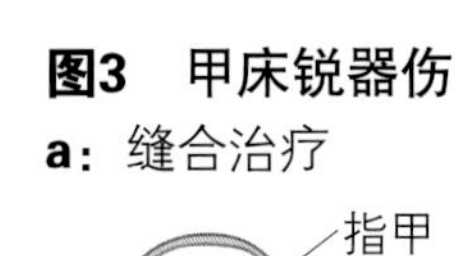

指甲

甲床

缝合指甲及甲床。

b：切除部分指甲的缝合治疗。

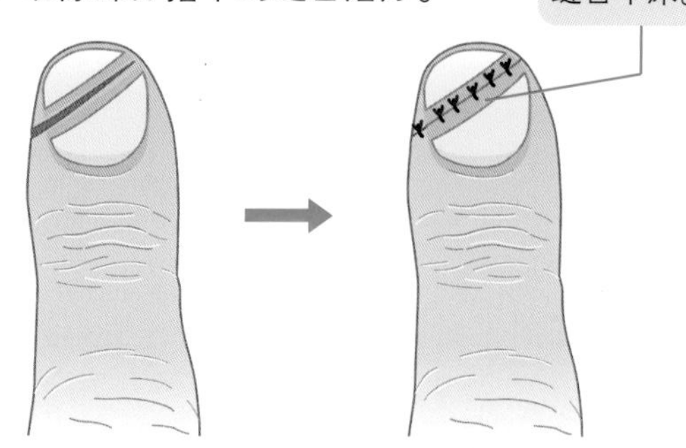

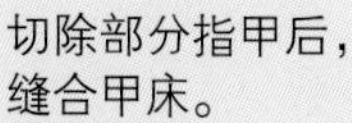

图4　指甲撕脱、甲床钝器伤

a：甲床缝合

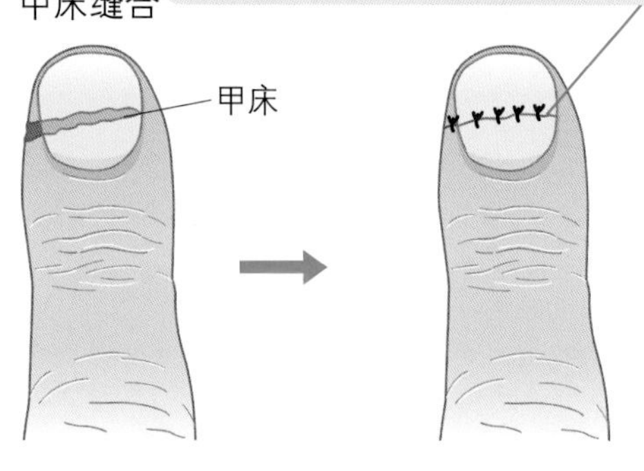

一般不做甲床的清创术，尽量保留。即使很小的甲床组织，也需要细心缝合。

b：固定剥离的指甲

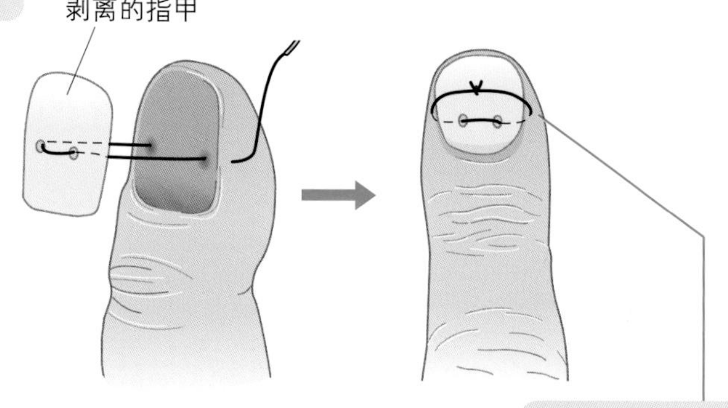

撕脱的指甲，可用Iselin法固定[2]。

图5　甲床挤压伤

a：缝合甲床

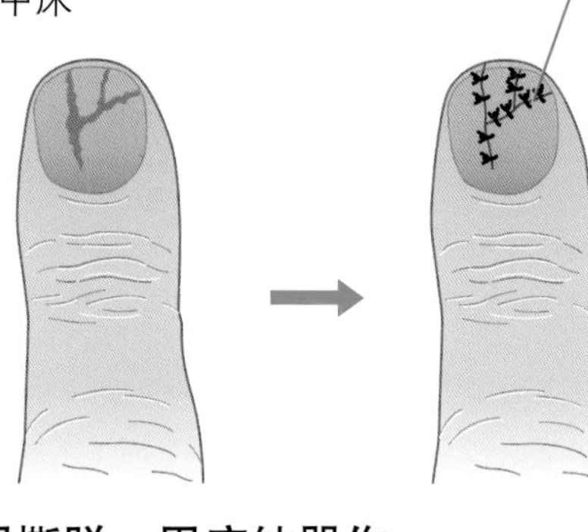

细心缝合甲床伤口，这对爪粗隆的粉碎性骨折也有复位的作用。

b：不在指甲上开孔固定指甲

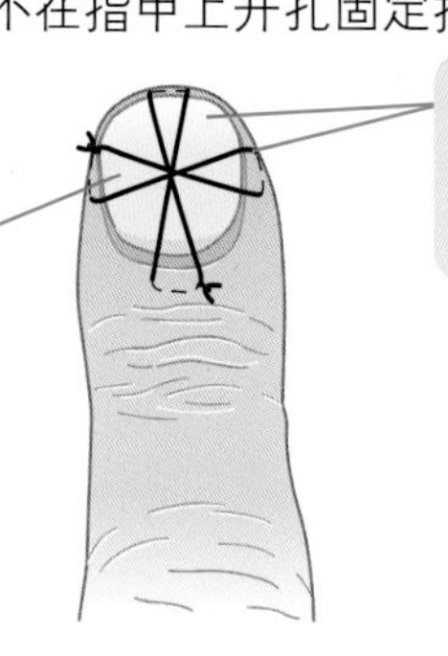

指甲存留的话，同时进行复位固定。

在指甲的两侧和纵向“8”字缝合，固定指甲。

◆ 指甲撕脱、甲床钝器伤

甲床是一种相对连接紧密、延展性差的组织。一般不做甲床的清创术，尽量保留损伤的甲床。即使留下的甲床组织很小，也需要细心地缝合（**图4**）。

◆ 甲床挤压伤

细心地缝合甲床伤口（**图5**），这种损伤大多是伴有爪粗隆的粉碎性骨折，缝合甲床同时也有一定的复位作用。如果指甲存留的话，需要同时进行指甲的复位固定。

手术技巧及注意事项

也可以无须在指甲上开孔而固定指甲。在指甲的两侧和纵向采用“8”字形缝合法，同样可以固定指甲。

4 甲床缺损

◆ 部分甲床缺损

当撕脱的甲床仍附着在指甲上时，可以用手术刀将甲床从指甲上剥离，然后缝合甲床（**图6**）。

难点解析

没有可缝合的甲床！

没有可缝合的甲床时，3mm 以下的甲床缺损可自行修复[3]，所以无须手术处理，也不需要做甲床移植。

缺损部位很大！

将周围的甲床组织像旋转皮瓣那样翻转至缺损处，然后缝合。

◆ 指端部位甲床缺损

如果有远节指骨外露，可利用带蒂皮瓣覆盖（**图7a、b**）。使用这种手术方法时，甲床和指甲可以生长到远节指骨的水平，所以最好不要简单地进行骨切除。鱼际皮瓣是常用的方法（**图7c**）。

难点解析

缺损在指端！

指端部位的甲床缺损可以利用带蒂皮瓣解决。

钩甲畸形！（图 7d）

钩甲畸形是治疗指端缺损时易发生的并发症。指甲弯向掌侧，造成外观及功能障碍。因此，在治疗指端缺损时，尽可能使用带蒂皮瓣修复。

图6　部分甲床缺损　**a**：外观

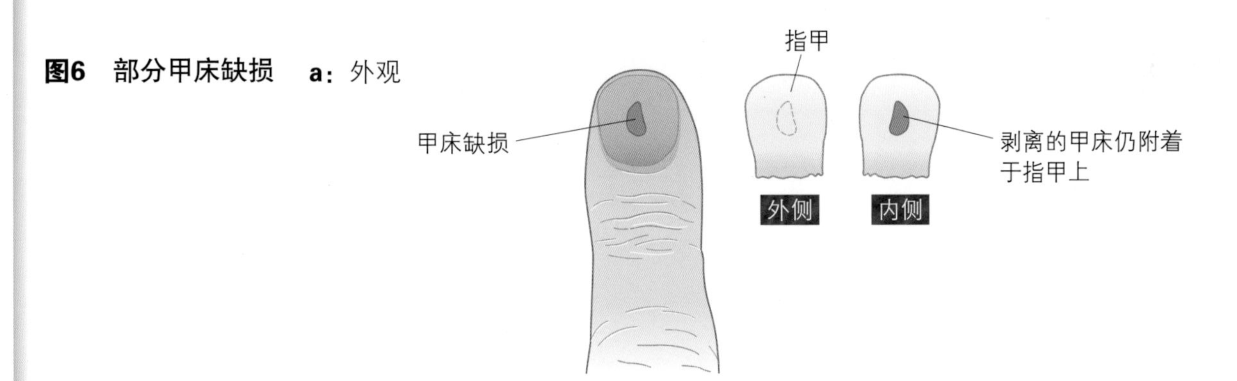

b：撕脱甲床附着于指甲上

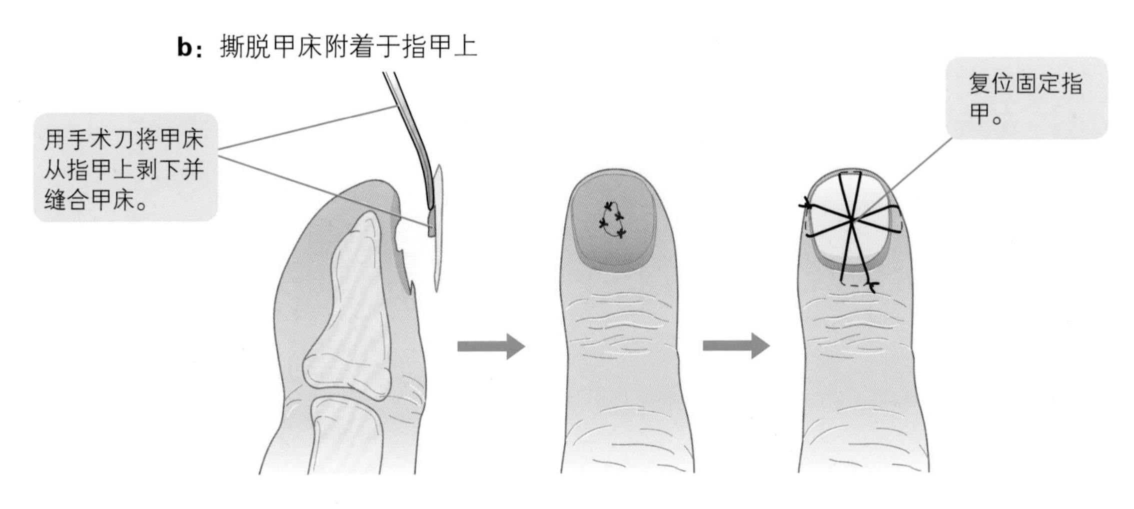

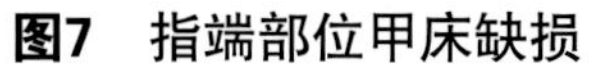

图7　指端部位甲床缺损

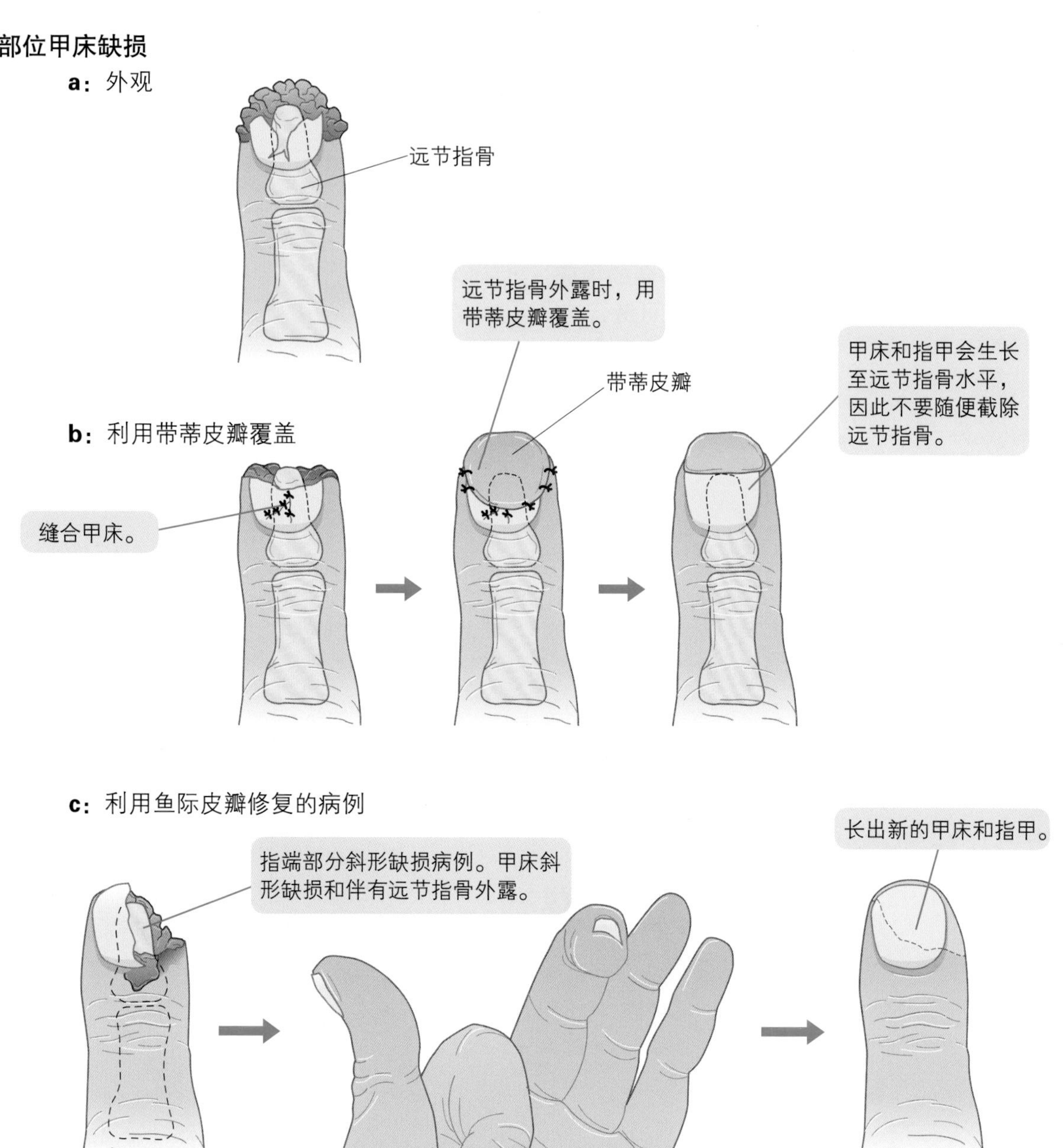

a：外观
远节指骨
b：利用带蒂皮瓣覆盖
缝合甲床。
远节指骨外露时，用带蒂皮瓣覆盖。
带蒂皮瓣
甲床和指甲会生长至远节指骨水平，因此不要随便截除远节指骨。

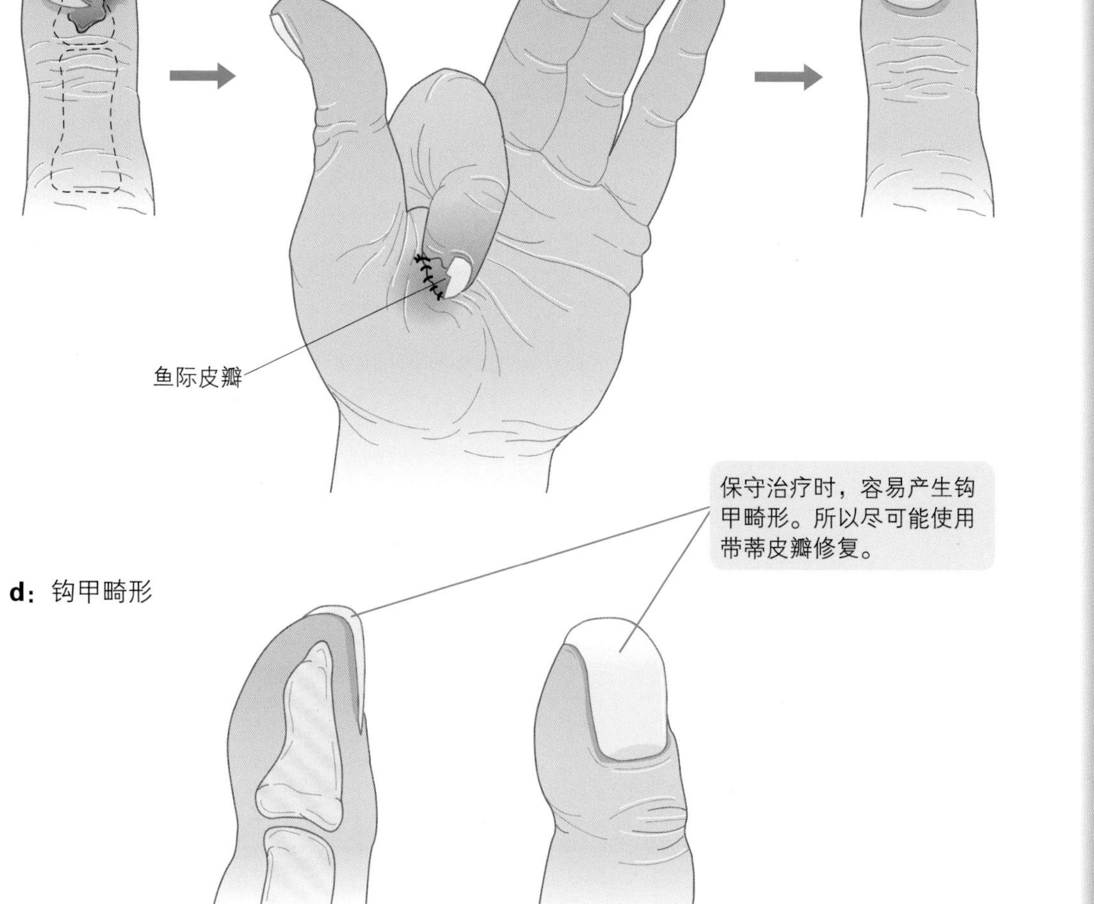

c：利用鱼际皮瓣修复的病例
指端部分斜形缺损病例。甲床斜形缺损和伴有远节指骨外露。
鱼际皮瓣
长出新的甲床和指甲。
d：钩甲畸形
保守治疗时，容易产生钩甲畸形。所以尽可能使用带蒂皮瓣修复。

图8　伴有不稳定远节指骨骨折的甲床损伤

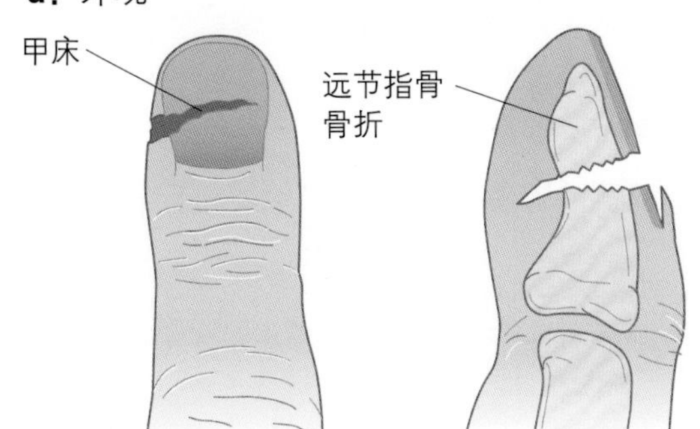

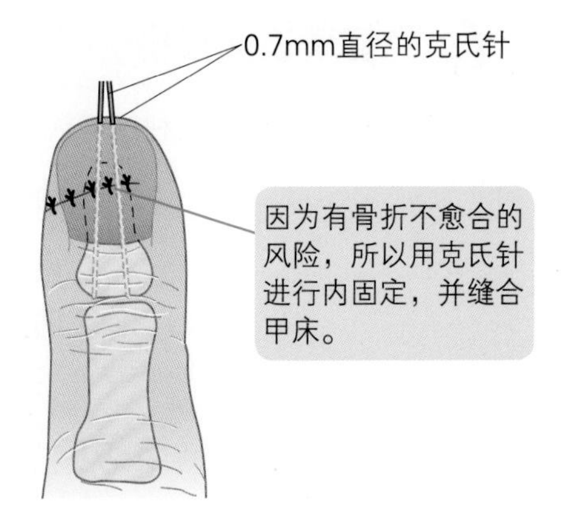

图9　幼儿远节指骨骨骺损伤

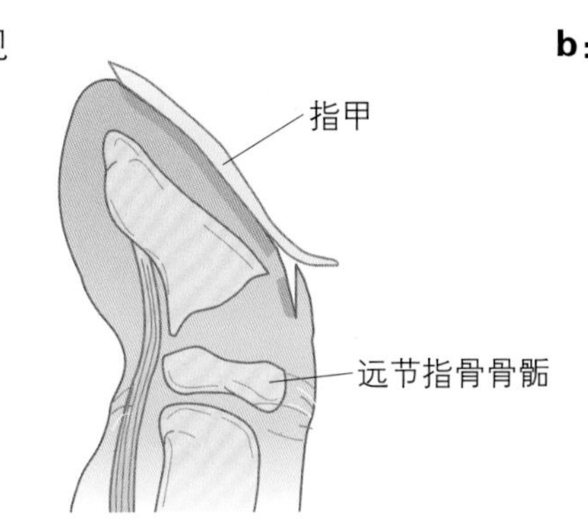

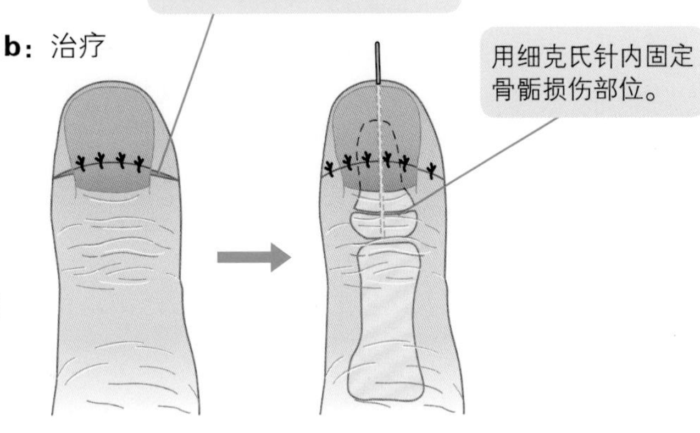

◆ 伴有不稳定远节指骨骨折的甲床损伤

由于有骨折不愈合的风险，因此使用0.7mm直径的克氏针进行骨折内固定，并缝合甲床（**图8a**）。

手术技巧及注意事项

因远节指骨容积很小，所以两枚克氏针很难交叉固定，可以像**图 8b** 那样以“八”字形置入。

5 幼儿远节指骨骨骺损伤（Seymour’s lesion[4]）

◆ 新鲜损伤病例

清洗伤口后，手法复位指甲和骨骺损伤，并用绷带固定。

◆ 非新鲜损伤症例

因为幼儿远节指骨骨骺损伤是开放性骨折，一段时间内未做处理，容易并发感染。此时需要剥离指甲，清洗创伤部位，之后修复甲基质及甲床，用细克氏针内固定骨骺损伤部位（**图9**）。

难点解析

并发感染!

直接切除指甲并进行清洗、清创术。在感染可控制的状态下，缝合甲基质、甲床，进行指甲的复位及固定。

感染不能控制时，骨骺损伤容易造成骨骼生长障碍。

6 甲基质近侧损伤

在甲基质近侧部位利用缝线进行归位缝合[5]（**图10a**）。

手术技巧及注意事项

掀起甲基质，切开单侧或双侧的近侧甲皱襞，将甲皱襞翻转，更加方便操作（**图 10b**）。

7 甲基质及近侧甲皱襞损伤

分别缝合甲基质、甲皱襞，可以通过插入指甲或硅胶片等组织间隔物防止粘连（**图11a~c**）。

难点解析

长出了残甲！

甲基质损伤处理不当的话，容易长出残甲（**图 11d**）。修复时应注意细心地缝合损伤的甲基质，如果甲基质损伤不能修复，为避免形成残甲，需要使用 11 号手术刀将不能修复的甲基质准确切除。

图10　甲基质近侧损伤

a：归位缝合

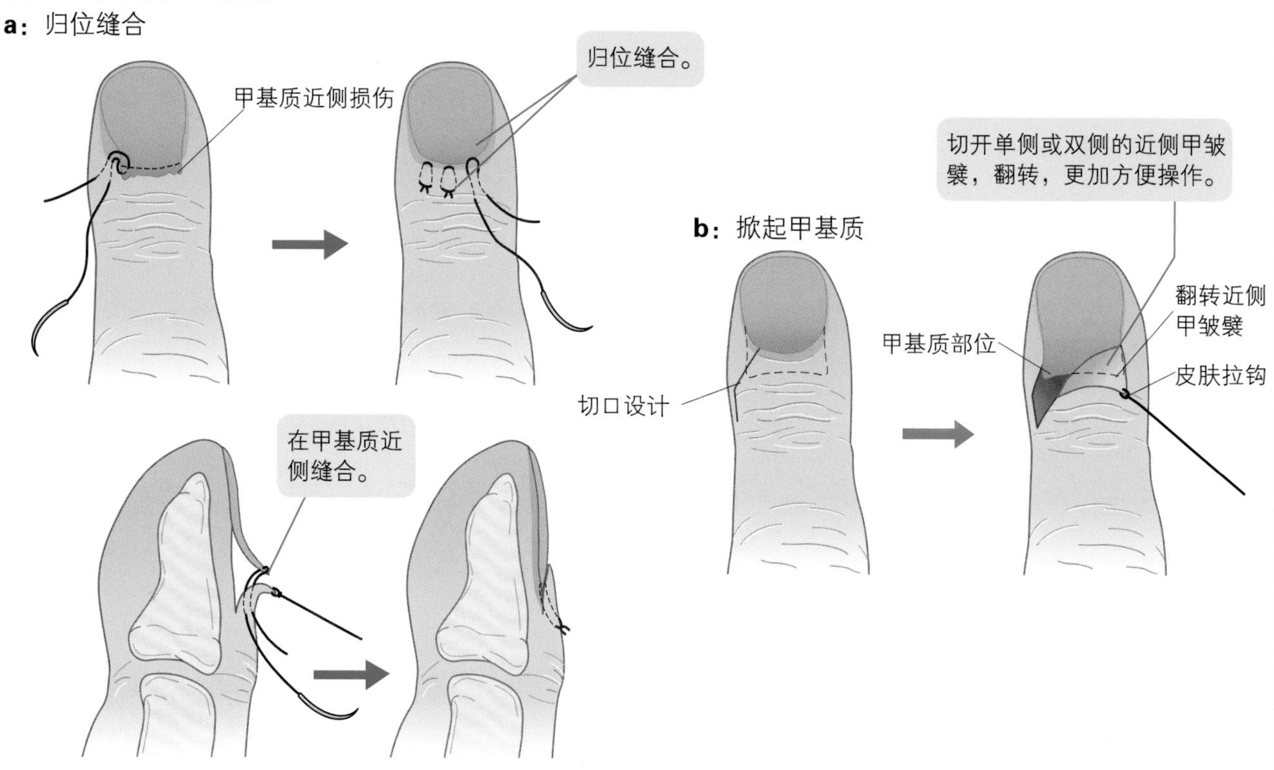

图11　甲基质及近侧甲皱襞损伤

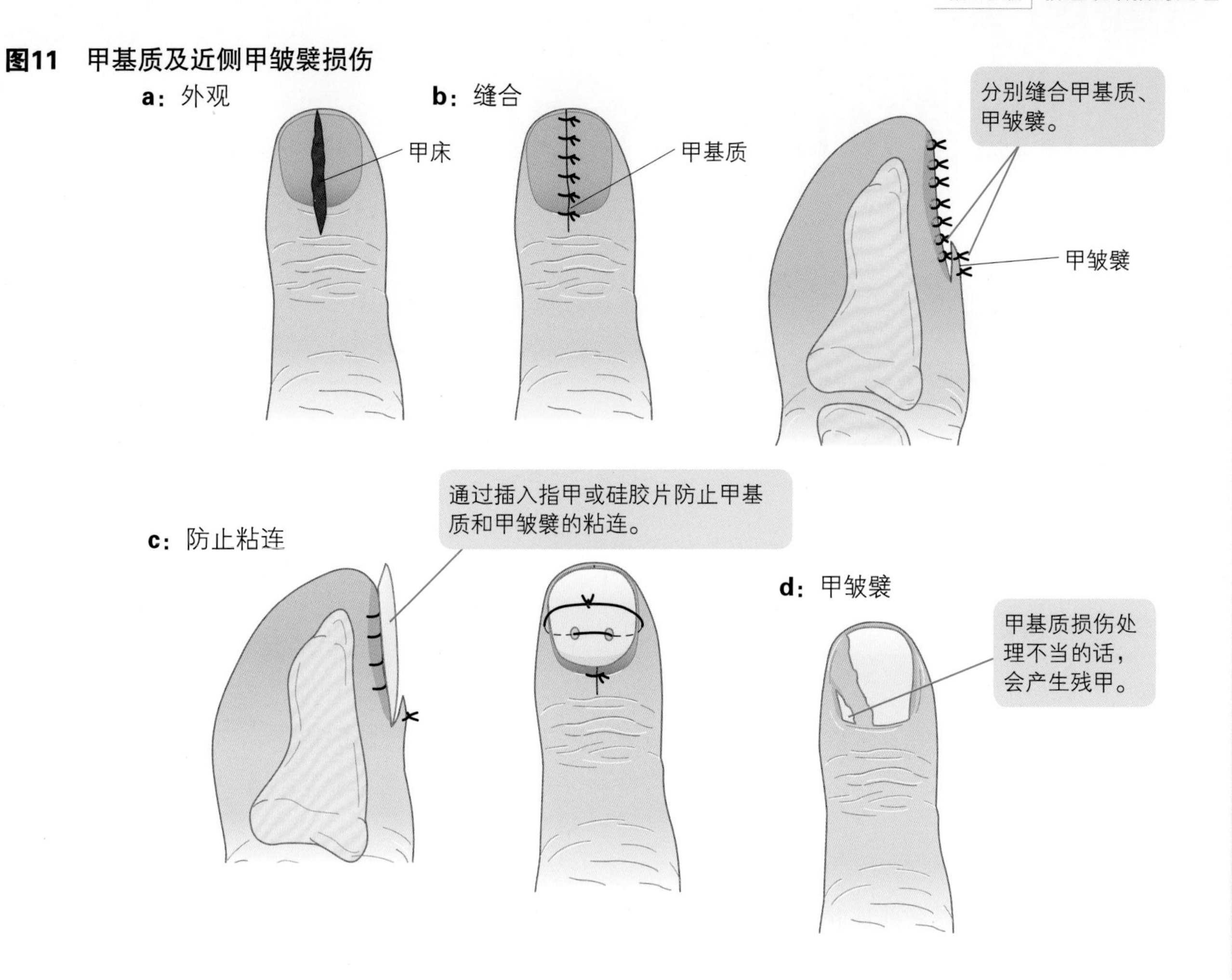

●参考文献

[1] SCHILLER C. Nail replacement in finger tip injuries. PRS, 1957, 19 : 521-530.

[2] FOUCHER G. The hand and upper limb. 7 , Fingertip and nailbed injuries. Churchill Livingstone, 1991: 103-113.

[3] 渡辺政則, 勝見政寛, ほか. 爪床損傷における爪床再生に関する臨床的観察および実験的研究. 日手会誌, 1985, 2 : 14-20.

[4] SEYMOUR N. Juxta-epiphysial fracture of the terminal phalanx of the finger. J Bone Joint Surg, 1966, 48-B : 347-349.

[5] VAN BEEK A L, KASSAN M A, et al. Management of acute fingernail injuries. Hand Clinics, 1990, 6 : 23-35.

骨与关节损伤

远节指骨和 DIP 关节损伤

庆应义塾大学医学部整形外科讲师　**佐藤和毅**

本外伤的特征

有一个成语叫“细枝末节”（无关紧要的事情），但是作为“第二眼睛”的指尖，也就是远节手指，在日常活动中却承担着重要的责任。远节部位外伤的初期治疗如果不当，可造成疼痛及活动受限，在日常活动中将产生很多不便。本节讲述远节部位外伤的治疗。

远节指骨、远侧指间关节（以下简称DIP关节）损伤，可分为远节指骨粗隆部位骨折、骨干骨折、基底部骨折以及DIP关节骨折脱位。

远节指骨和DIP关节损伤的分类和相关的手术

◆ 远节指骨粗隆部位骨折

大多数情况是因为指端在关门时夹伤等强力外伤所致。指尖部位由于受到了背侧的指甲和掌侧指腹的纤维间隔（septum，**图1**）的固定，所以即使粗隆部位骨折，也极少引起大的移位。对于没有指甲撕脱的稳定型粗隆部位闭合性骨折，需要佩戴3~5周的Alfence夹板固定［DIP关节伸直位置、近侧指间关节（以下简称PIP关节）无须固定］。粗隆部位骨折，易形成甲下血肿，从而造成局部压力增高而疼痛剧烈。所以需要用18号注射器针头在甲板上钻孔，引流血肿，减小压力。

伴有指甲错位的开放性骨折重要的是修复甲床、甲基质等软组织。通过复位指甲（Schiller法，**图2**）可使骨折部位稳定，大多无须手术疗法。指甲复位后骨折部位仍存在不稳定的情况时，可通过钢针固定增加骨折部位的稳定性。

远节指骨粉碎性骨折难以愈合的情况屡有发生，但是如果指甲没问题的话，几乎不会出现任何症状。

◆ 远节指骨骨干骨折

骨干骨折和粗隆部位骨折相似，由于甲板的接骨板作用，若能够复位指甲，骨折部位也能复位，且大多稳定。通常采用3~5周的Alfence夹板固定，直至骨折愈合。但是，对于指甲复位后仍不稳定的病例，需要进行经皮钢针固定。

◆ 远节指骨基底部骨折

基底部骨折可分为关节外骨折和关节内骨折。大多数关节内骨折为锤状指骨折，但伴有关节面塌陷的粉碎性骨折也时有发生。

基底部关节外骨折时，因指伸肌腱附着在基底近侧、手指屈指深肌腱附着在基底远侧，所以远侧骨折块多向掌侧移位。

幼儿的骨骺损伤多为索尔特–哈里斯分型的Ⅰ、Ⅱ型损伤，通过复位指甲，常可复位骨折，且大多稳定。但一定要做到解剖复位。

骨性锤状指中，包括指伸肌腱止点的骨折块没有移位的情况及骨折块很小的情况（不能利用石黑法的伸直阻挡技术的病例），推荐使用锤状指专用夹板固定。骨折块移位较大时，建议手术治疗。

伴有关节面塌陷的粉碎性骨折不能仅仅行闭合手法复位关节面，还需要进行手术，切开复位。

◆ DIP关节骨折脱位

大多数DIP关节脱位是背侧脱位，向远端牵引手指很容易复位。如果不能复位，可能的原因是肌腱、掌板嵌入。即使没有骨折，也要考虑手术治疗。

伴有因强烈轴向压力而造成关节面塌陷的骨折脱位，不能手法复位时，与上述的伴有关节面塌陷的骨折一样，建议切开复位内固定。

图1　远节指骨的解剖

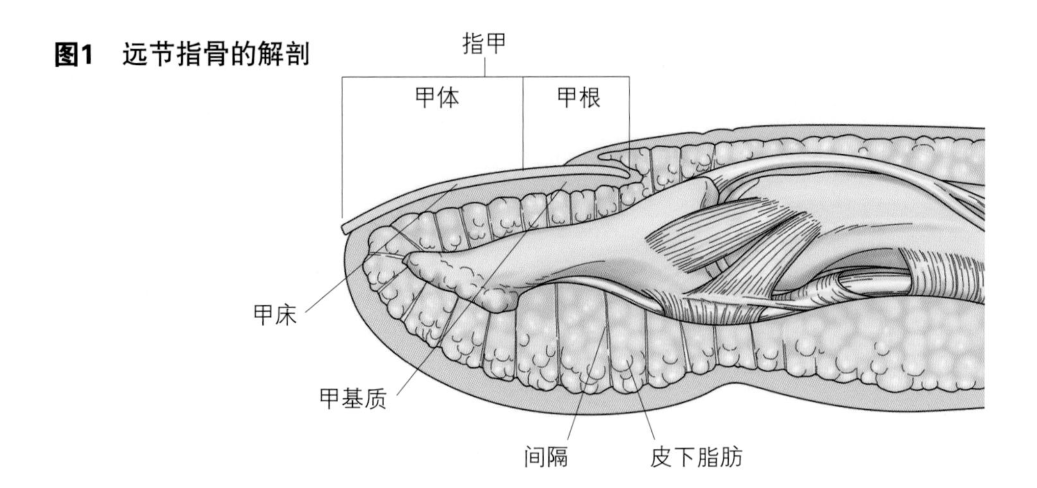

图2　利用Schiller法复位甲床骨折

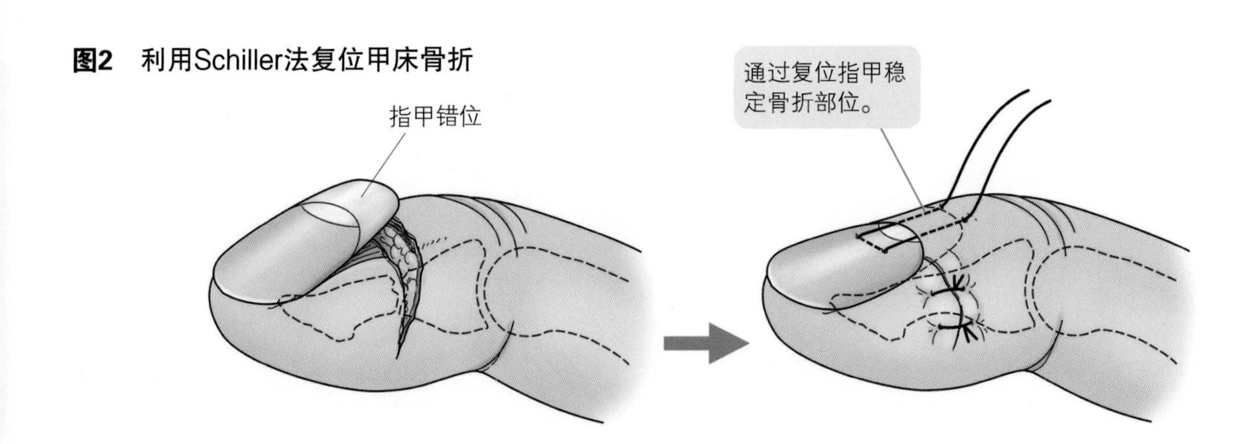

术前再检查

◆ 重新查看图像

必须再次阅读DIP关节或远节指骨正侧位X线片。当然，要求是标准体位X线片，特别是侧位图像，要求更高。如果不是标准位，会错误判断关节面损伤的情况。必要时，还要拍摄斜位X线片，甚至CT。

◆ 手术体位、麻醉

手术体位为仰卧位，将上肢外展放在手术台上。麻醉方式可选择掌骨间阻滞（metacarpal block）或直接阻滞（digital block）指神经，在两侧指神经周围分别注射1%利多卡因5~10mL。

选择指根止血带下操作。笔者做法如**图3**所示：在指尖部位缠绕两层软管，注意不用缠得太紧。然后将软管向近节指骨部位滚动，即可达到驱血、止血效果。更简单的做法是，剪掉手套上的一个指套，指套尖端剪个小孔，然后套在手指上，并向近端滚动即可。

◆ 清创

对于伴有指甲错位的开放性损伤，术前需充分清洗伤口。

◆ 手术中透视

经皮钢针固定、石黑法、塌陷骨折的复位等操作，都要在透视下进行，以确认骨折复位情况、关节面复位情况及钢针的位置等。

图3　止血法

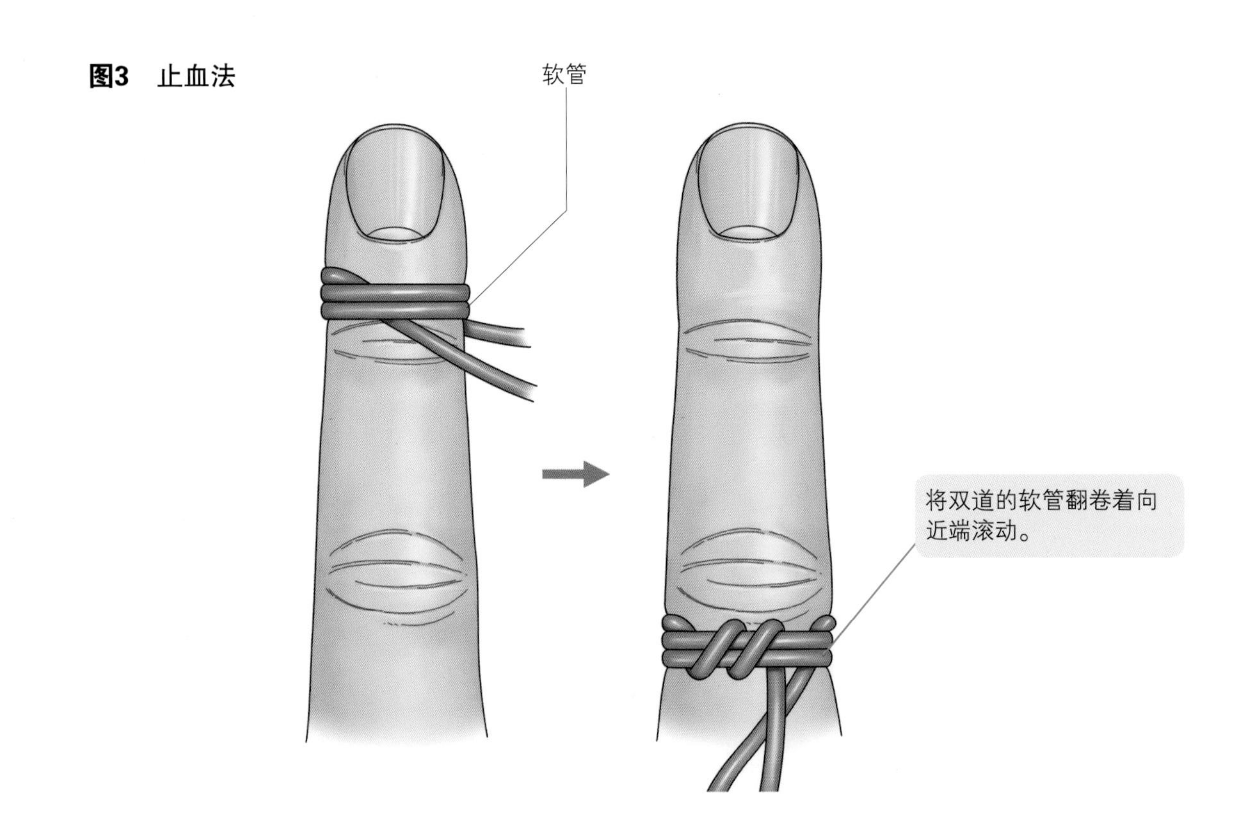

手术概要

◆ 骨干部位和基底部骨折的经皮钢针固定

1 指甲复位

2 骨折复位

3 钢针固定 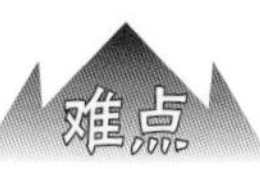

◆ 用于锤状指骨折的石黑法

1 置入伸直阻挡钢针

2 复位操作 难点

3 置入临时固定钢针

◆ 关节面塌陷骨折的复位固定术

1 经皮经髓腔手术入路与侧面正中切口

2 关节面的复位 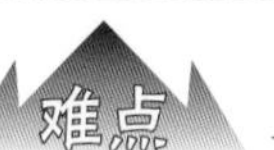

3 利用钢针固定维持复位 

典型病例图像

【病例1】**手术病例（术前）**

41岁，女性。左手环指锤状指被排球撞击而受伤。
ⓐ: 正位片。
ⓑ: 侧位片。

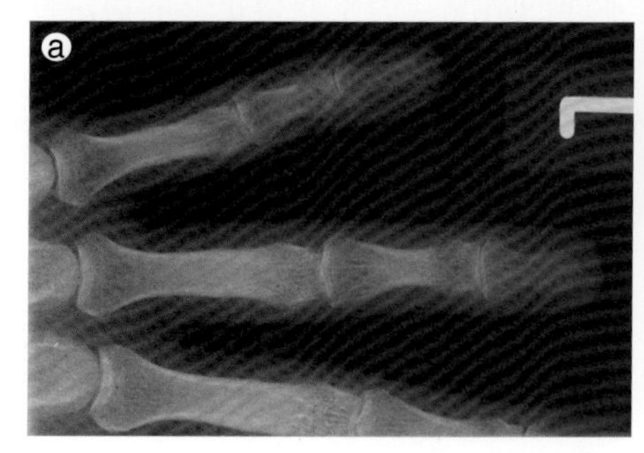

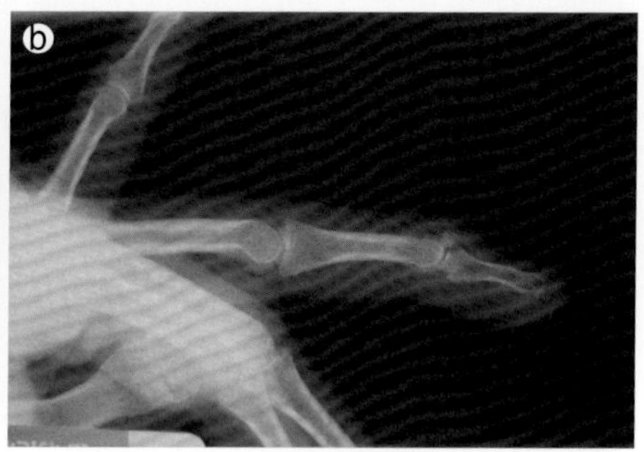

【病例2】**手术病例（术前）**

25岁，男性，专业棒球投手。左手环指远节指骨塌陷粉碎性骨折，接球时受伤。
ⓐ: 正位片。
ⓑ: 侧位片。

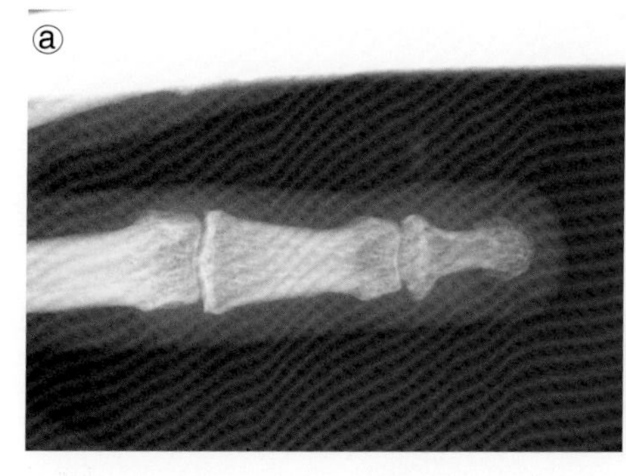

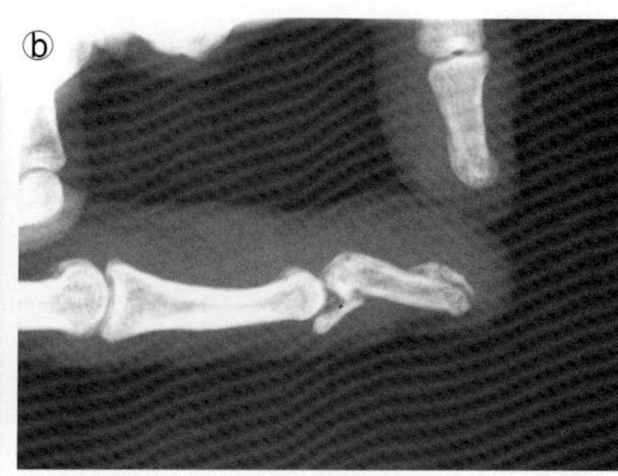

手术方法

骨干部位和基底部骨折的经皮钢针固定

1 指甲复位

对于指甲错位病例，通过上述的Schiller法复位指甲（**图2**）。对于已复位了指甲但还有不稳定骨折的情况，进行钢针固定。

2 骨折复位

对于骨折复位不充分的情况，在影像监视下从远节指骨的远端置入一枚直径为1~1.2mm的克氏针，通过操作控制杆进行骨折复位（**图4**）。

3 钢针固定

确认骨折复位后，将克氏针继续向近端拧入，固定近端骨折块。对于骨干部位骨折，利用穿过狭窄髓腔的一枚克氏针即可以获得充分的稳定，但是对于仍有不稳定感的基底部骨折等，需再置入一枚钢针。通过从手指侧面置入第2枚钢针，在骨折线近端交叉，可获得需要的稳定度。钢针在骨折部位交叉，固定强度不够，尽量避免（**图5**）。另外，根据不同的情况，为了获得足够的稳定性，还需要穿过DIP，临时固定关节。

透视下确认复位情况及钢针的确切位置后，从距离皮肤边缘5~6mm处剪断钢针。为了保护钢针的断端，常规使用Alfence支具将PIP关节固定在伸直位，掌指关节（以下简称MP关节）无须固定。

图4　复位

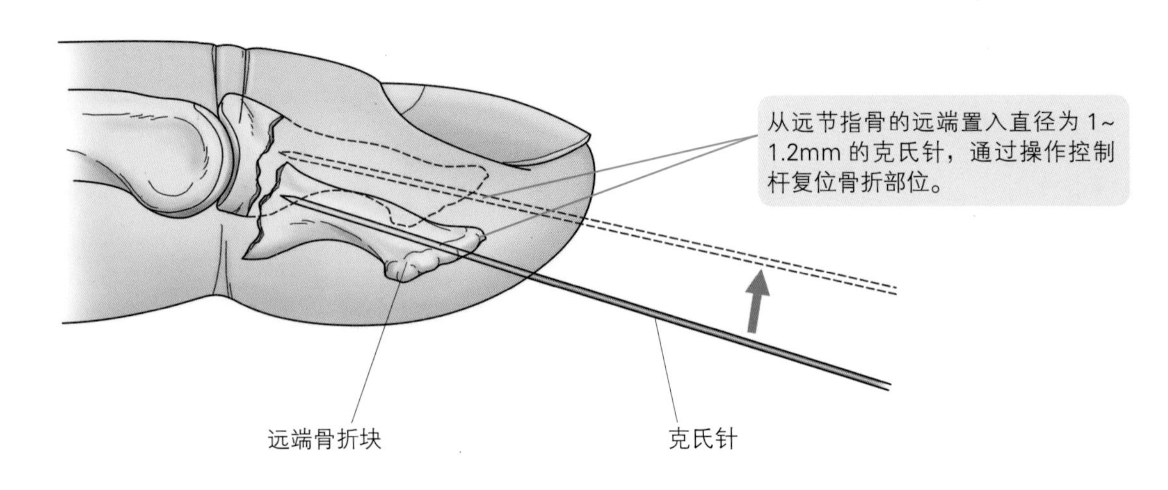

图5 钢针固定

a：钢针固定

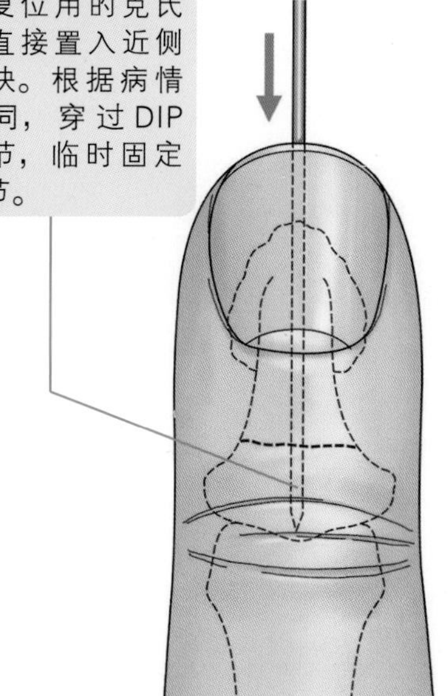

b：交叉固定

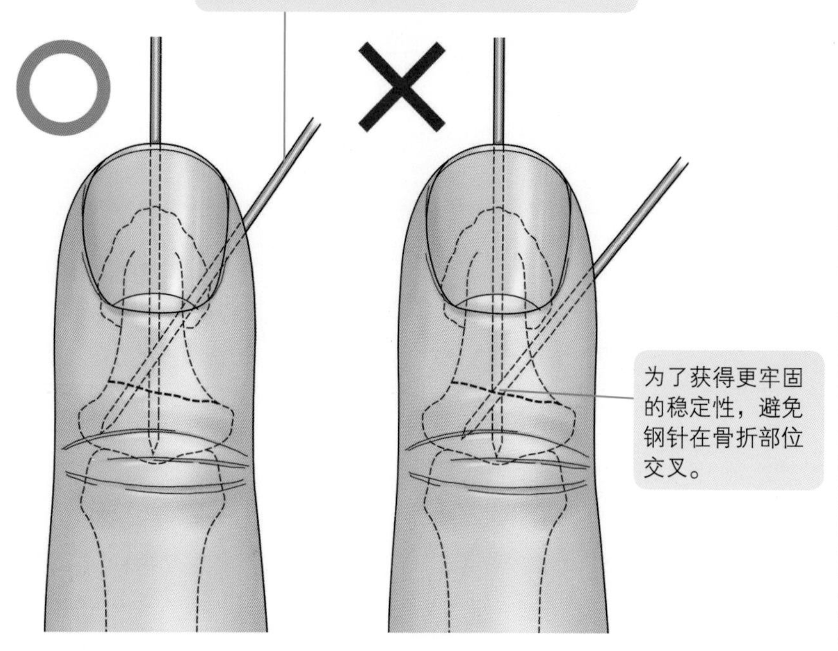

用于锤状指骨折的石黑法

1 置入伸直阻挡钢针

将DIP关节、PIP关节置于屈曲位，在透视下确定置入伸直阻挡针的部位。首先将DIP关节从伸直位置于屈曲位，明确背侧骨折块移动的程度（**图6**）。此后在骨折块背侧1mm左右，由远及近向中节指骨内置入直径为1mm的克氏针（**图7**）。置入方向要从背侧至掌侧（**图8**）。如果骨折块较小，为了防止骨折块旋转移位，也可以置入2枚伸直阻挡针（**图9**）。

对于陈旧性病例，骨折部位的新生骨和瘢痕组织可能会影响复位。如果受伤超过1个月，可利用直径1.2mm的克氏针经皮处理骨折断端，以使骨折断面“新鲜化”（**图10**）。对于伤后更长时间的病例，笔者直接在骨折部位做一个5mm的切口，用小的刮匙等处理骨折断面。

2 复位操作

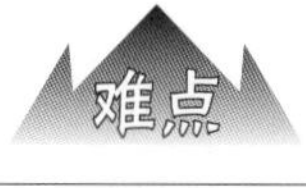

手术医生用自己的拇指和示指紧握远节指骨的掌背侧，向远端牵引的同时伸直DIP。此时，将远节指骨向背侧推挤，使“大骨块”可以最大限度紧贴被伸直阻挡针固定“无处可遁”的背侧小骨块（**图11**）。如果发现复位欠佳，可在透视下反复尝试复位，包括将远节指骨进行内翻、外翻、桡偏、尺偏等操作，直至满意复位。

一般伤后时间短的病例复位容易。而对于陈旧性病例，难以达到解剖复位，尽可能将关节面的曲率恢复正常，骨折面尽量贴合。

图6　确认骨折块的移动

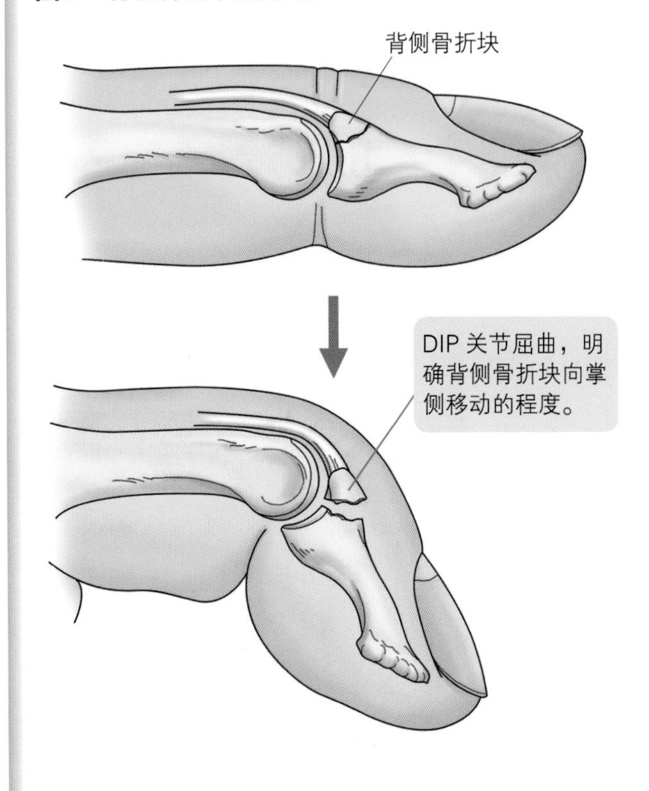

图7　伸直阻挡钢针

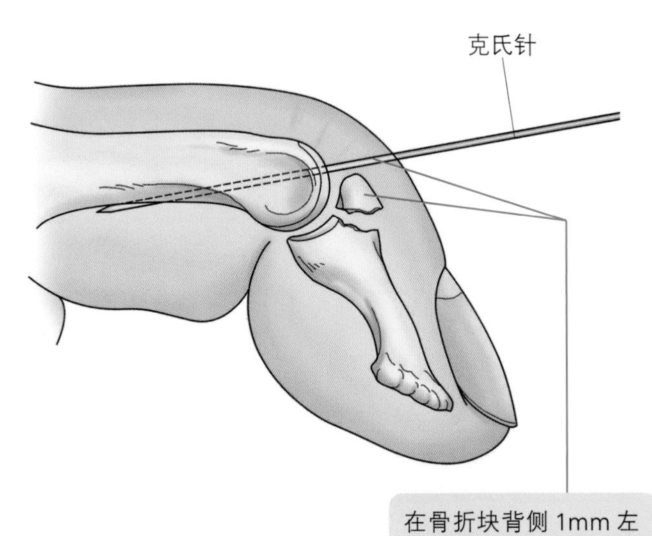

图8　置入伸直阻挡钢针的位置

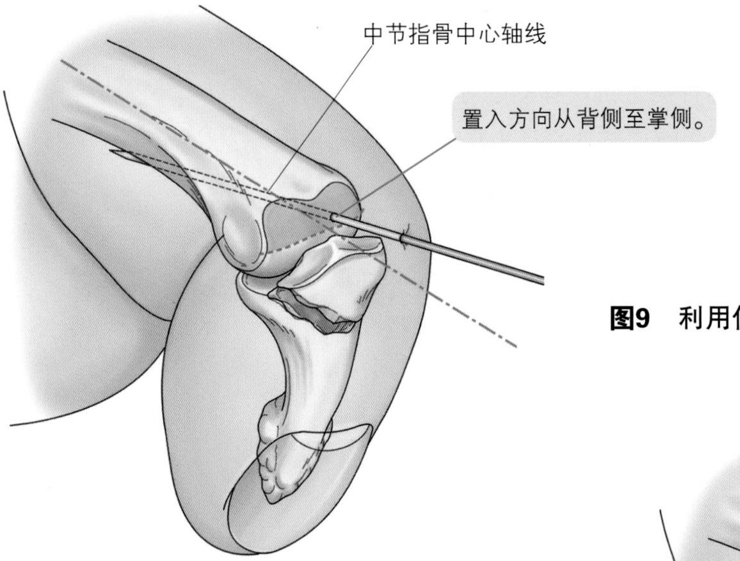

中节指骨中心轴线

置入方向从背侧至掌侧。

图9　利用伸直阻挡钢针预防骨折块移位

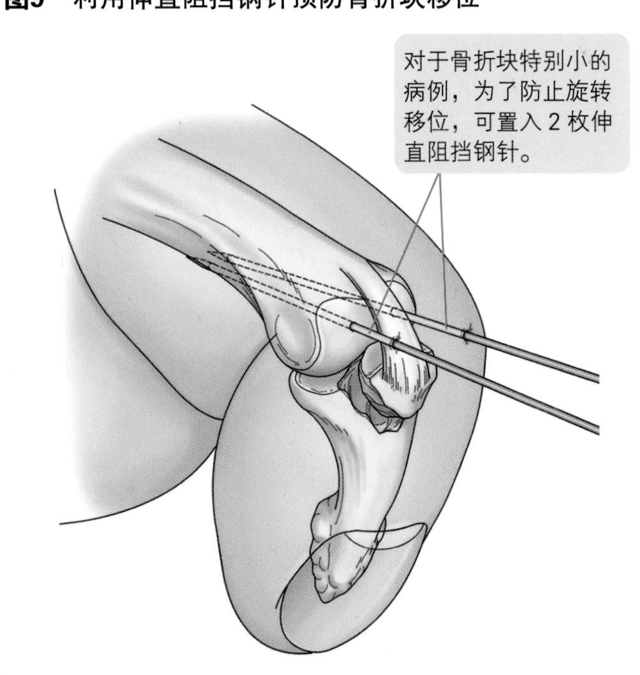

图10 “新鲜化”骨折面

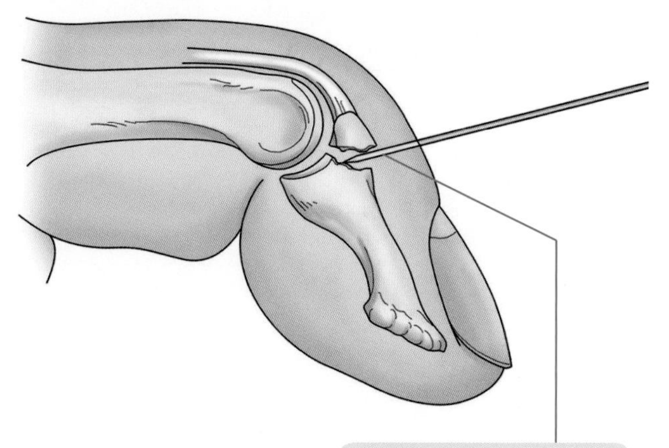

图11 背侧骨块压迫

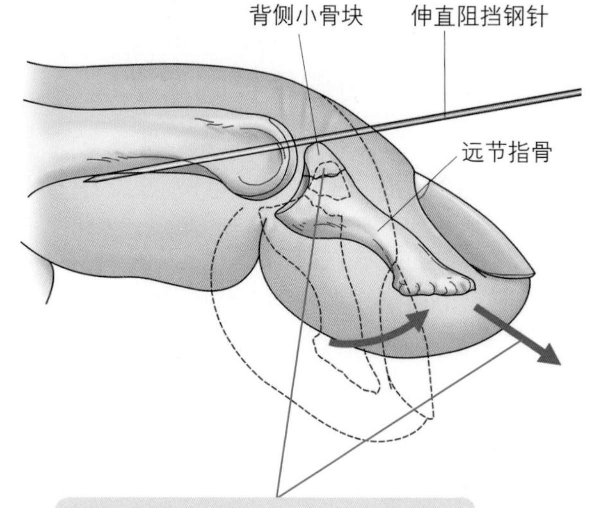

图12 固定背侧骨块

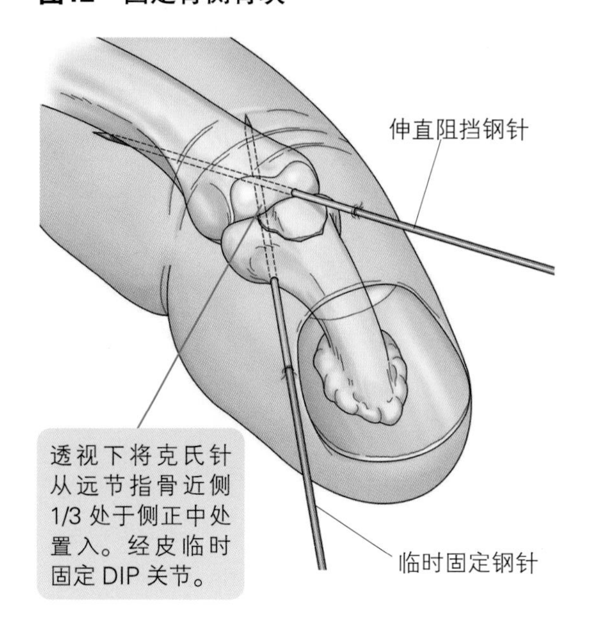

图13 从远节指骨远侧临时固定

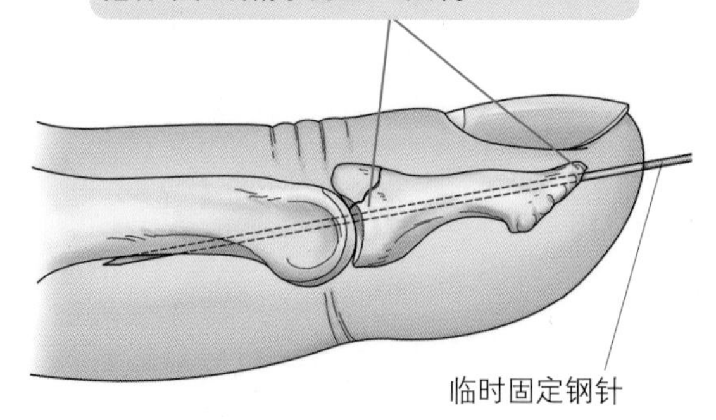

3 置入临时固定钢针（临时固定DIP关节）

在保持骨折复位的同时，置入直径1.2mm的克氏针，经皮性临时固定DIP关节。透视下，从远节指骨近侧1/3处于侧正中部位置入钢针，穿过DIP关节（**图12**）。注意尽可能不要使钢针经过骨折部位。钢针穿过DIP关节后，再穿过中节指骨的皮质。

也有从远节指骨远端置入伸直阻挡钢针的方法。此时，因远节指骨骨干部位髓腔狭窄，可利用置入部位决定钢针的方向。为了避免钢针穿过骨折部位，从远节指骨远端的偏背侧置入（**图13**）。可以通过肉眼观察判断钢针是否位于指骨，因此，仅透视侧位即可完成操作，这是从远侧置入钢针的一大优势。

透视确认复位及钢针位置满意后，从距离皮肤5~6mm处剪断钢针。伸直阻挡钢针过短的话没有效果。消毒或更换绷带时，为了避免与纱布缠绕，笔者的方法是不折弯钢针的外露部分。

再次透视，确认复位满意后，手术结束。为了保护钢针外露部分，可用Alfence夹板固定，将PIP关节置于轻度屈曲位。

关节面塌陷骨折的复位固定术

1 经皮经髓腔手术入路与侧面正中切口

◆ 经皮经髓腔手术入路

对于受伤后1周左右较为新鲜的塌陷小骨块，可根据图示进行经皮经髓腔撬拨复位。根据术前的X线片，决定是从桡侧或尺侧进入。一般从关节面损伤明显部位的对侧进入，复位操作更为容易（**图14**）。

◆ 侧面正中切口

对于伤后更长时间的病例，通过侧正中切口进行切开复位。此时，术中透视必不可少。

从DIP关节开始，向远端做侧正中切口，长约2cm。注意不要损伤侧副韧带，从其掌侧或背侧（根据骨折的类型）显露远节指骨基底部侧面，直到暴露骨折处为止（**图15**）。为了了解骨折部位的具体情况，需要利用术中透视。软组织剥离要控制在最小范围。

图14　经皮经髓腔手术入路

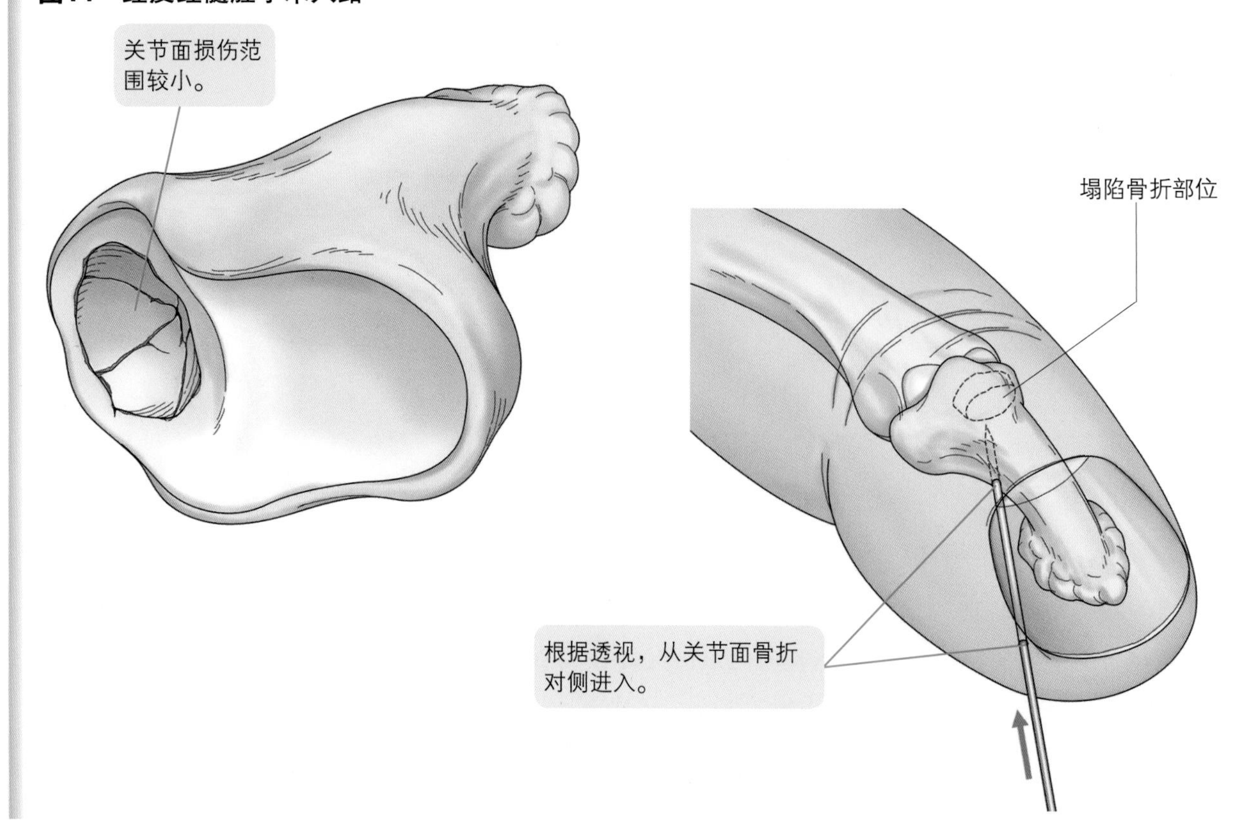

图15　从侧正中切口进入

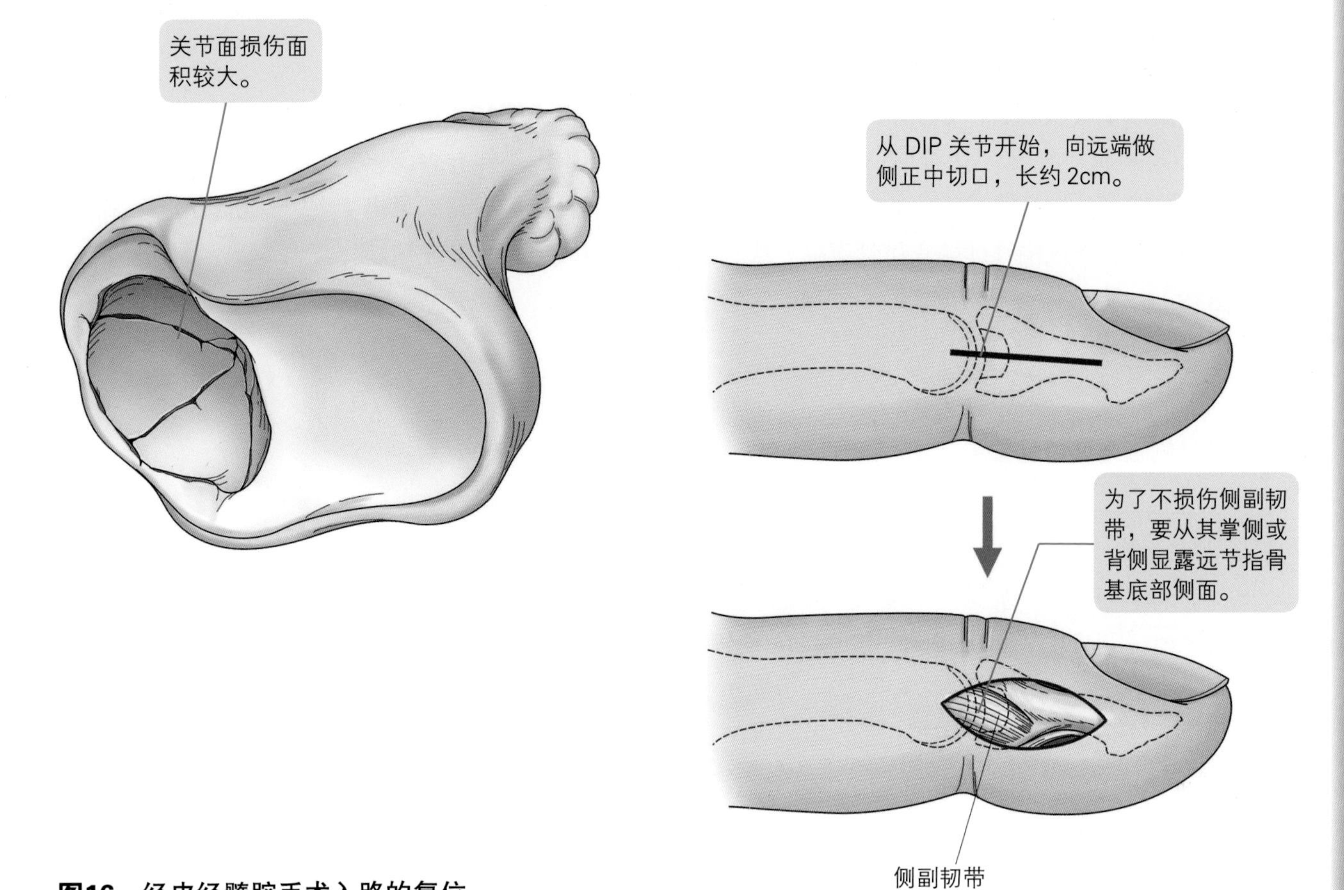

图16　经皮经髓腔手术入路的复位

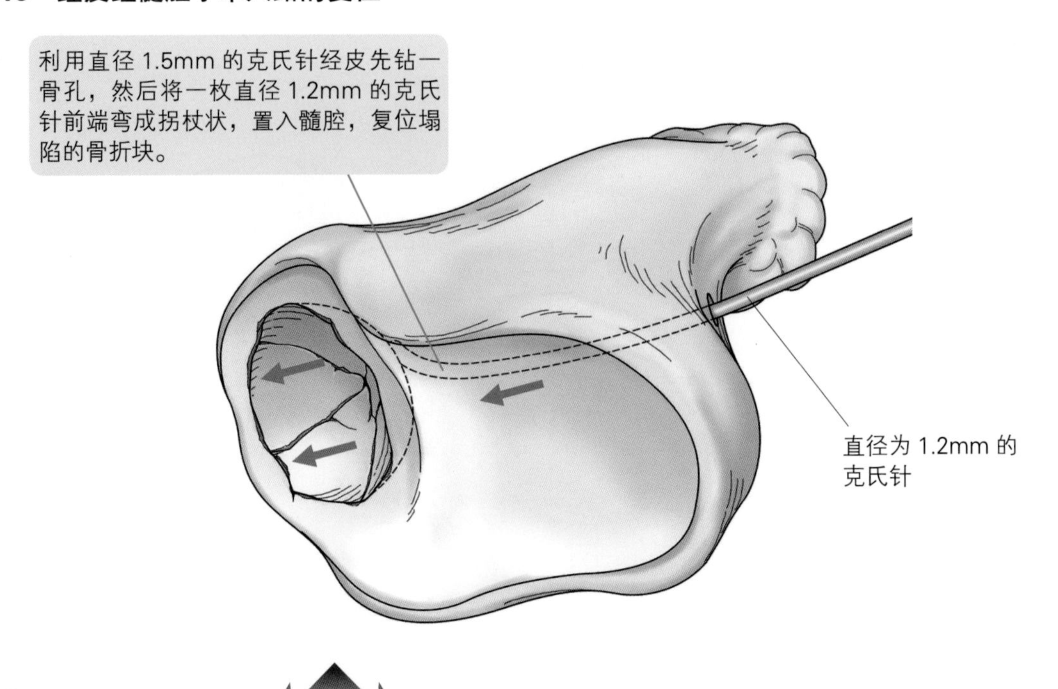

2 关节面的复位 难点

◆ 经皮经髓腔手术入路

在远节指骨骨干皮质上利用直径1.5mm的克氏针经皮预钻骨孔。然后将一枚直径1.2mm的克氏针前端弯成拐杖状，置入髓腔，复位塌陷的骨折块（**图16**）。复位时不是顶住骨折块的一点，而是要通过撬拨“整体复位”。利用钢针前端拐杖状部分撬拨复位时，应避免钢针进入DIP关节。

◆ 侧正中切口

从远节指骨基底部侧方骨折部位插入小骨膜起子，撬拨复位。如果皮质表面没有骨折线，可利用直径为2.5~3.2mm的钻头，在皮质表面钻开一个骨孔（**图17**）。然后使用小骨膜起子，如图所示，小心撬起塌陷的小骨块（**图18**）。

对于陈旧病例，可能要用小的骨刀或凿子清理骨折块周围组织。伴有骨干、基底部骨折的病例，也是通过上述的操作进行复位。复位塌陷骨折块后，如果出现较大骨缺损，需要从桡骨远端或尺骨鹰嘴处取骨植骨或采用人工骨植骨充填缺损处（**图19**）。

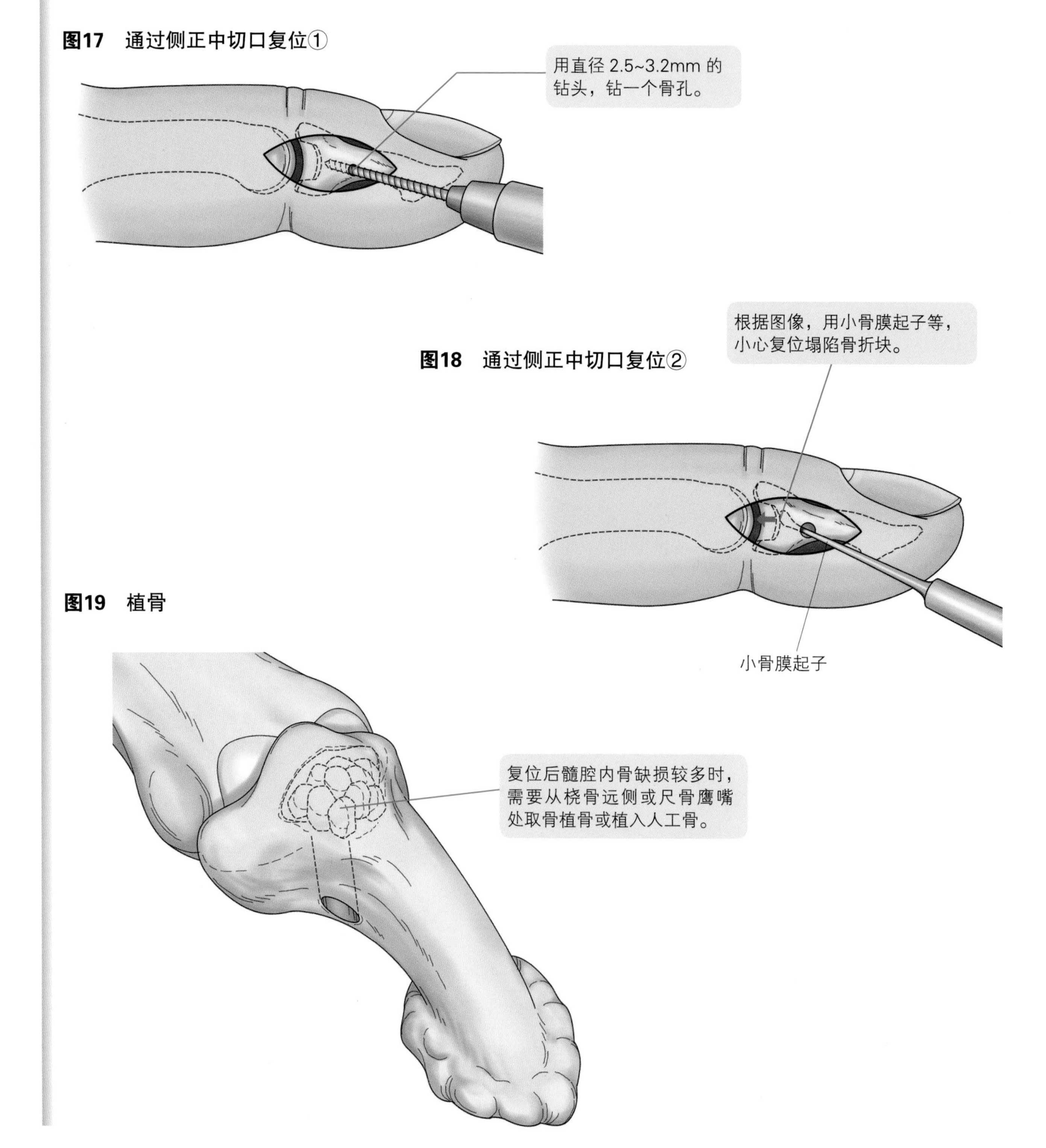

图17　通过侧正中切口复位①

图18　通过侧正中切口复位②

图19　植骨

3 利用钢针固定维持复位

为防止复位后的塌陷骨折块再次移位，需要置入多枚直径为0.7~1mm的克氏针（**图20**），支撑关节面。要尽量避免穿透指伸肌腱止点，所以最理想的位置是从肌腱的桡、尺侧置入钢针。但实际上很多情况下钢针都要穿过指伸肌腱才能获得有效支撑。如果骨折部位固定不稳定的话，需要用直径1.2mm的克氏针临时固定DIP关节。如果是切开复位，固定后要清洗伤口、修复软组织，最后闭合创面。

术中透视或拍片，确认关节面复位良好、DIP关节对合满意，使用Alfence夹板固定DIP于伸直位（MP关节无须固定）。

图20　利用钢针固定维持复位

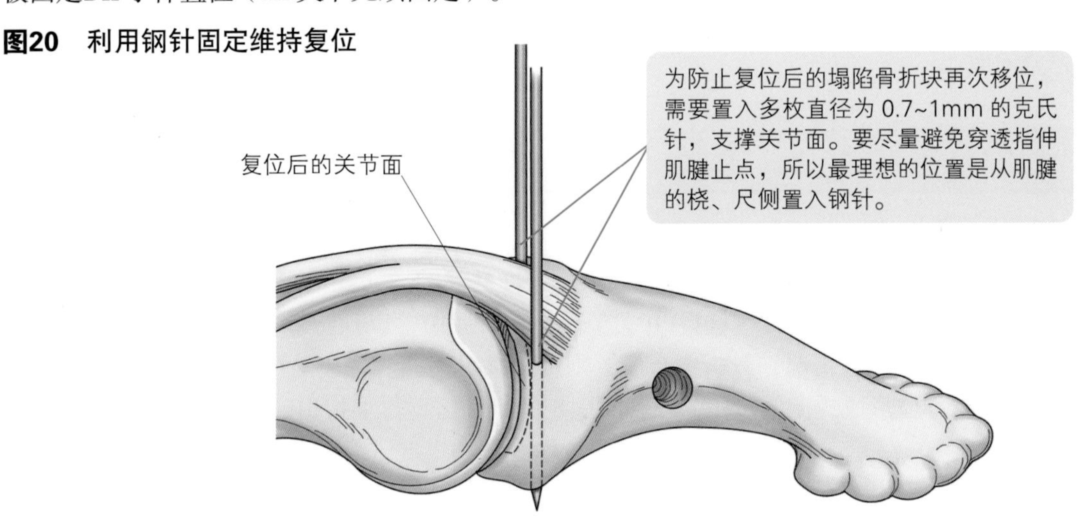

典型病例图像

【病例1】**手术病例（术后）**

石黑法

ⓐ: 正位片。
ⓑ: 侧位片。

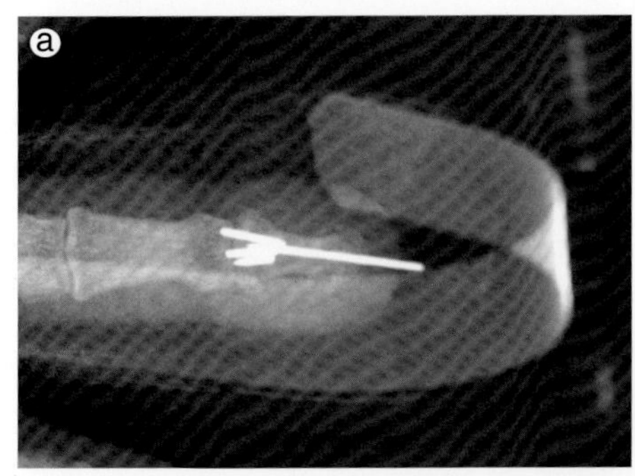

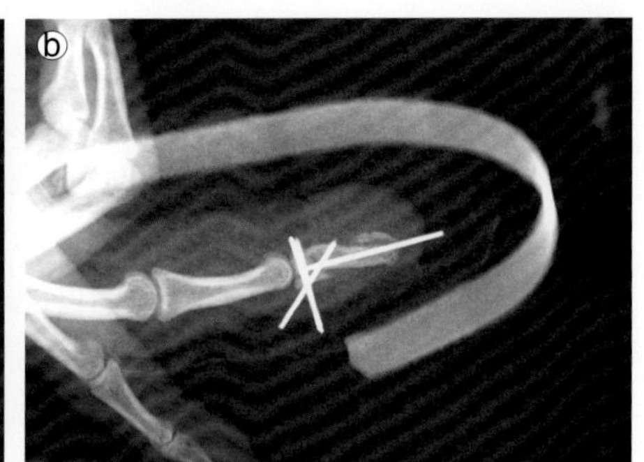

【病例2】**手术病例（术后）**

切开复位固定术

ⓐ: 正位片。
ⓑ: 侧位片。

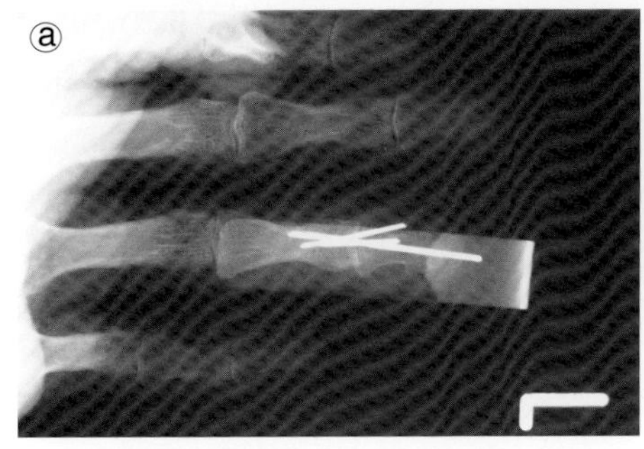

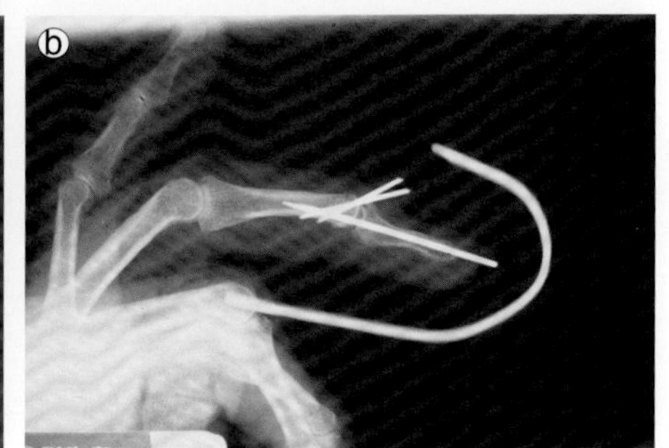

术后并发症及对策

◆ DIP关节挛缩和伸直受限

在石黑法中，因不是在完全伸直位固定DIP关节，所以拔出钢针后，关节不能充分伸直。在进行被动伸直锻炼的同时，还要在夜间佩戴1~2个月的夹板固定，之后功能会有很大的改善。

其他手术方法者，因骨折愈合前都要用钢针固定DIP关节，也不可避免地存在活动受限等情况。这就需要在早期进行允许范围内的功能训练。另外，早期即开始对PIP关节进行伸直、屈曲练习，以预防关节挛缩。

◆ 针道感染

因钢针尾端露出皮外，因此在拔出钢针前，需要定期进行消毒，预防感染。当然，即使发生感染，大部分也不会造成严重问题。

术后康复

◆ 骨干部位和基底部位骨折钢针固定术后

- 外固定时间的长短依赖于骨折固定部位的稳定性。如果稳定性良好的话，在消毒时，需要谨慎小心地进行DIP关节的被动伸直、屈曲活动。同时，进行PIP关节的伸直、屈曲，以预防挛缩。
- 每周通过X线确认复位及骨折愈合情况，骨折愈合后，则可以拔出钢针。一般是在术后4~5周。对于临时固定的DIP关节，在骨折部位形成骨痂的阶段，仅临时固定的钢针需要尽早拔出。

◆ 锤状指石黑法治疗术后

- 为了防止挛缩，从术后早期就要开始功能练习，不仅是手术后的手指，其他手指也要进行伸直、屈曲练习。但需注意的是中指-小指FDP肌腱在前臂是同一肌腹。为了预防挛缩，要充分活动，但也要向患者说明，不要过分用力。
- 还要注意锤状指PIP关节的被动伸直、屈曲练习，预防挛缩。
- 每周拍片确认复位及骨折愈合情况。
- 术后5周拔出钢针。

◆ 关节面塌陷骨折复位固定术后

- 外固定时间及开始进行DIP关节活动范围训练时间，主要参考骨折固定部位的稳定性。即使外固定已过数周，进行DIP关节的被动伸直、屈曲运动时还是要谨慎、轻柔。同样，PIP关节的伸直、屈曲练习也很重要，以预防挛缩。
- 术后3~4周内，骨折块有移位的可能。每周需通过拍片确认复位及骨折愈合的情况。
- 虽然要参考骨折愈合情况，但一般是在术后5~6周拔出钢针。对于临时固定的DIP关节，发现骨折部位有骨痂形成时，可以尽早拔出临时固定的钢针，开始DIP关节功能练习。

●参考文献

[1] 佐藤和毅，佐々木　孝，高山真一郎．開放療法による指尖損傷の治療．MB Orthop，2002，15(7)：1-9.

[2] 成沢弘子，斎藤英彦，勝見政寛．手指の骨折と合併損傷 // 中節骨・末節骨骨折．東京：南江堂，1987：157-162.

[3] 石黒　隆．整形外科手術イラストレイテッド // 手関節・手指の手術．マレット骨折に対する石黒法．東京：中山書店，2012：55-61.

[4] 齊藤　毅，吉川泰弘，市川　亨．骨性 mallet finger に対する double extension block 法．日手会誌，2010，27（3）：191-194.

骨与关节损伤

近节指骨和MP关节损伤

健和会大手町医院整形外科主任部长　**酒井和裕**

保守疗法和手术疗法的适用情况及不同用法

保守疗法是1991年由石黑先生提出的利用指节石膏夹板的早期运动疗法（石黑法），享有盛名且预后良好。

手术疗法大多是利用克氏针的经皮固定术，但最近利用接骨板和螺钉的切开复位内固术有所增加。

适用于手法整复的近节指骨的关节外骨折，在掌指关节（以下简称MP关节）屈曲位可进行近侧指间关节（以下简称PIP关节）和远侧指骨间关节（以下简称DIP关节）屈伸运动。

◆ 经皮螺钉固定术

适用于可徒手经皮复位的病例，仅外固定难以维持复位的病例，以及希望早期拆除外固定并开始功能锻炼的病例。

◆ 螺钉固定术、接骨板和螺钉的切开复位固定术

适用于不能手法复位或不容易保持复位，以及希望早期拆除外固定后开始活动的病例。

术前再次检查

◆ 再次检查软组织情况

检查受伤的皮肤及肿胀的状态、手指是否麻木等。皮肤受伤严重及肿胀时，可先行石膏固定并抬高患肢，待软组织情况改善后，再着手治疗骨折。对于开放性骨折，需要充分清创，如果骨骼、皮肤无缺损，则适合用螺钉固定术；存在骨骼皮肤缺损时，要选择适当的皮瓣转移覆盖皮肤缺损处，然后植骨，根据情况选择螺钉固定或接骨板固定。神经和血管受损时，要同时进行修复。患处污染严重，以及受伤时间过长，有感染风险时，先清创，然后进行负压辅助伤口愈合（V.A.C®）疗法，待感染消除后，进行二期骨皮肤及神经血管的重建。

对于非开放性伤口伴有手指神经麻痹的病例，优先进行骨折治疗。对于进行骨折切开复位内固定的病例，术中同期探查指神经。如果不选择切开内固定，则可术后定期观察神经恢复情况，当神经没有恢复迹象时，再做神经探查修复术。

◆ 再次确认骨折类型

至少要从容易判断骨折部位和方向的两个方位拍摄X线片。如果骨折类型难以确定，可以再拍摄斜位X线片或CT。然后，制订手术计划，开始手术。

◆ 再次检查全身状态

确认除了手之外有无四肢、头部、躯干、内脏并发症，在全身状态允许的范围内进行早期治疗。

◆ 再次检查麻醉、体位

做经皮钢针固定术时进行指神经阻滞即可满足要求。切开复位固定术因需要使用止血带，根据手术的方式及患者的要求，可选择腋路臂丛麻醉或全身麻醉。

术中，主刀医生坐在容易操作的位置。将透视设备放在不影响主刀医生操作的位置，为了便于看到放大的图像，将患者的手放在球管一侧。在距离主刀医生正面不远处、容易看见的位置放置透视屏幕。

◆ 重新检查手术器具

在经皮钢针固定术中，需要准备手钻、剪钉钳、尖头的骨折复位钳和直径为1~1.2mm的克氏针。除此之外，切开复位固定术还需要准备手外科的成套用品及内固定材料。

典型病例图像

【病例1】**手术病例（术前）**

25岁，男性。骨干部斜形骨折。可手法复位。经皮钢针固定术（交叉插入）。

ⓐ: 术前X线正位片。

ⓑ: 术前X线侧位片。

【病例2】**手术病例（术前）**

38岁，男性。近节指骨基底部骨折（MP关节撕脱骨折+斜形骨折）。通过经皮操作可复位。做了经皮钢针固定术（单独插入+平行插入）。

ⓐ: 术前X线正位片。

ⓑ: 术前X线侧位片。

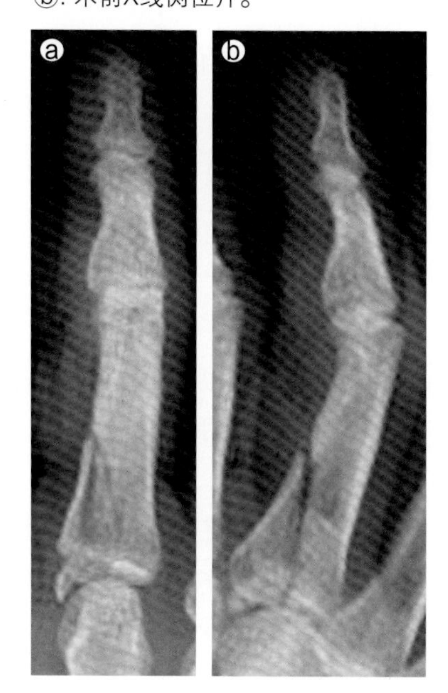

【病例3】手术病例（术前）

39岁，女性，近节指骨远端关节内骨折。无法手法复位。做了切开复位固定术（螺钉固定）。

ⓐ: 术前X线正位片。

ⓑ: 术前X线侧位片。

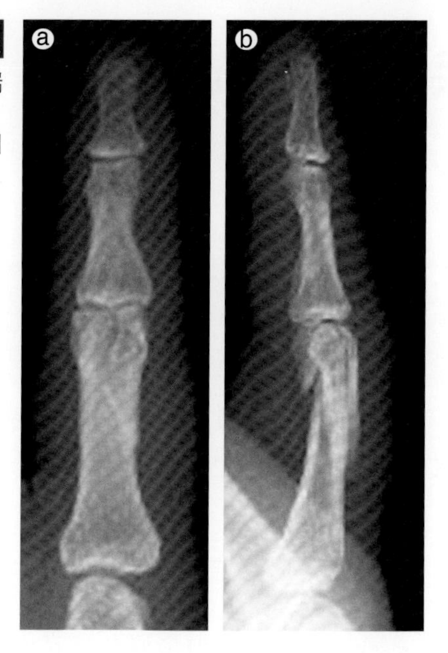

保守疗法的概要

◆ 石黑法

1 手法复位

2 制作指节石膏夹板 

3 术后疗法

手术概要

◆ 经皮钢针固定术

1 保持复位

2 交叉克氏针固定 

3 单针固定和平行钢针固定

◆ 切开复位固定术

1 手术方法

2 螺钉固定或克氏针固定

3 接骨板和螺钉固定 

保守疗法技巧

石黑法

1 手法复位

麻醉下手法复位，确认患者能够保持MP关节屈曲位。骨折部位旋转稳定性不好时，可以用一根带子将相邻的手指固定在一起，辅助固定。

2 制作指节石膏夹板

从近侧指间关节至腕关节管型石膏固定，其后，术者的拇指放在掌骨头掌侧，术者的另一只手放在掌骨和近节指骨背侧，充分用力下压，使MP关节弯曲70° 以上。同时患者屈曲手指，塑形石膏。此时，需要注意的是避免掌侧石膏板过厚，否则手指不能很好弯曲（**图1**）。

在MP关节屈曲位、PIP关节和DIP关节可以自由活动的情况下，管型石膏固定（**图2**）。

图1　石膏管型制备
手指、手腕中立位。从手腕到手指缠绕石膏，掌侧要稍微薄一些。然后使MP关节屈曲。

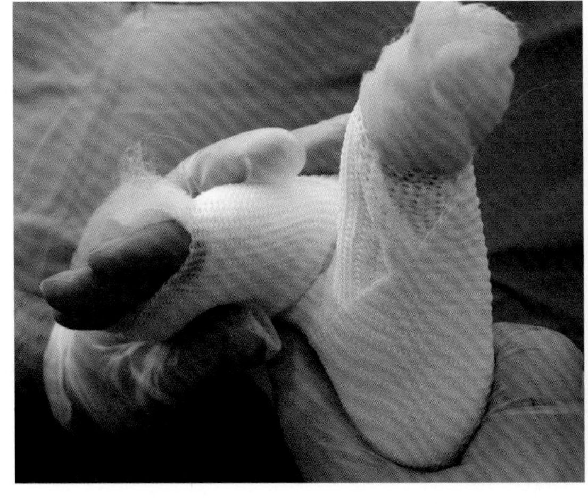

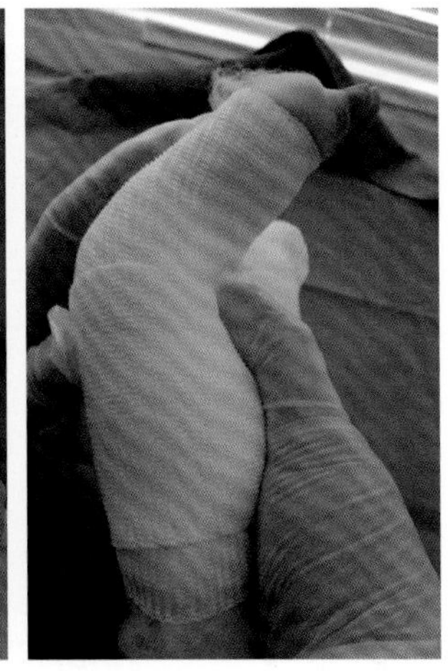

图2　石黑法中的石膏固定

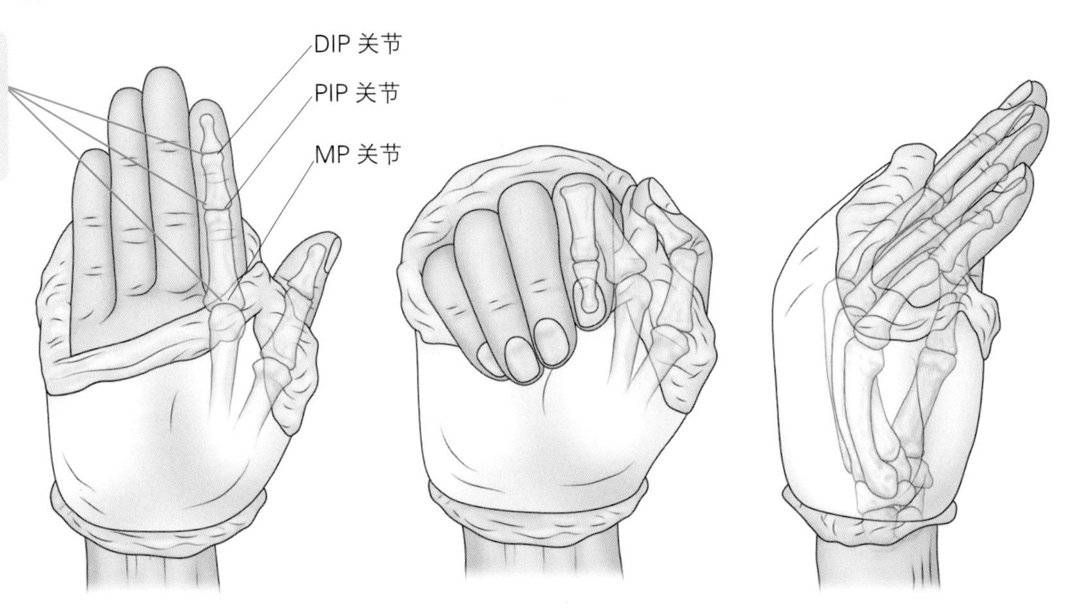

3 术后疗法

指导患者进行积极自主运动，并建议抬高患肢。

手术方法

经皮钢针固定术

1 保持复位

关节外骨折除了要在透视下牵引之外，还需矫正掌侧成角移位。矫正后，需要将MP关节和PIP关节屈曲90° 保持复位（**图3**）。此时，同时屈曲相邻的手指，确认无旋转畸形。

骨干部位的斜形骨折和关节内骨折很难维持复位，可利用尖头的骨折复位钳或注射针头经皮固定维持复位。

难点解析

绝不漏掉掌侧成角移位!

近节指骨骨折容易引起掌侧成角移位。前后位影像不容易发现这种移位，单一手指侧位图像容易发现，但经常因被其他手指侧位像遮挡，造成漏诊。如果是在移位的情况下固定手指，骨折愈合后会影响手指屈曲活动（**图4**）。通过透视确认手法复位中畸形矫正是否满意。

图3　近节指骨骨折的手法复位法（Reyes法）

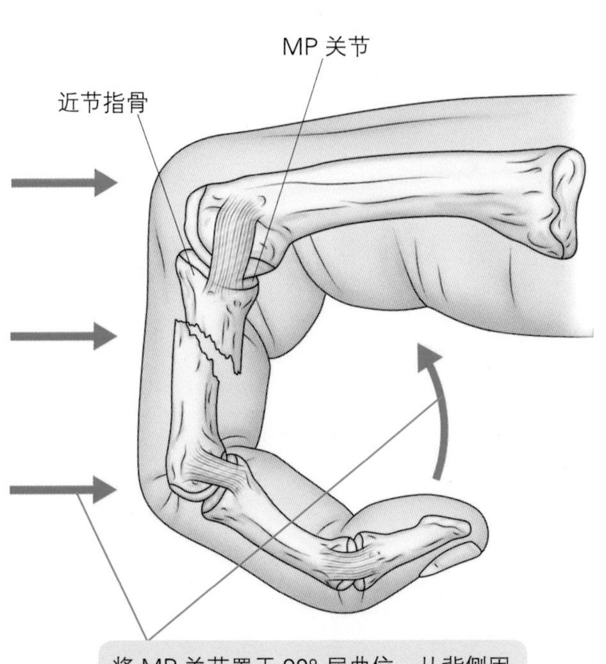

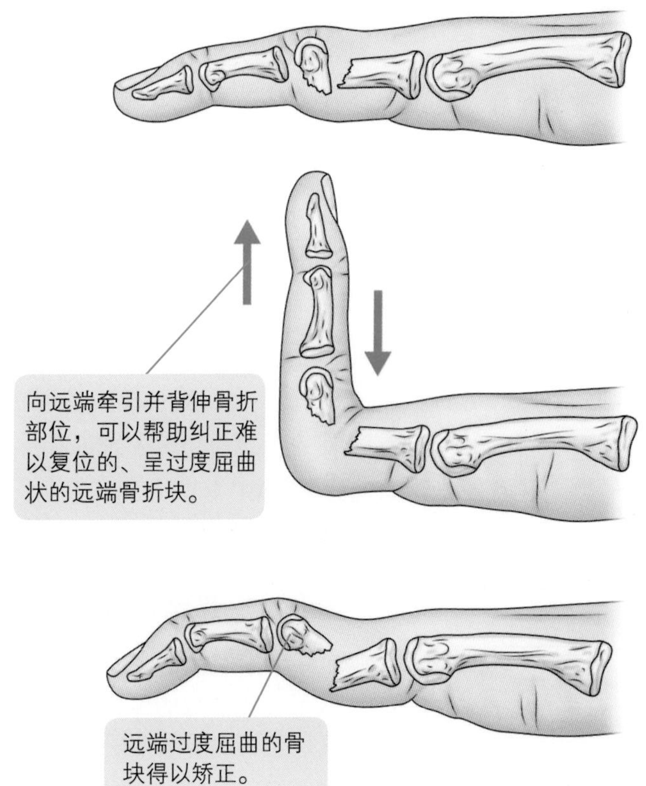

图4　近节指骨骨折后的掌侧成角畸形

a：术前X线侧位片

b：术后X线侧位片

在复位不是很好的情况下，进行经皮钢针固定术。遗留掌侧成角畸形（**a**，箭头所指）。PIP关节伸直受限（**b**）。

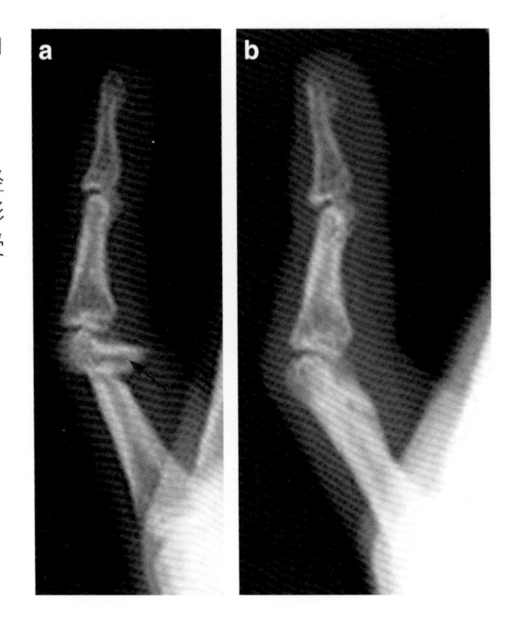

图5　交叉克氏针固定

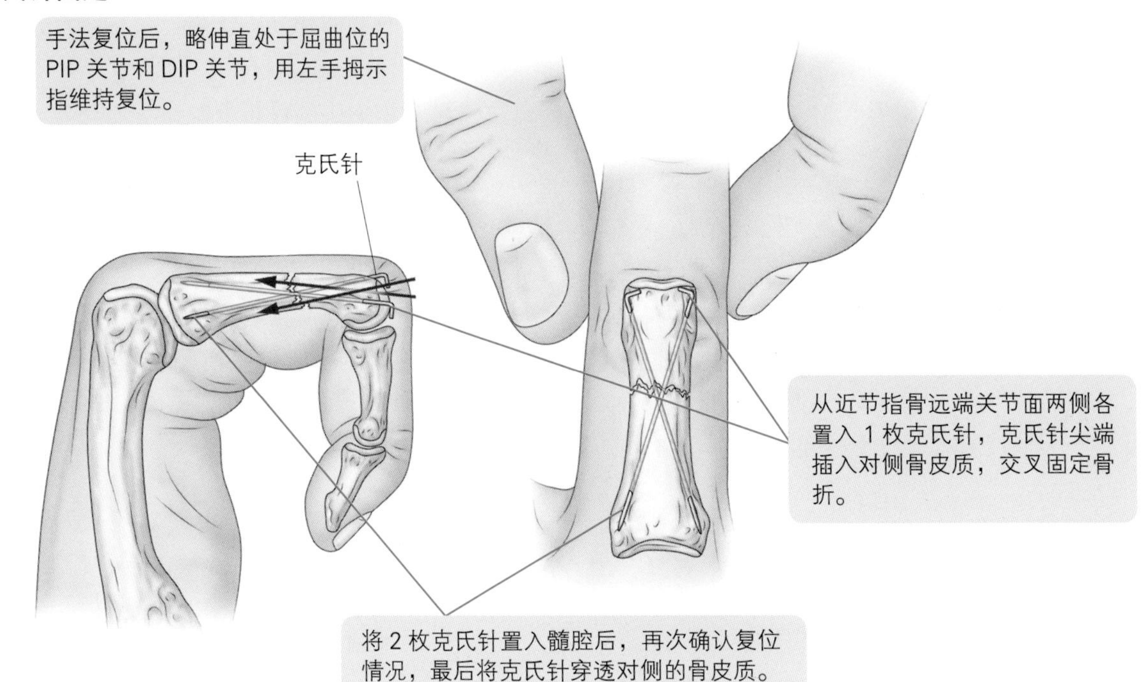

2 交叉克氏针固定 

从近节指骨远端关节面两侧各置入1枚克氏针，克氏针尖端插入对侧骨皮质，交叉固定骨折。克氏针的插入点和穿出部位尽量选择不穿透肌腱的部位，以免影响肌腱滑动。将2枚克氏针置入髓腔后，再次确认复位情况，最后将克氏针穿透对侧的骨皮质（**图5**）。穿透皮质时要确定维持复位情况，否则骨折容易移位。

需要注意的是，固定后避免MP关节处于伸直位、PIP关节处于屈曲位，以免将来出现MP关节屈曲受限、PIP关节伸直受限。

手术技巧及注意事项

手术医生的左手握住患指，用右手操作手钻。手术医生面对进针点。如果术者站在手指的侧面，反手方向会很难准确插入克氏针。反复插入克氏针，会使针孔变大而降低固定的强度，所以尽可能一次成功。

图6 单针固定和平行钢针固定

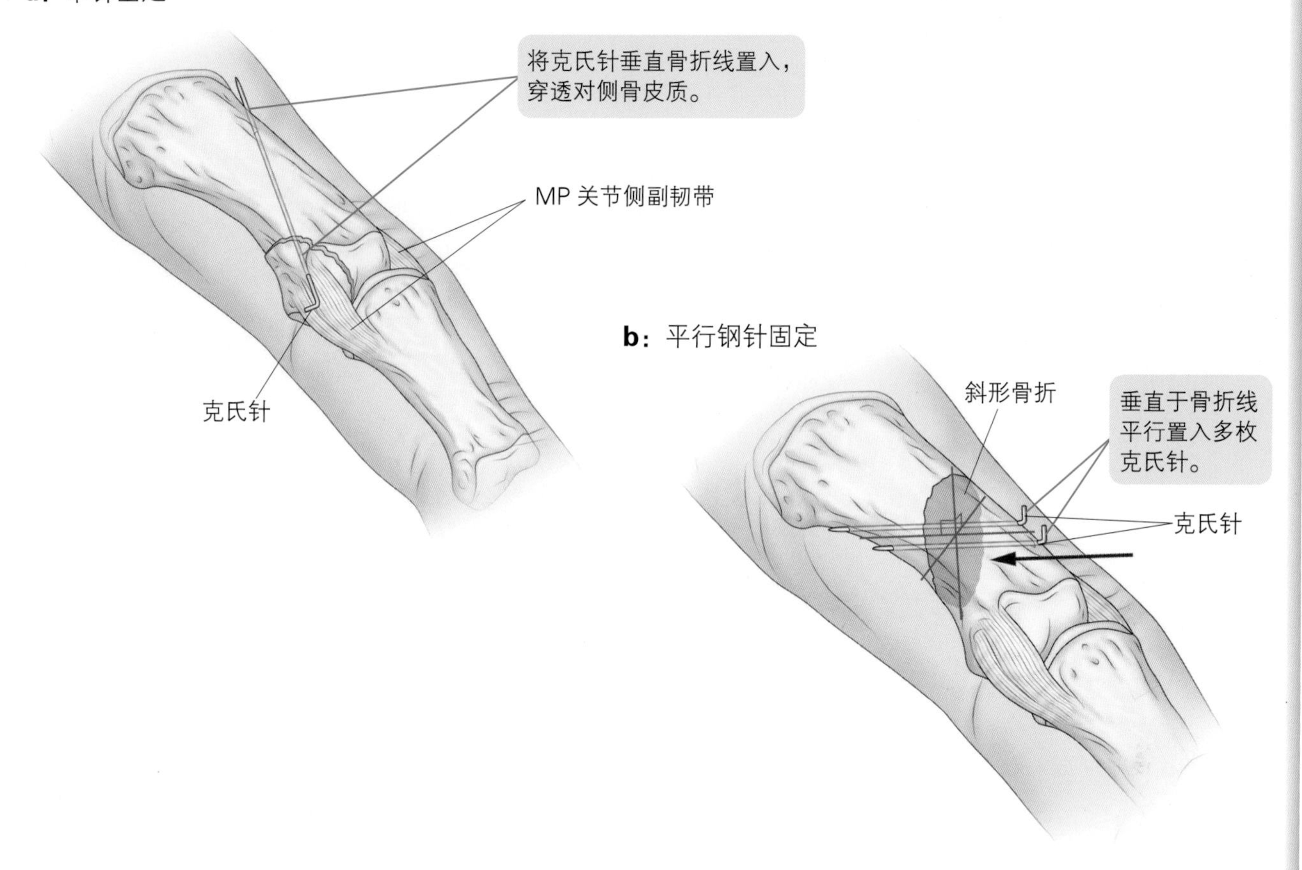

3 单针固定和平行钢针固定

对于指骨单髁骨折及Y形骨折、拇指和示指桡侧、小指尺侧的MP关节侧副韧带附着部的撕脱骨折等情况，可仅使用1枚克氏针固定撕脱骨折块，克氏针要穿透对侧骨皮质（**图6a**）。因为MP关节侧副韧带附着部略偏向掌侧，所以置入克氏针需要避免伤及指神经。

对于骨干部位的斜形骨折，可垂直于骨折线平行插入2枚或多枚克氏针固定（**图6b**）。克氏针穿过手指背侧伸肌腱装置时，可能会影响DIP关节的活动。这种情况下，需要在4~5周时拔出克氏针，尽早进行康复训练。

切开复位固定术

1 手术方法

一般使用的手术入路及方法为：在手指近节指骨背侧做弧形切口，纵行劈开指伸肌腱，显露指骨背侧（**图7a、b**）；也可以在手指侧面做侧正中切口，将侧腱束掀向背侧，显露指骨（**图7c、d**）。前者可以用于所有近节指骨骨折，缺点是可能造成指伸肌腱粘连；后者可用于近节指骨远端及中央部位的骨折。

图7　切口和显露

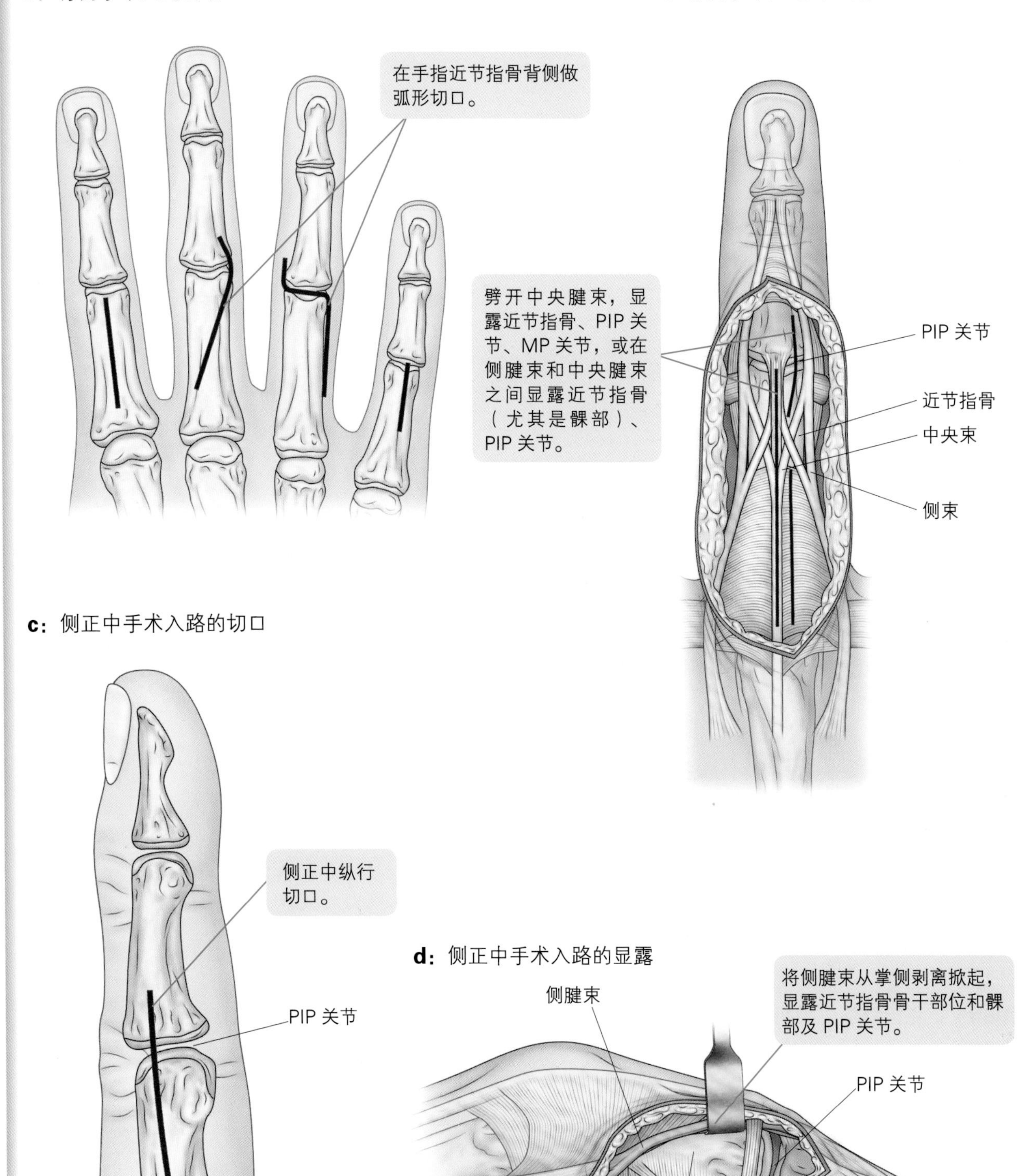
a：背侧手术入路的切口
在手指近节指骨背侧做弧形切口。
b：背侧手术入路的显露
劈开中央腱束，显露近节指骨、PIP 关节、MP 关节，或在侧腱束和中央腱束之间显露近节指骨（尤其是髁部）、PIP 关节。
PIP 关节
近节指骨
中央束
侧束
c：侧正中手术入路的切口
侧正中纵行切口。
PIP 关节
MP 关节
d：侧正中手术入路的显露
侧腱束
将侧腱束从掌侧剥离掀起，显露近节指骨骨干部位和髁部及 PIP 关节。
PIP 关节
近节指骨

2 螺钉固定或克氏针固定

适应证与经皮单针固定相同，还包括不能经皮复位的骨干斜形骨折等情况（**图8a**）。如果骨折块较小，或者需要早期去除固定物时，可用克氏针固定。

如果螺钉和克氏针没有垂直骨折线固定，可能会增加骨折移位（**图8b**）。为保证肌腱滑动自如，用可吸收线缝合骨膜。

难点解析

造成新的骨折！

在使用复位钳夹持或拧入螺钉时，如果太靠近骨折尖端或者骨折线，可能会造成新的骨折，影响固定强度（**图9**）。

图8　螺钉固定

a：螺钉固定

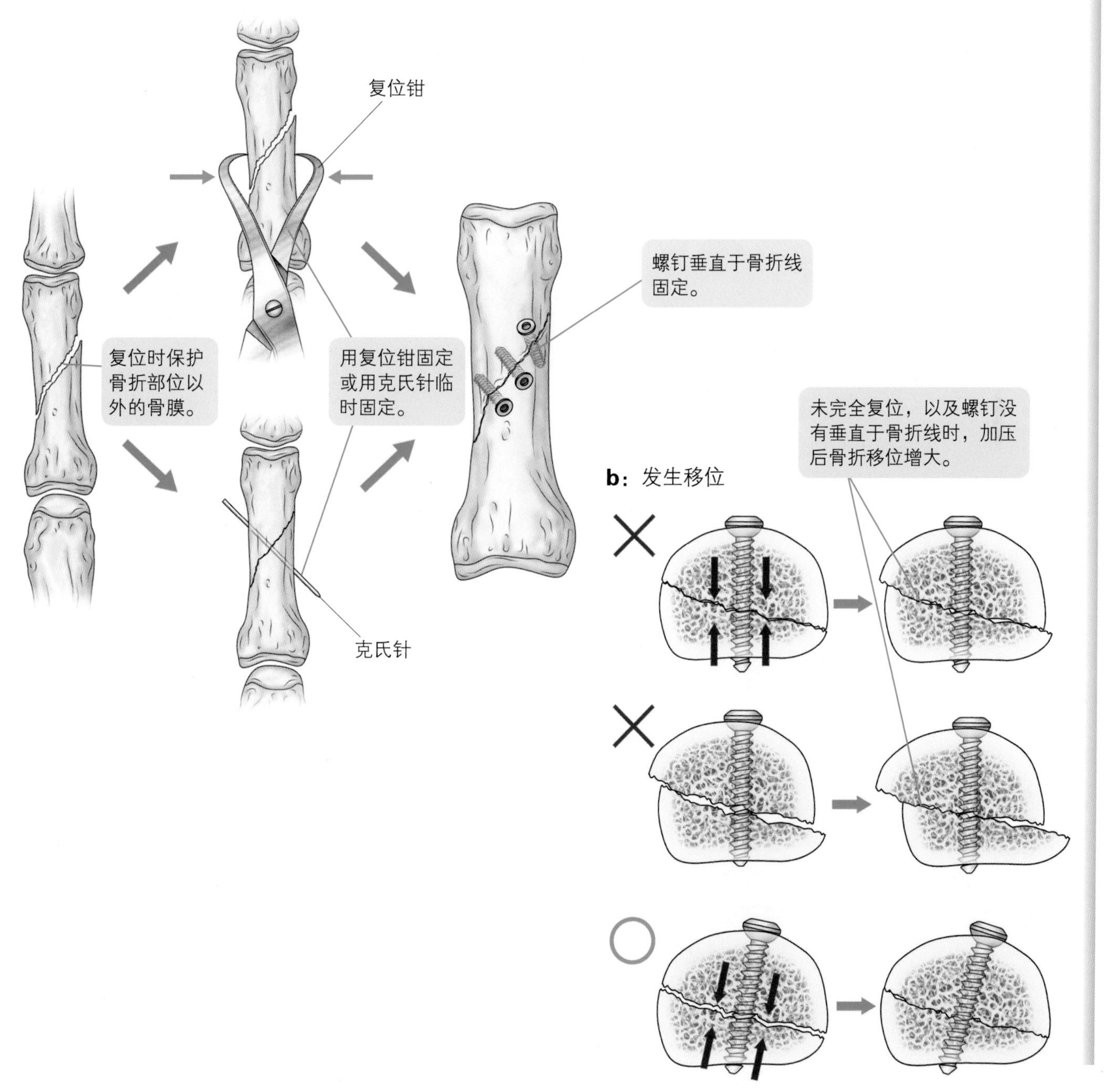

图9　发生新的骨折

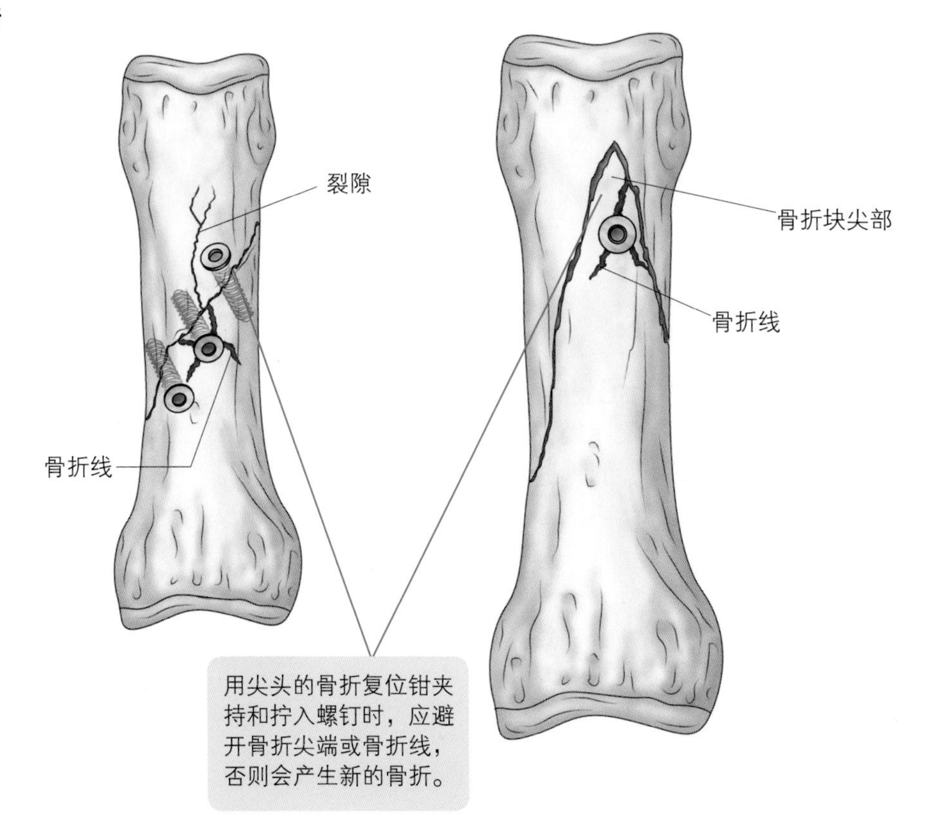

3 接骨板和螺钉固定

适用于基底部及骨干部位的不稳定横形骨折、短斜形骨折、粉碎性骨折和伴有骨缺损等情况，以及伴有软组织损伤的部分病例。显露骨折部位后，用直径为1.2mm的克氏针临时固定，存在骨缺损时，同时进行植骨。

接骨板固定容易引起指伸肌腱的滑行障碍，因此，要使用薄的、与指骨形状更贴合的、容易塑形的接骨板，以及圆头螺钉。牢固固定后，可进行早期的康复训练。临床常用的是钛质微型接骨板，螺钉直径为1.3~1.6mm（**图10至图12**）。造成肌腱粘连，影响活动时，在骨折愈合后尽快取出接骨板和螺钉。

手术技巧及注意事项

为了准确复位，需要将骨折周缘骨膜剥离，但范围尽量小。接骨板放置于骨膜上，用复位钳夹持骨折部位或用克氏针临时固定后，钻孔固定。如果骨折位置未能很好维持，拧入螺钉时会造成骨折部位的再移错位、螺钉拧入困难甚至折断等。

难点解析

钛质接骨板与骨骼的相容性

因为钛和骨骼具有很好的相容性，所以年轻人骨折固定后，术后时间过久，螺钉和接骨板埋入骨骼中，很难取出。应尽早取出螺钉。

图10　接骨板加压固定骨干部位轻度粉碎性骨折

a：拧入远侧螺钉

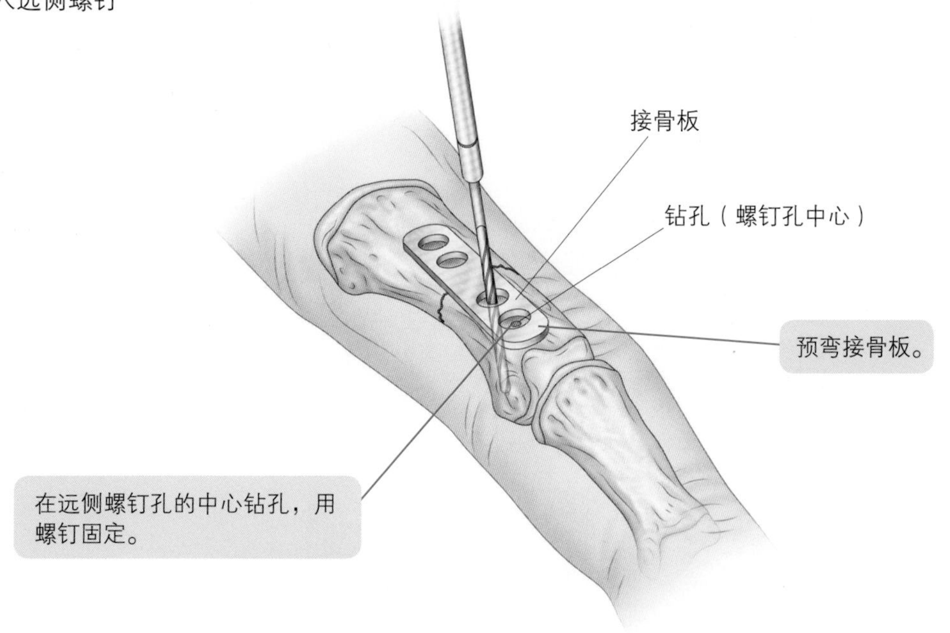

b：拧入近侧螺钉

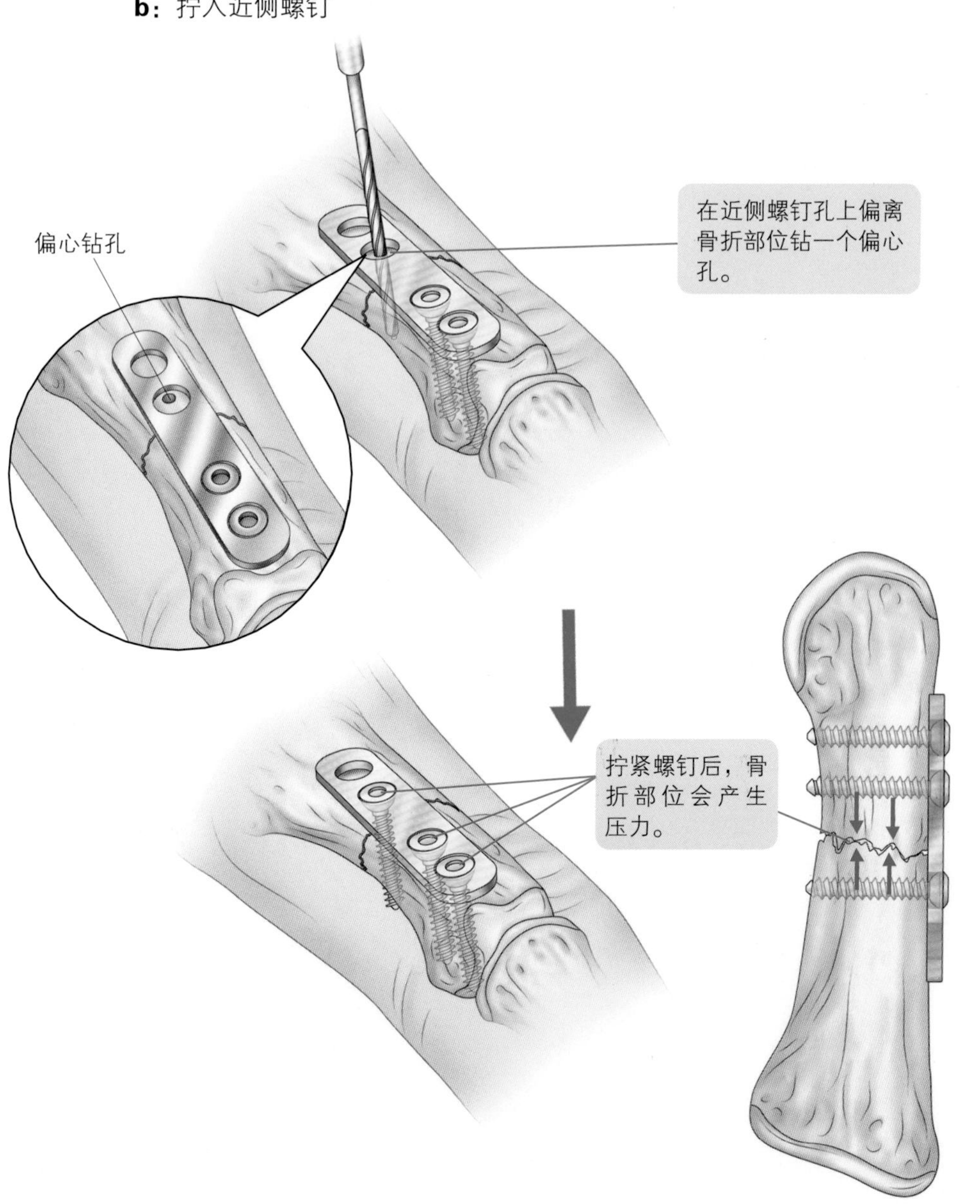

图11　骨干部位粉碎性骨折的接骨板固定

a：临时固定和放置接骨板

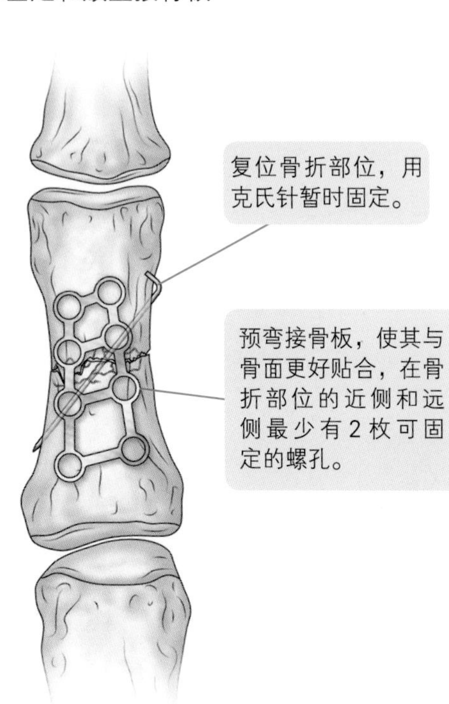

b：拧入螺钉

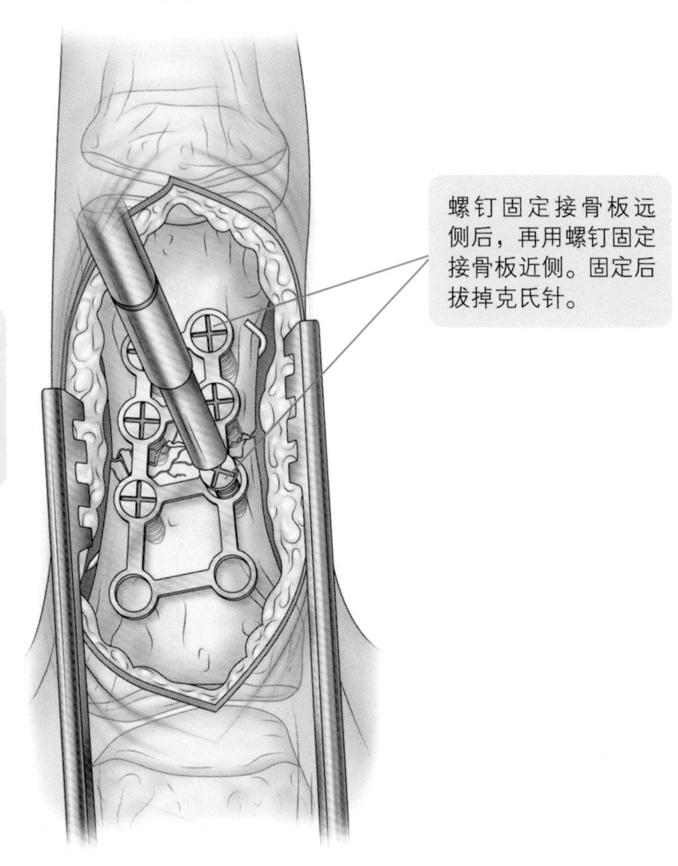

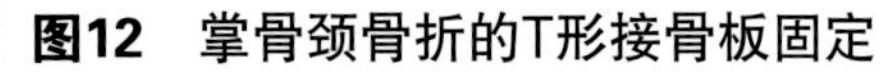
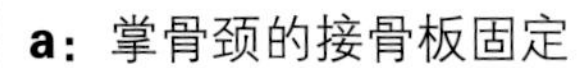

图12　掌骨颈骨折的T形接骨板固定

a：掌骨颈的接骨板固定

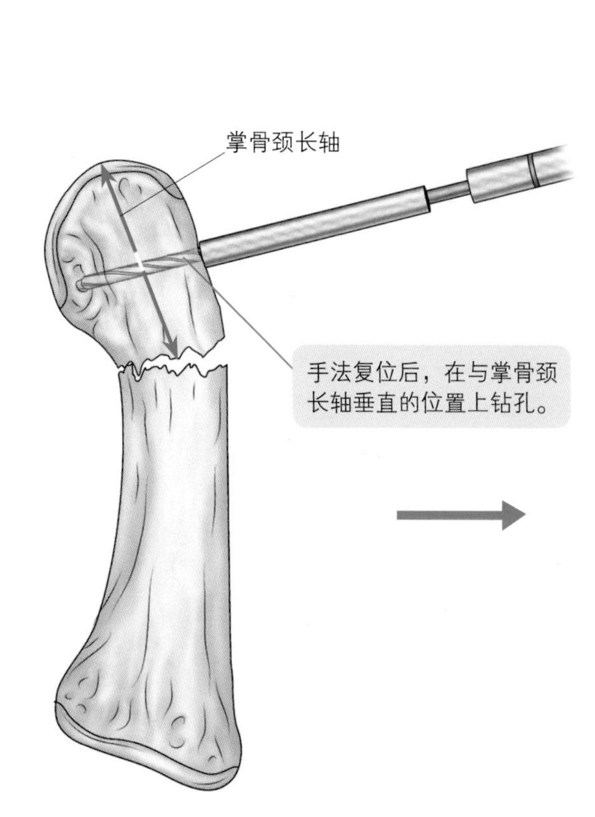

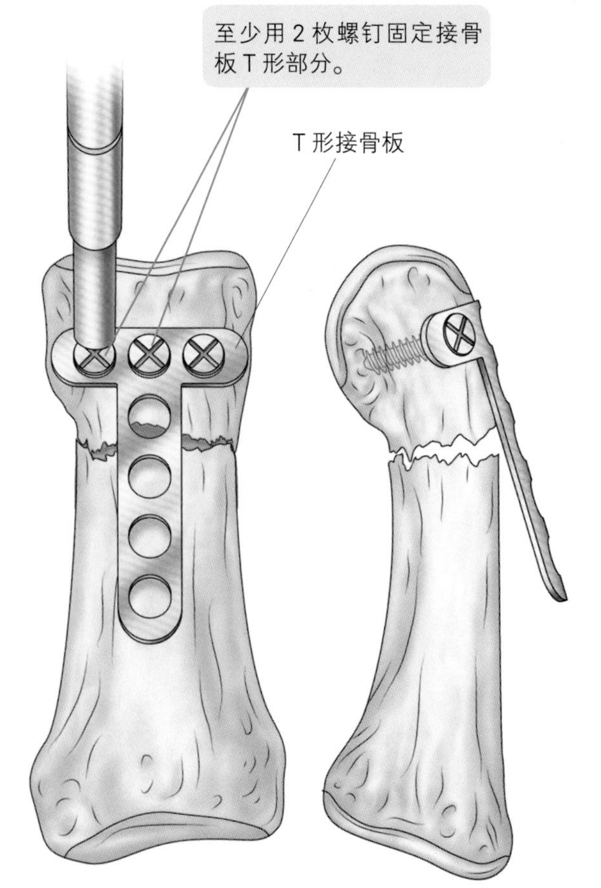

图12　掌骨颈骨折的T形接骨板固定（接上页）

b：复位操作

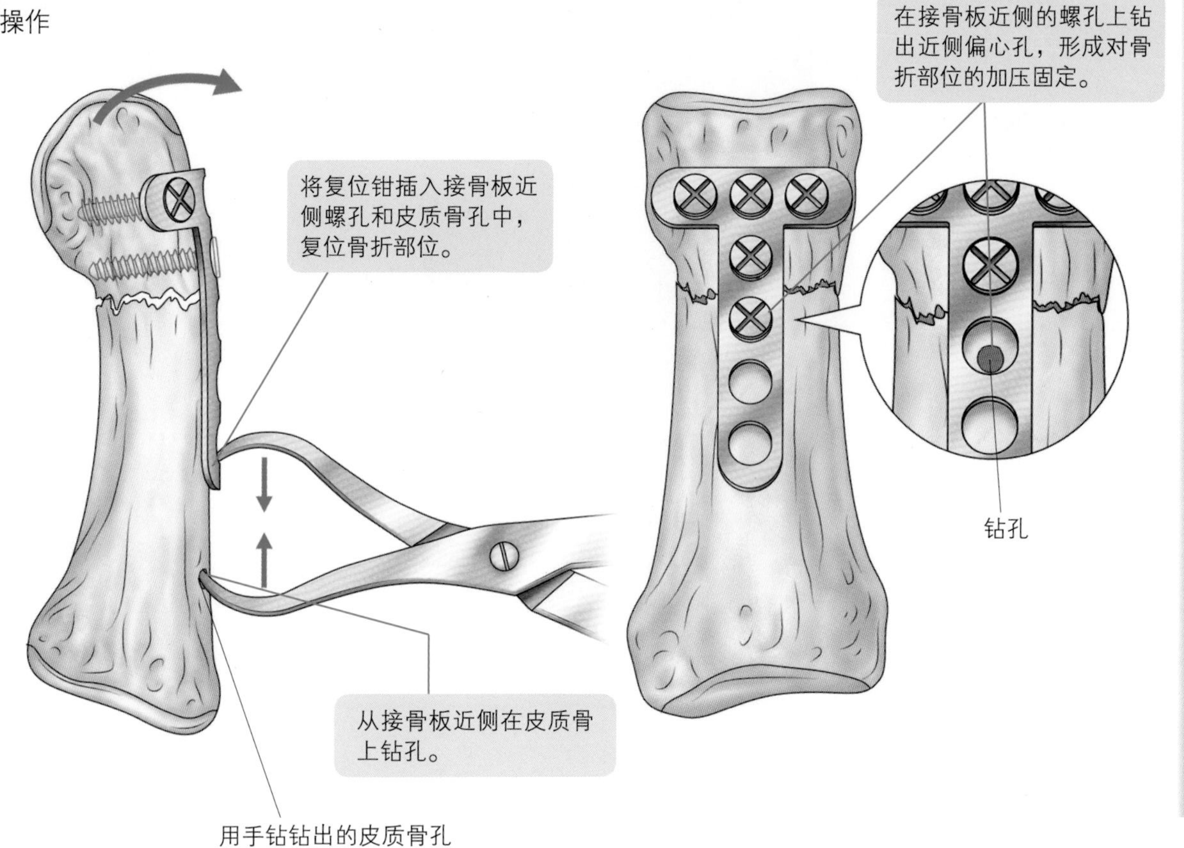

典型病例图像

【病例1】手术病例（术后）

2枚克氏针穿过手指背侧，术后5周取出。

ⓐ: 术后X线正位片。

ⓑ: 术后X线侧位片。

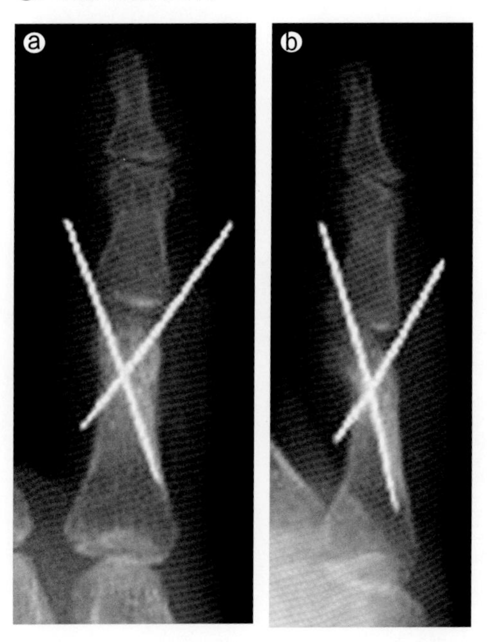

【病例2】手术病例（术后）

克氏针穿过手指背侧伸肌腱装置，术后5周取出。

ⓐ: 术后X线正位片。

ⓑ: 术后X线侧位片。

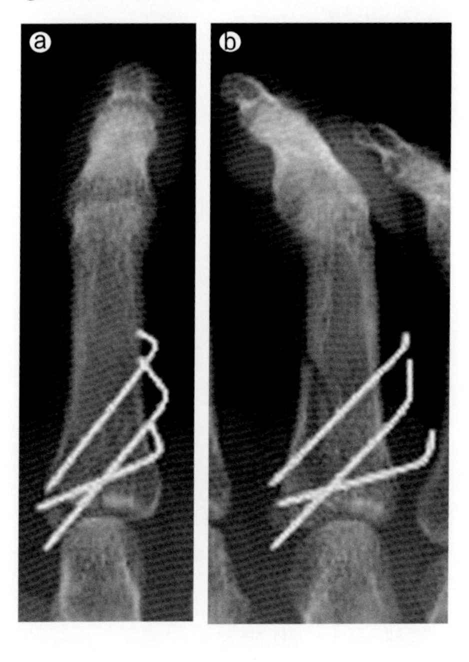

【病例3】**手术病例（术后）**

切开复位微型螺钉固定。因固定满意，术后早期开始康复训练。

ⓐ: 术后X线正位片。

ⓑ: 术后X线侧位片。

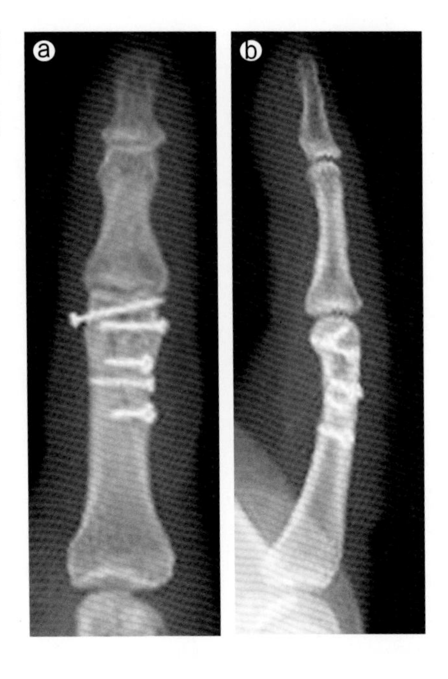

术后并发症及其应对措施

◆ 旋转畸形

手指伸直位时很难做出评价，在手指屈曲位通过观察手指交叉情况判断是否存在旋转畸形。手术时检查手指是否存在交叉非常重要。如果术后存在旋转畸形，后期只能通过截骨才能改善。

◆ 肌腱粘连

克氏针穿过手指伸肌腱装置，以及使用非加压接骨板固定术后，可能会因肌腱粘连影响功能，因此坚强内固定，进行早期功能锻炼，是预防粘连的重要举措。发生肌腱粘连影响功能时，要尽早取出螺钉。

术后处理、康复训练

手术后，将MP关节置于屈曲位，指间关节（IP关节）置于伸直位，同时，固定时注意有无旋转畸形。如果要减轻肿胀及疼痛，需尽早活动手指。如果对固定牢固程度信心不足，可使用管型石膏制动，并按照石黑法进行康复训练。

●参考文献

[1] 石黒　隆，橋爪信晴，ほか. 指基節骨骨折および中節骨骨折に対する保存療法. 日手会誌，1991，8：704-708.

[2] STEIERT A E, GOHRITZ A, et al. Delayed flap coverage of open extremity fractures after previous vacuum-assisted closure (VAC) therapy—worse or worth? J Plast Reconstr Aesthet Surg, 2009, 62：675-683.

[3] 有野浩司，根本孝一. 指節骨折・変形治癒骨折 //OS NOW Instruction No.2, 上肢の骨折・脱臼. 東京：メジカルビュー社，2007：265-272.

[4] JUPITER J B, RING D C. AO 法骨折治療 // 田中　正監訳. Hand and Wrist. 東京：医学書院，2006：9-19.

骨与关节损伤

掌骨和CM关节损伤

藤田保健卫生大学医学部整形外科学副教授　铃木克侍

手术适应证

按部位分类，掌骨骨折可分为关节内的掌骨头骨折、常发生在尺侧序列上的掌骨颈骨折、骨干部位骨折、合并腕掌关节（以下简称CM关节）脱位的基底部骨折（拇指为Bennett骨折和Rolando骨折，小指为反Bennett骨折或称为Tenneb骨折）。

有移位的掌骨头骨折和合并CM关节脱位的基底部骨折是手术的绝对适应证。掌骨颈骨折和骨干部位骨折虽然首选保守疗法，但是旋转畸形及成角畸形难以复位或难以维持复位时，适合进行手术。

◆ 掌骨头骨折

对于掌骨头骨折，关节面处骨折移位超过2mm时，为手术绝对适应证。侧副韧带附着部撕脱骨折存在2mm以上移位时，也需要手术。

◆ 掌骨颈骨折

掌骨颈骨折也被称为拳击手骨折，是由于握拳撞击墙壁及打人而造成的骨折。因掌侧骨皮质粉碎和内在肌肉的作用产生弯曲变形而且不稳定。手法复位方法是将掌指关节（以下简称MP关节）屈曲90°，消除内在肌肉的张力，将近侧指间关节（以下简称PIP关节）屈曲90°，从掌侧上推骨折块，较容易实施复位，也被称为Jahss90°–90°法[1]。但难以保持复位。

发生频率较高的环指和小指CM关节的活动度很大，因此为了能利用CM关节替代MP关节的活动受限，允许的最大成角为20°。示指和中指中CM关节几乎没有活动性，所以所能允许的最大成角为5°。难以利用保守疗法维持复位的病例适合手术。选择保守疗法时，复位成角畸形，安装加尔维斯顿掌骨支架，或保持MP关节90°、PIP关节0°进行外固定。确认指尖没有交叉，进行手指的屈伸运动。为了PIP关节背侧的皮肤不受到损伤及挛缩，禁止使用Jahss90°–90°法中的外固定装置。

◆ 骨干部位骨折

掌骨骨干部位的骨折与掌骨颈骨折相似，由于骨间肌的作用，骨折后易出现背侧成角畸形。所能允许的背侧成角畸形角度：CM关节无活动的示指和中指，最大为5°；CM关节有活动的环指和小指，最大为20°。

横行骨折手法复位后几乎不会产生短缩畸形，但是螺旋形骨折、斜形骨折、粉碎性骨折复位后很容易出现短缩畸形。临床上能允许的最大短缩距离为5mm。旋转畸形则必须矫正，5° 的旋转畸形即会造成1.5cm的指尖交叉。利用保守疗法难以维持复位，畸形程度超出允许范围时，为手术的绝对适应证。

◆ 基底部骨折

掌骨基底部骨折大多伴有CM关节背侧脱位，发生在拇指称为Bennett骨折和Rolando骨折，出现在小指则称为反Bennett骨折。示指、中指罕有发生。骨折后，因附着在掌骨基底部肌腱的牵位作用而发生移位，保守治疗难以成功。

术前再次检查

◆ 再次检查是否适合保守治疗

可进行保守疗法的掌骨颈骨折和掌骨骨干部骨折，应首先进行手法复位和外固定，难以维持复位时再施行手术。所能允许的骨折移位、成角程度因手指不同而各异，具体如上所述。

◆ 再次检查图像诊断

仅凭X线检查难以评价骨折时，可参考CT、3D-CT、MRI等图像。

◆ 再次检查麻醉、体位

手术为仰卧位、腋下臂丛麻醉，使用气囊止血带，在透视下进行手术。

手术概要

1 掌骨头骨折

2 掌骨颈骨折

3 掌骨骨干部骨折

4 掌骨基底部骨折

5 Bennett骨折 难点

6 Rolando骨折

7 反Bennett骨折（Tenneb骨折）

典型病例图像

【病例1】手术病例（术前）

30岁，男性。右环指掌骨头骨折。
ⓐ: X线正位片。
ⓑ: X线斜位片。
掌骨头掌侧半因剪切应力造成骨折、移位。

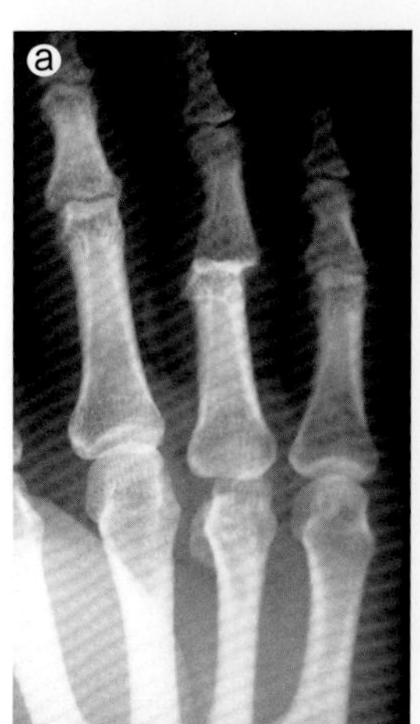

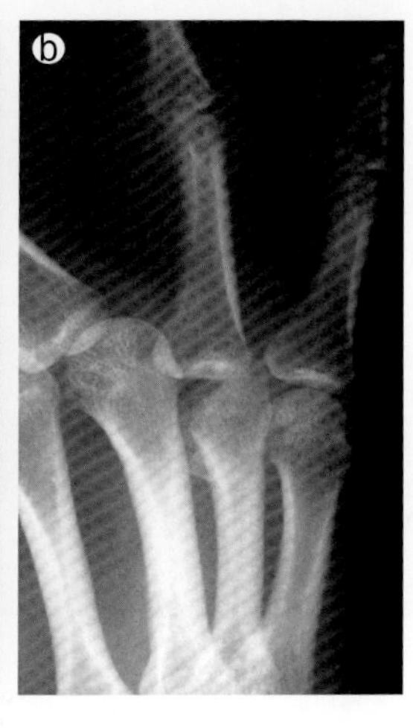

【病例2】手术病例（术前）

17岁，男性。左环指和小指掌骨头骨折，小指近节指骨骨干部骨折。
X线正位片。掌骨头关节囊内骨折、移位。

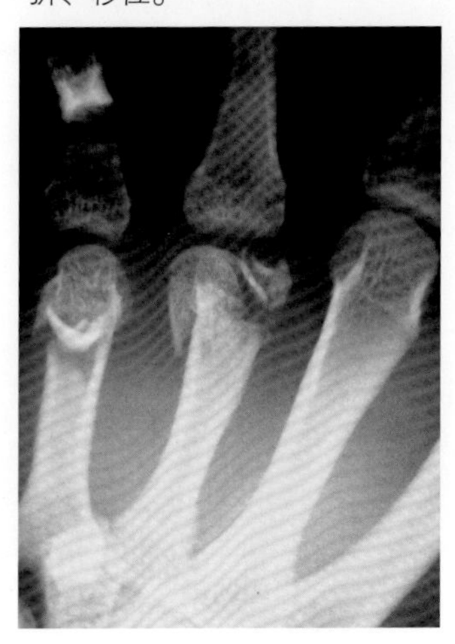

【病例3】手术病例（术前）

16岁，男性。右小指掌骨颈骨折。
ⓐ: X线正位片。
ⓑ: X线斜位片。

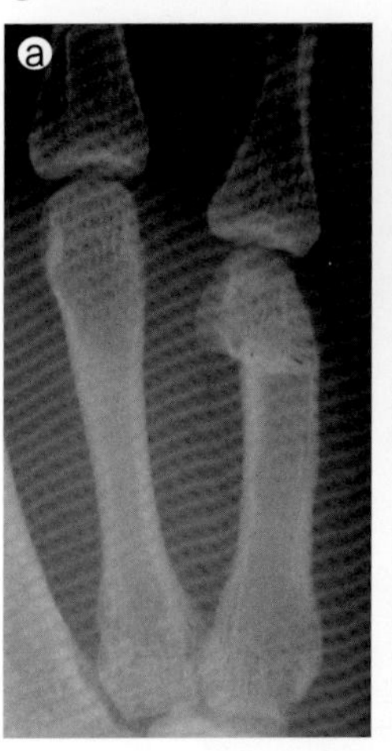

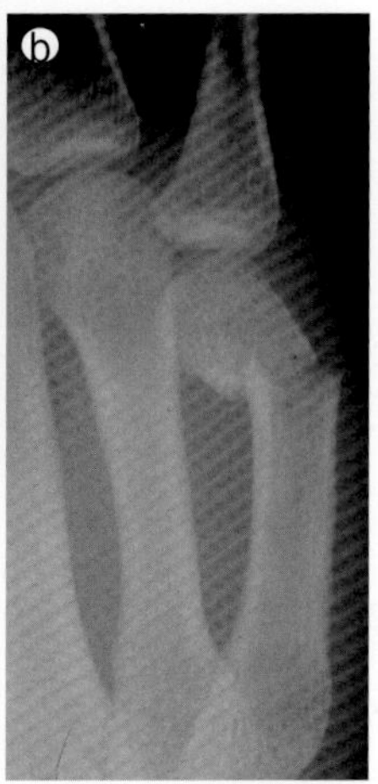

【病例4】手术病例（术前）

17岁，男性。右中指和环指骨干部横行骨折。
ⓐ: X线正位片。
ⓑ: X线斜位片。

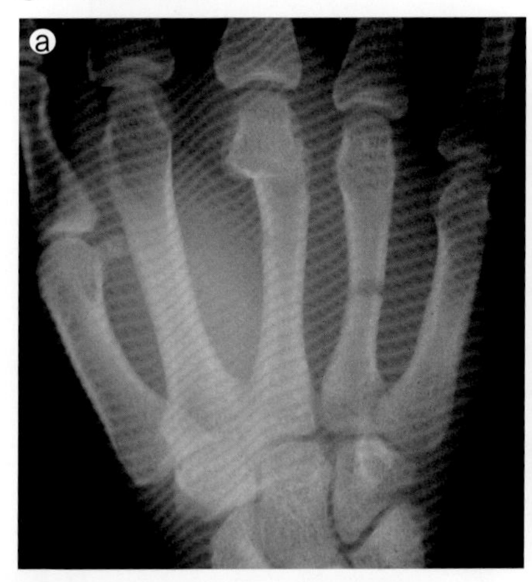

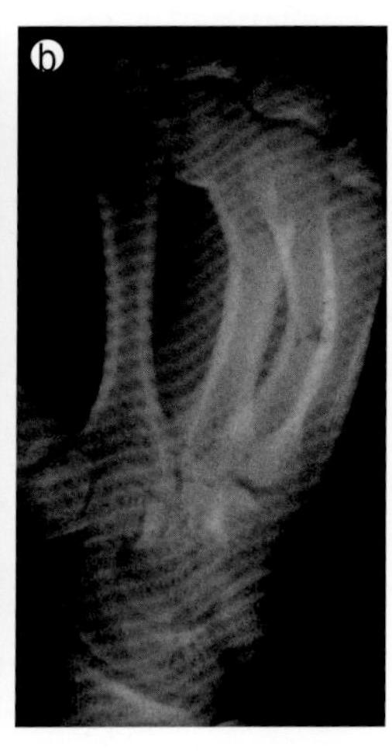

【病例5】手术病例（术前）

34岁，男性。左示指和环指掌骨干部螺旋骨折。
ⓐ: X线正位片。
ⓑ: X线斜位片。

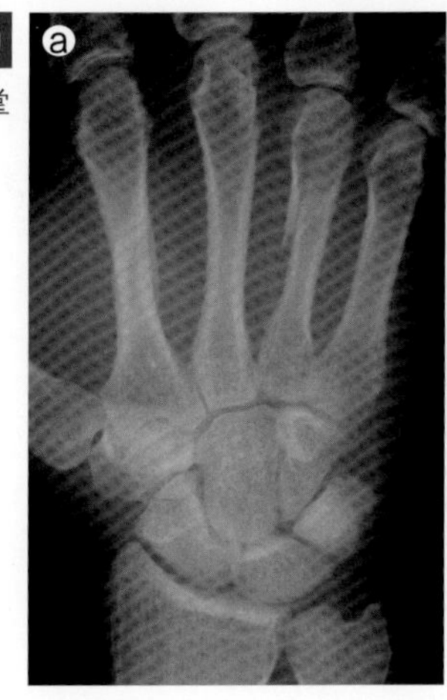

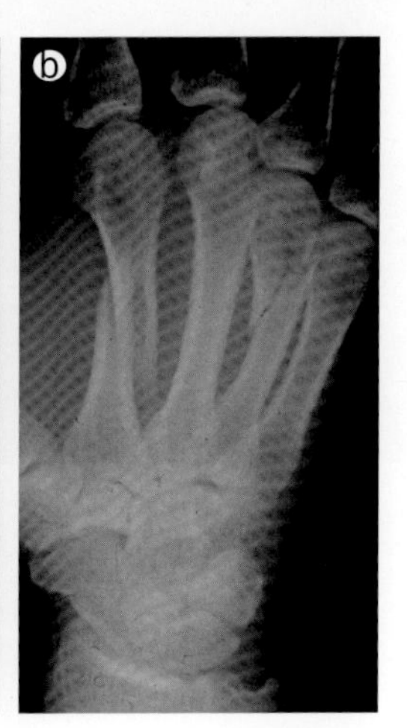

【病例6】手术病例（术前）

48岁，女性。左拇指、中指和环指骨干部横行骨折。
X线正位片。

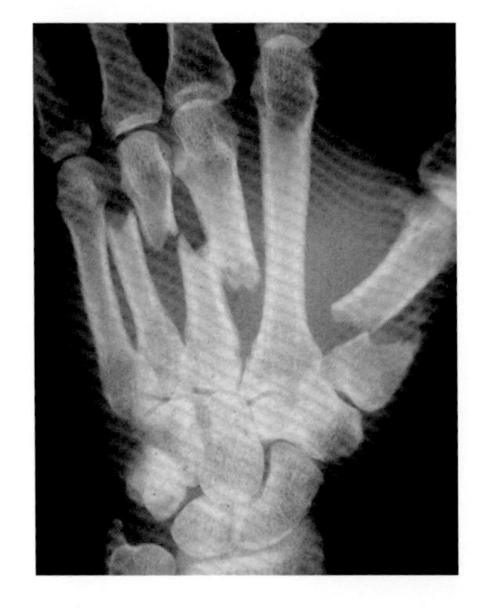

【病例7】手术病例（术前）

47岁，男性。右Rolando骨折。
ⓐ: X线正位片。
ⓑ: X线斜位片。

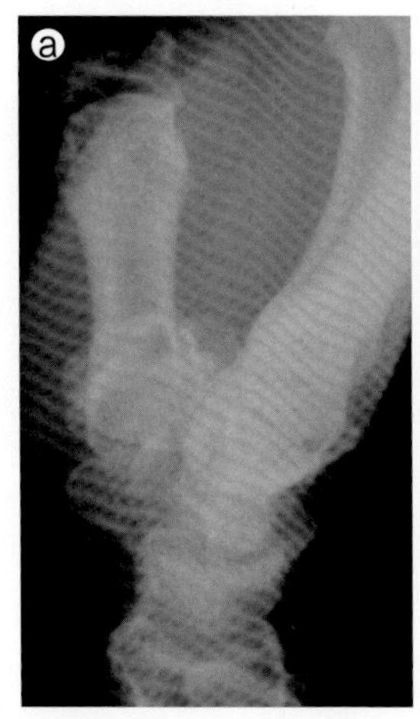

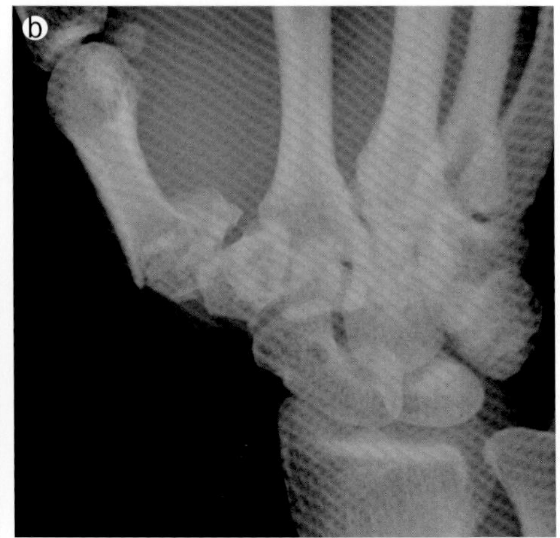

【病例8】手术病例（术前）

17岁，男性。右Bennett骨折。
X线片。骨折块较大。

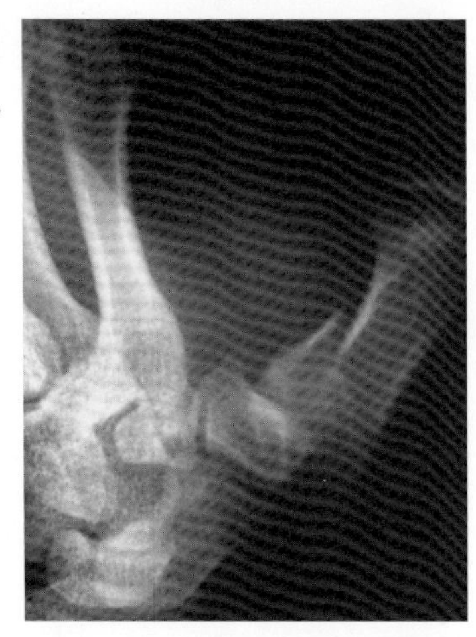

【病例9】手术病例（术前）

28岁，男性。右Bennett骨折。
X线片。近端骨折块为粉碎的小骨块。

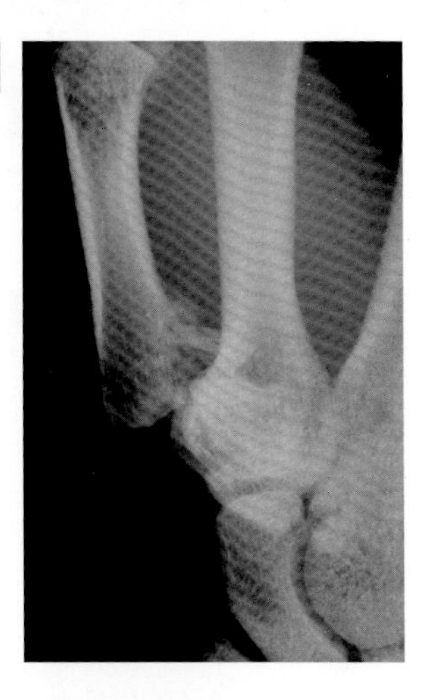

【病例10】手术病例（术前）

20岁，男性。左Bennett骨折和大多角骨骨折。
ⓐ: X线片。
ⓑ: 3D-CT。

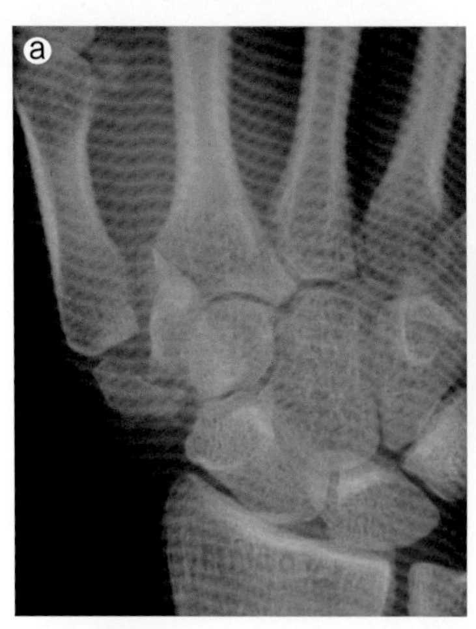

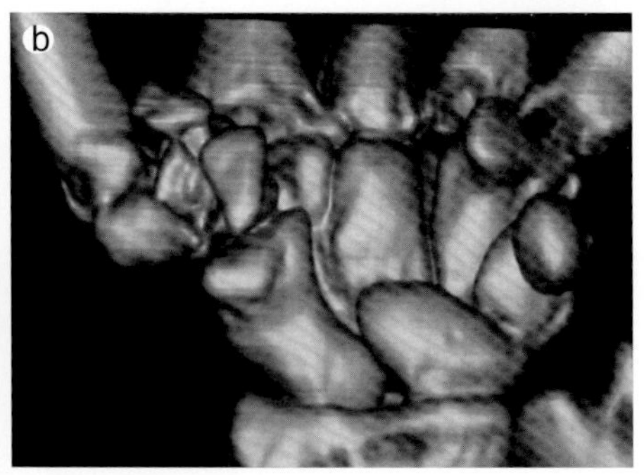

手术方法

1 掌骨头骨折

在MP关节背侧正中做纵弧形切口，显露下方指伸肌腱。对于有2条指伸肌腱的拇指、示指和小指，从两条指伸肌腱之间进入；有1条指伸肌腱的中指和环指，纵向切开指伸肌腱（**图1a**），显露掌骨头。由于剪切应力，掌骨头骨折块的移位方向常位于掌侧，也可位于侧方中央区域（**图1b**）。因为近节指骨与掌骨头骨折块同时向掌侧移位，侧副韧带张力增加。不能复位或者关节不能充分伸直时，需要切开侧副韧带（**图1c**）。

复位掌骨头骨折块，利用经关节软骨插入法从掌骨头关节面向髓内方向插入3枚以上导针（**图1c**），然后将导针依次更换为聚L-乳酸（以下简称PLLA）针（直径1.5mm）或蓝宝石针（sapphire pin，直径1.2mm），进行内固定。

手术技巧及注意事项

使用 PLLA 针，导针直径为 1.5mm；使用蓝宝石针时，导针直径为 1.2mm。插入针时其前端置于髓内，末端置于软骨下骨（**图 1d**）。但是，蓝宝石针于 2012 年已经停产，不能使用了。

缝合侧副韧带、关节囊和纵向切开的指伸肌腱。术后不用外固定，进行并指包扎，从第2天开始做屈伸运动。

图1 掌骨头骨折

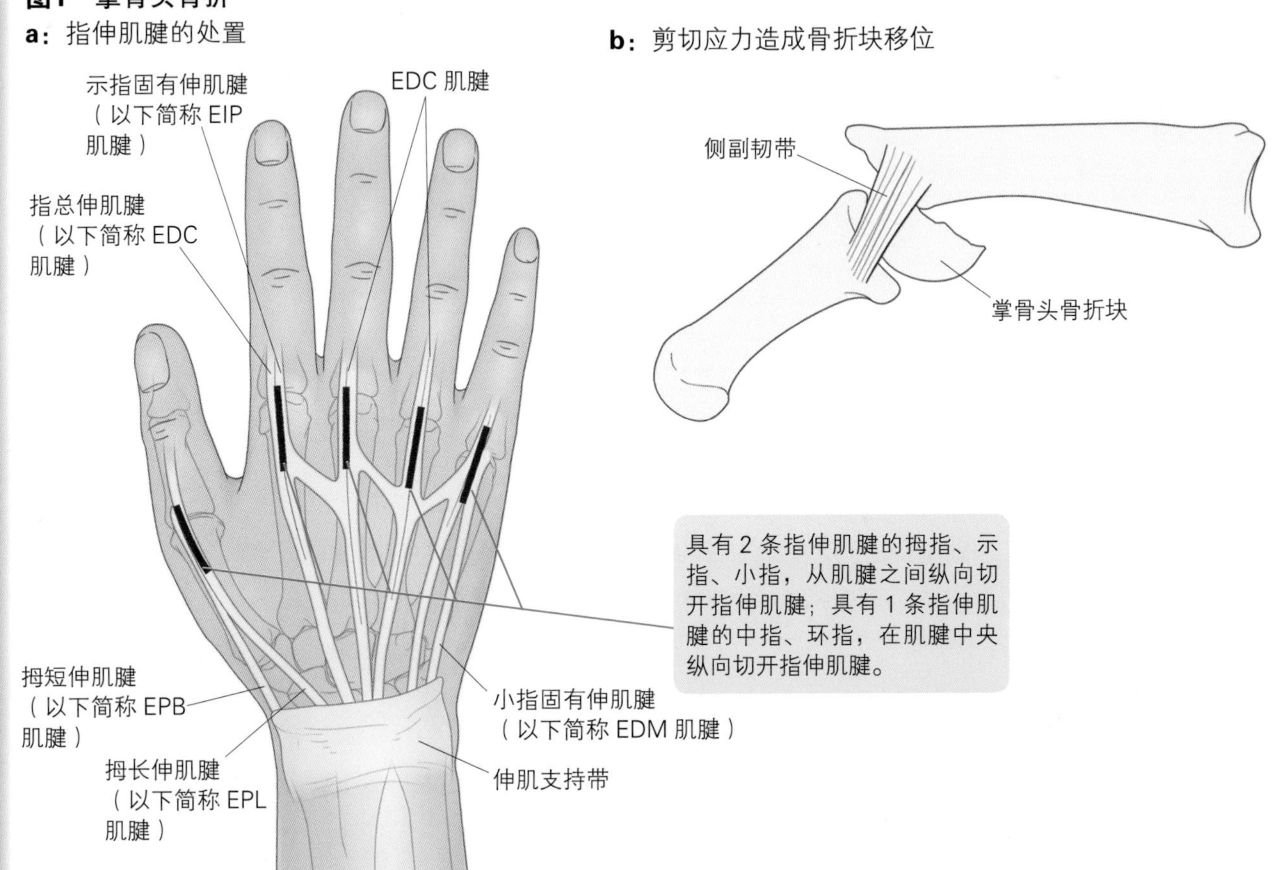

图1　掌骨头骨折（接上页）

c：切开复位和置入导针

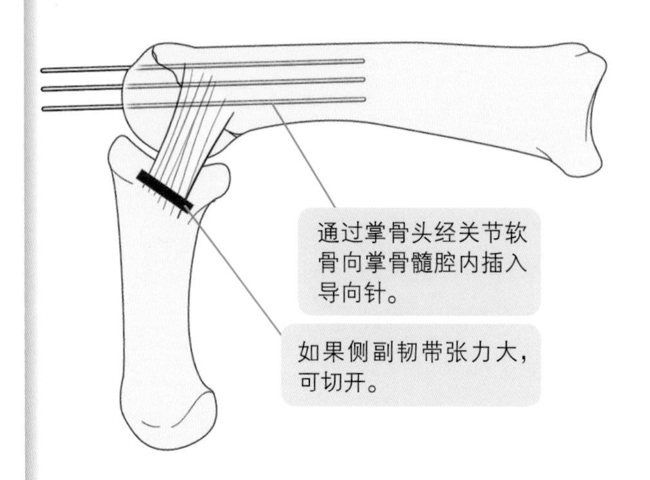

d：内固定

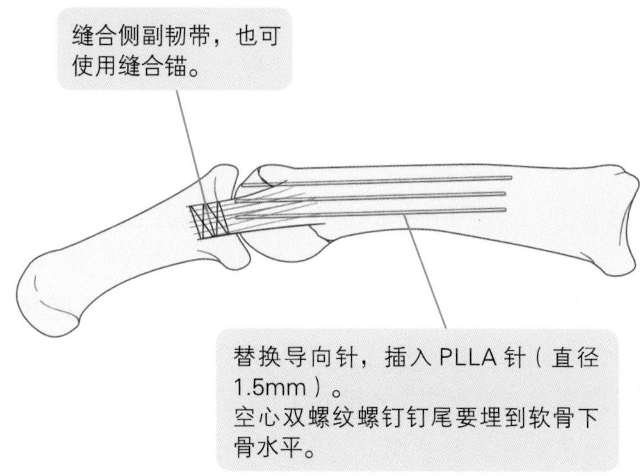

图2　掌骨颈骨折

a：背侧成角畸形

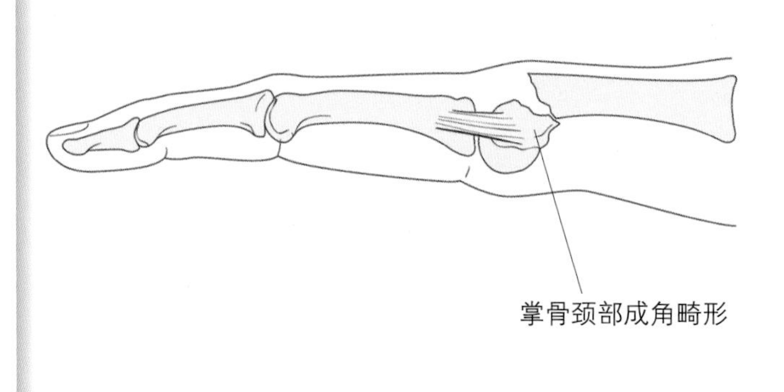

b：利用Jahss90° –90° 法手法复位

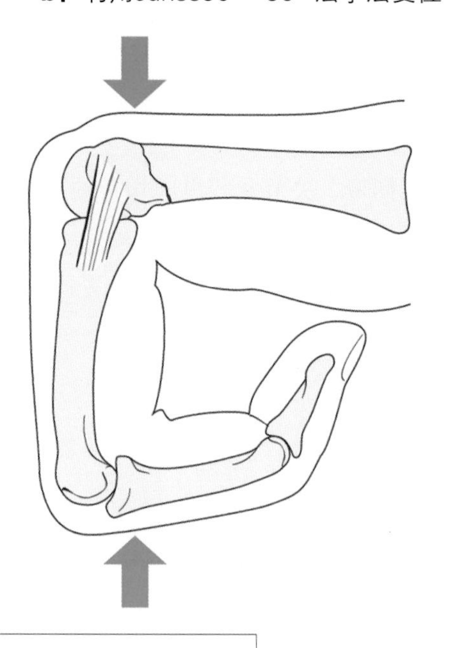

2 掌骨颈骨折

骨折后容易出现掌骨头屈曲畸形，利用Jahss90° –90° 法复位不难（**图2a、b**）。但是，因掌侧皮质塌陷及内在肌肉的致畸作用，复位后非常不稳定。另外，即使选择手术治疗，如选择常规固定骨折块的方法，也容易发生再次移位。推荐的固定法是在邻近无损伤手指上用2枚以上的钢针分别经皮横向固定近侧骨干部位和远侧掌骨头部位。可以横向插入4枚以上的固定钢针，直至骨折稳定（**图2c**）。将全部手指置于屈曲位，观察有无旋转移位。如存在旋转移位，必须重新矫正。

手术技巧及注意事项

笔者还将露出皮外的钢针尾端用树脂固定在一起，从而增加了固定强度（**图2d**）。

无须外固定，简单并指包扎即可。从手术的第2天开始进行屈伸活动。

图2　掌骨颈骨折（接上页）

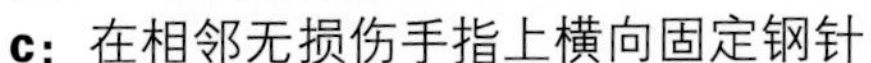

c：在相邻无损伤手指上横向固定钢针　　**d：**钢针尾端树脂固定

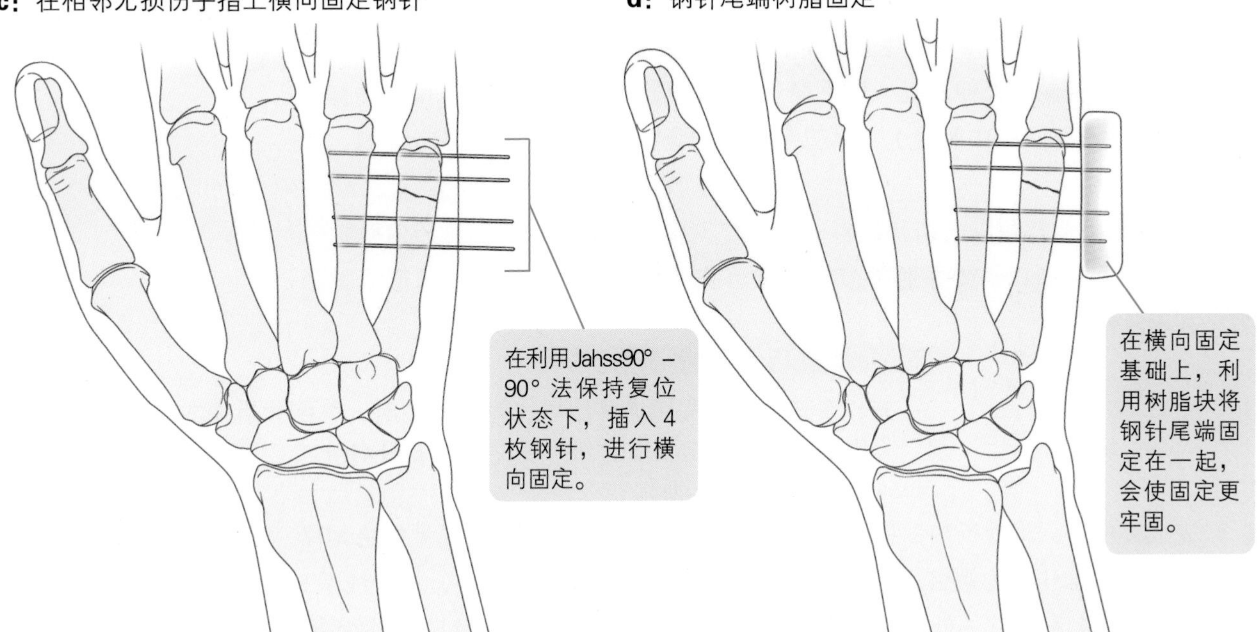

图3　掌骨骨干部位骨折

a：骨折类型

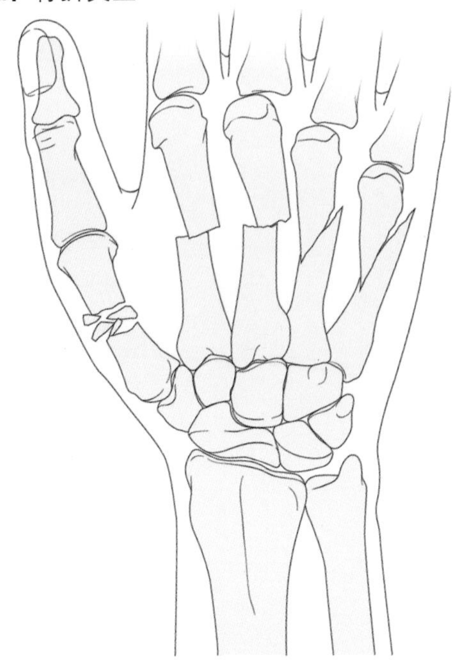

b：内固定法

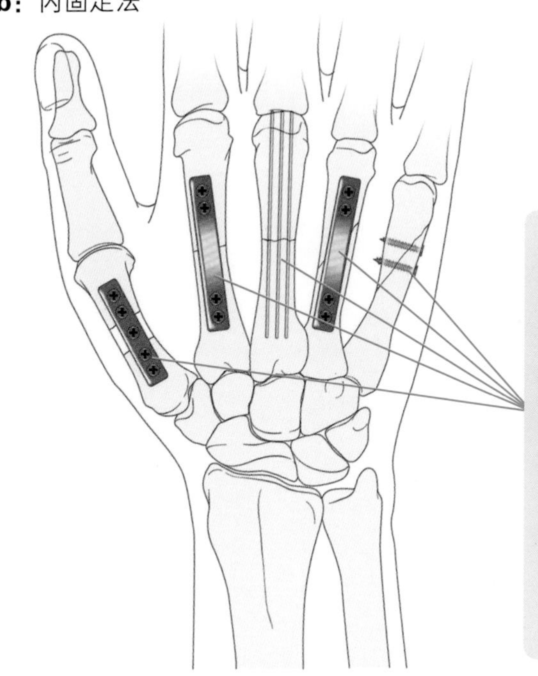

3 掌骨骨干部骨折

利用背侧纵向切开方法，按照掌骨头骨折的方法处置指伸肌腱。粉碎性骨折建议进行植骨后用接骨板固定。除了低切迹钛板之外，还可以利用低切迹厚度为1.7mm、2.3mm及3mm等各种形状的锁定板，所以，根据需要可以选择最适合的型号（**图3a、b**）。按照所需的大小裁剪PLLA网孔接骨板，加温处理后，可做出各种适合掌骨头形状的模具，也可用于固定骨折。有时也可把粉碎的皮质骨折块包裹后固定，增加牢固程度。

横行骨折可以选择接骨板固定，钢针及PLLA针髓内固定，也可以在相邻无损伤手指上横向穿针进行固定。螺旋形骨折和斜形骨折宜选择接骨板固定及多枚加压拉力螺钉进行固定（**图3**）。

4 掌骨基底部骨折

第二、三掌骨虽然很少发生基底部骨折，但在手腕屈曲位受到暴力撞击时可能发生。由于桡侧腕长伸肌腱（以下简称ECRL肌腱）（第二掌骨）和桡侧腕短伸肌腱（以下简称ECRB肌腱）（第三掌骨）的牵拉，远端骨折块将向背侧、近端移位（**图4a**）。

通过CM关节背侧纵向切开显露。由于桡侧腕伸肌腱（以下简称ECR肌腱）牵拉力量较强，所以需要在肘关节屈曲位、腕关节背伸位进行，以降低肌腱张力，利于复位。

手术技巧及注意事项

充分清除骨折面间的血肿组织。骨折复位时，掌侧骨折块的复位很重要，但因为位置很深，一定要准确判断复位情况（**图 4b**）。

完成复位后，将骨折掌骨和相邻掌骨横向穿针临时固定。如近端骨折块无移位，拧入几枚加压拉力螺钉进行固定即可；如近端骨折块存在移位，骨折线呈T形时，可使用各种形状的低切迹钛板固定（**图4c**）。如果能利用螺钉及接骨板固定，固定后拔出横向固定的钢针。如果固定不牢固，钢针需要固定数周。

图4　掌骨基底部骨折

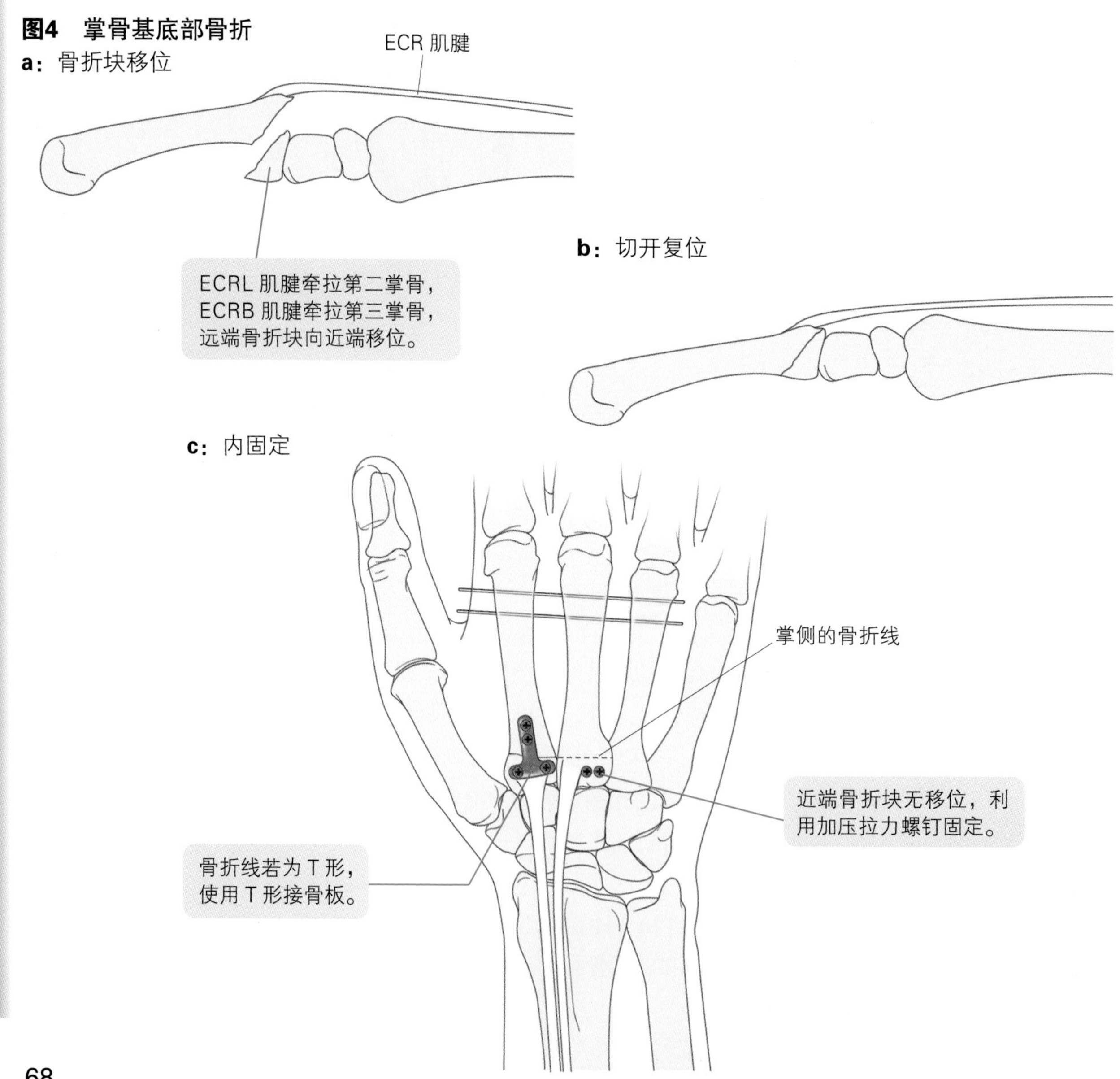

5 Bennett骨折

拇指掌骨基底部经关节骨折，掌尺侧三角骨块因为有韧带与第二掌骨基底相连而位于原位，第一掌骨则因拇长展肌腱牵拉导致CM关节脱位。掌尺侧的三角骨块有前斜韧带、后斜韧带、前掌骨间韧带、后掌骨间韧带附着，所以保持在解剖学位置上，但是远端掌骨因拇长展肌（以下简称APL）的牵拉而向桡侧、近端移位，掌骨主体则因拇收肌（以下简称ADP）、拇短屈肌（以下简称FPB）的牵拉而呈内收、屈曲位（**图5a**）。

掌尺侧三角骨块未粉碎时，手法复位并经皮钢针固定后，做一个小切口，可以用螺钉固定。如不能手法复位时，采取在APL肌腱的桡侧入路，做纵向切口。手法复位后，经第一掌骨与相邻未受伤的第二掌骨做横向固定（Johnson法），也可将大多角骨同时临时固定（Wagner法）。然后在骨折块间置入2枚固定针（**图5b**）。如稳定性满意，手术结束，辅以石膏外固定。

手术技巧及注意事项

需要进行更牢固的内固定时，应局部切开，经过骨折线进行螺钉固定（**图5c**）。螺钉从 APL 肌腱桡侧置入，可避免损伤桡神经浅支和桡动脉。

利用导针拧入小直径的空心双头螺纹加压螺钉。2 枚固定针中可以有 1 枚是 PLLA 针。

螺钉固定满意，可以拔出插入第一掌骨和大多角骨的钢针。反之，要保留数周时间（**图5d**）。

图5　Bennett骨折

a：骨折移位

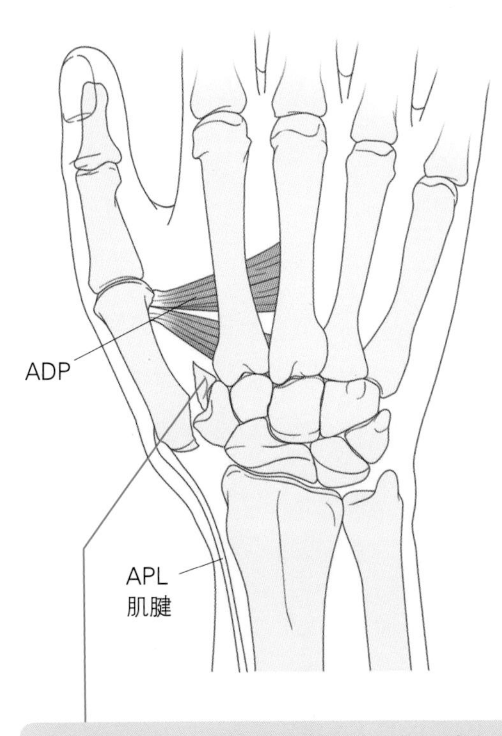

b：手法复位

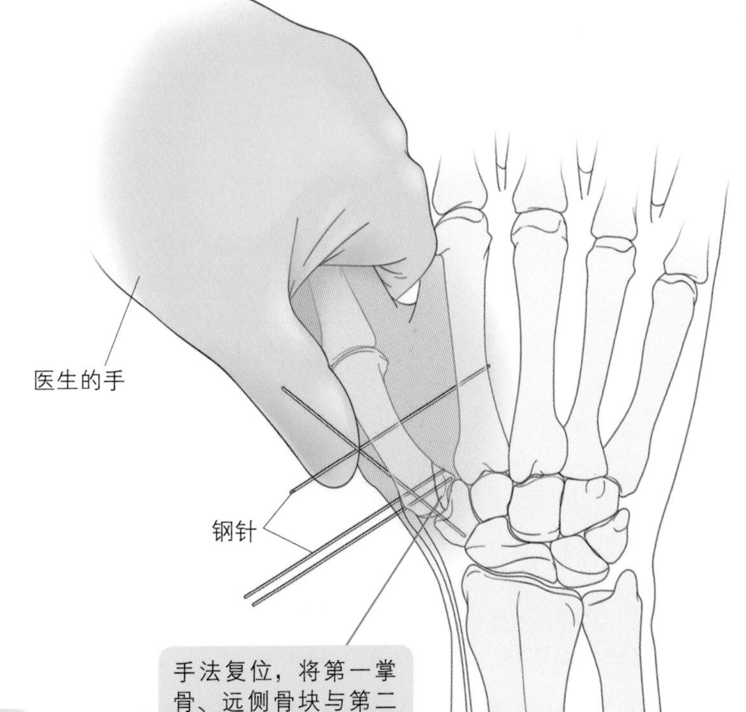

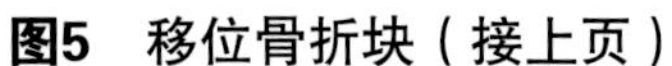

图5　移位骨折块（接上页）

c：小切口

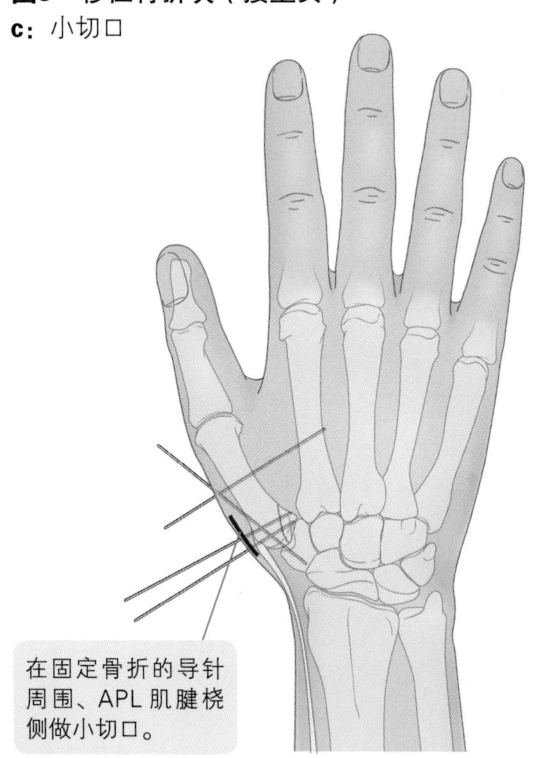

d：内固定

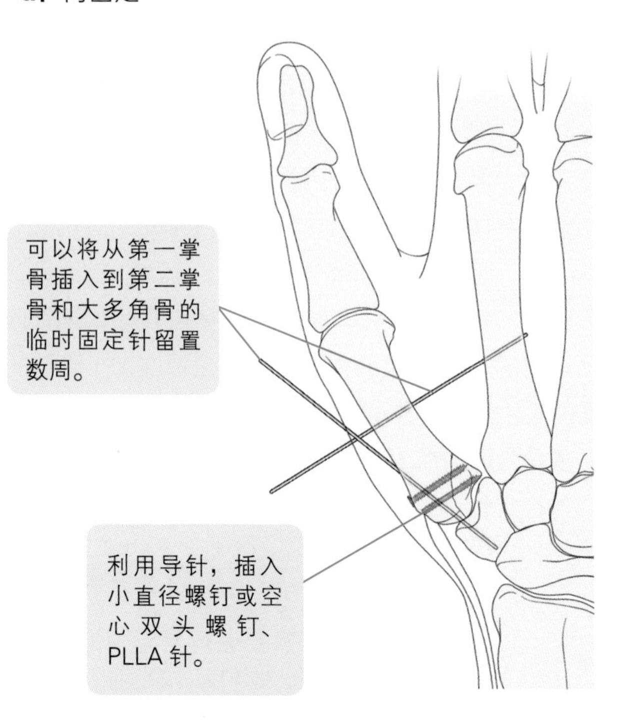

图6　Rolando骨折

a：切口　　b：骨块移位

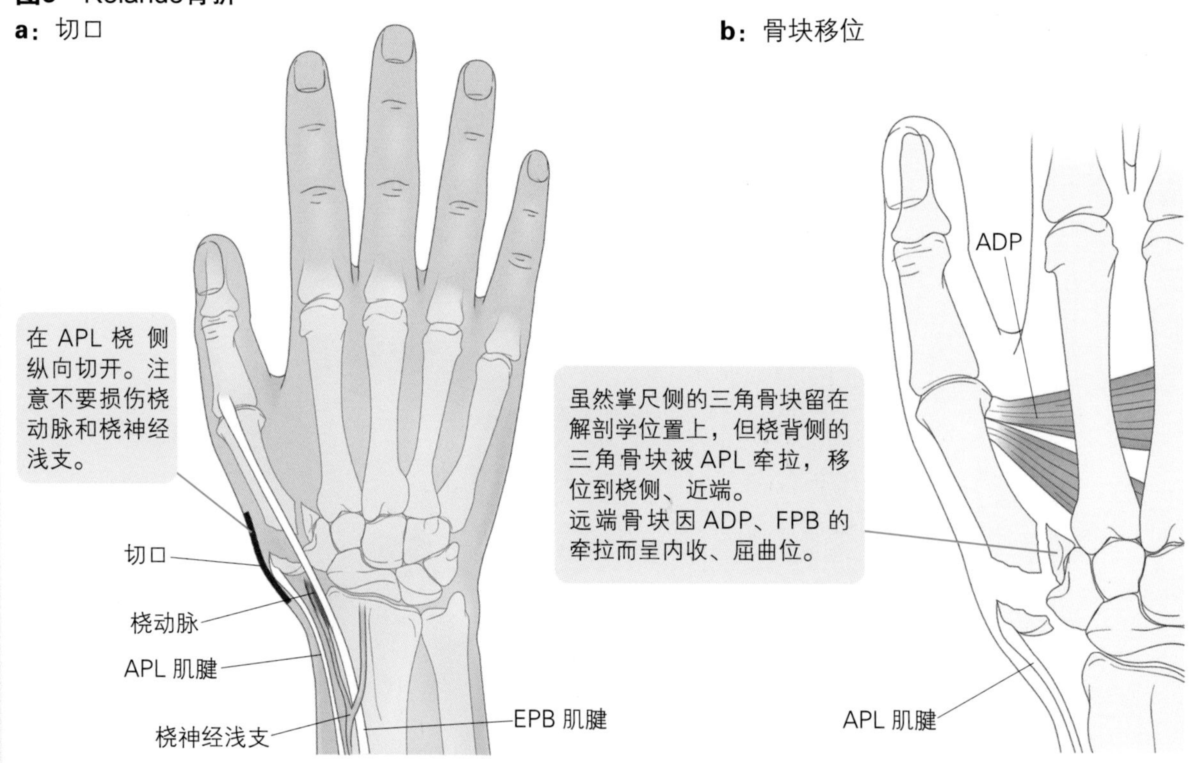

6 Rolando骨折

在APL桡侧做切口，注意不要损伤桡动脉和桡神经浅支（**图6a**）。拇指的掌骨基底部关节内粉碎（T形或Y形）骨折时，掌尺侧的三角骨块留在原位，第一掌骨从CM关节脱位。掌尺侧的三角骨块由于附着有韧带，留在解剖学位置上，但是桡背侧的三角骨块被APL牵拉移位至桡侧、近端，而远端骨块因ADP、FPB的牵拉而内收、屈曲（**图6b**）。

图6 Rolando骨折（接上页）

c：切开复位临时固定

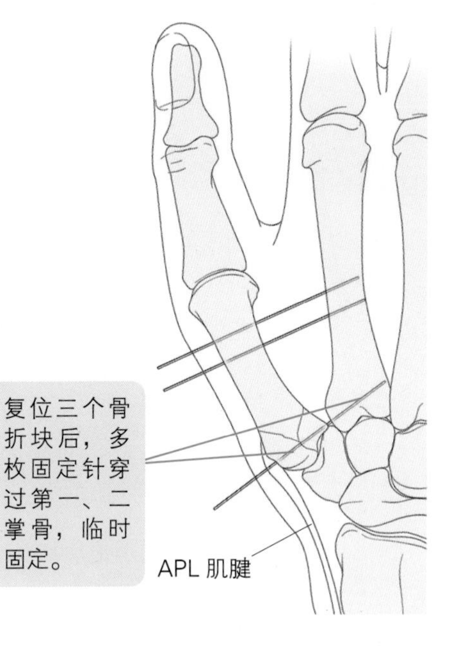

d：内固定

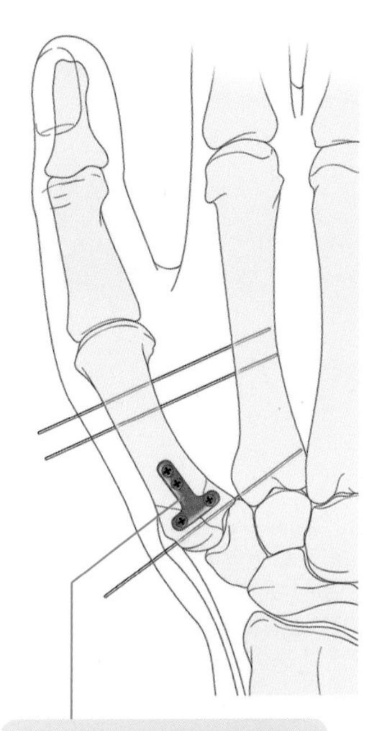

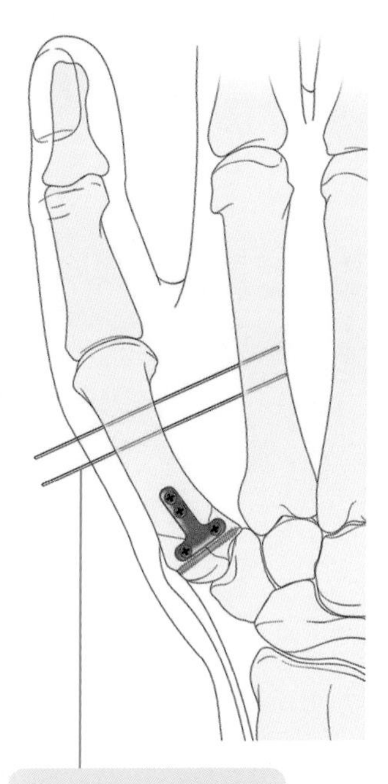

首先将掌尺侧的三角骨块和桡背侧的三角骨块与关节面对齐复位，用钢针固定两个近端骨块，将钢针前端插到第二掌骨。然后，复位远侧骨块，在骨干部位用数枚钢针横向固定第一掌骨和第二掌骨（**图6c**）。用微型接骨板固定三个骨块。

将插入两个三角骨块的钢针作为导向针，用空心双头加压螺钉固定。

手术技巧及注意事项

如固定满意，则拔出第一、第二掌骨之间的临时固定针；反之，可以留置数周（**图 6d**）。

7 反Bennett骨折（Tenneb骨折）

为小指掌骨基底部骨折。该骨折保留桡掌侧的三角骨块，第五掌骨主体部分从CM关节脱位。从第五掌骨基底尺背侧做纵向切口，在尺侧腕伸肌腱（以下简称ECU肌腱）和小指固有伸肌腱（以下简称EDM肌腱）之间进入，直达第五CM关节（**图7a**）。小指的桡掌侧骨块因附着有韧带，所以保留在解剖学位置，但是远侧骨块因ECU的牵拉而向尺背侧近端移位，掌骨远端由于骨间肌的牵拉而内收。近节指骨因小指展肌的牵拉而外展（**图7b**）。

在桡掌侧三角骨块上复位远侧骨块。在相邻的第四掌骨和钩骨上用钢针固定第五掌骨远侧的骨块。然后，在两个骨块上插入2枚以上的导针（**图7c**）。利用导针插入空心双头螺钉或小直径螺钉，固定骨折端（**图7d**）。

手术技巧及注意事项

置入第四掌骨和钩骨的钢针，如稳定性良好，则可拔去；稳定性不好，可留置数周。

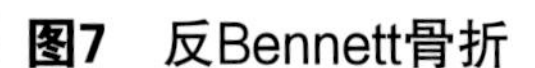

图7　反Bennett骨折

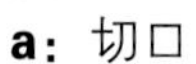

a：切口

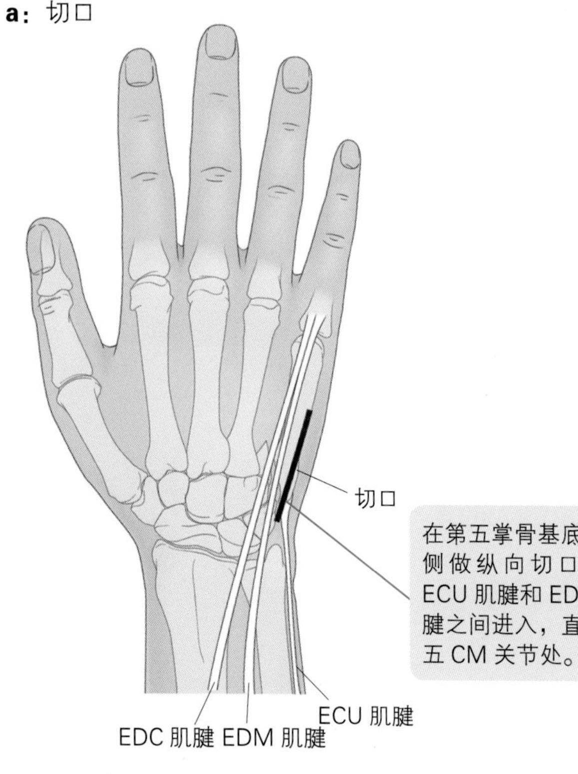

b：骨块移位

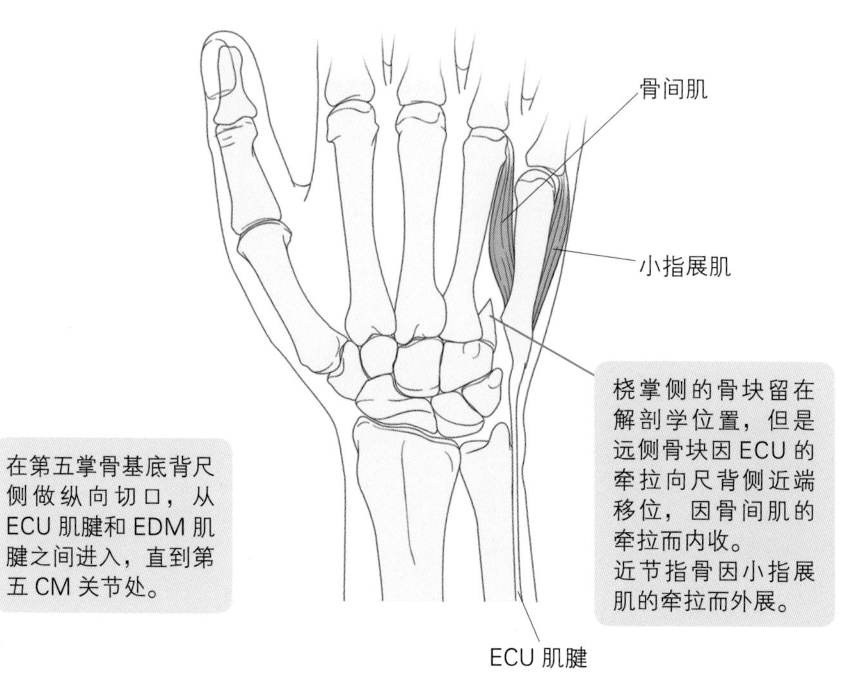

c：复位，用钢针临时固定

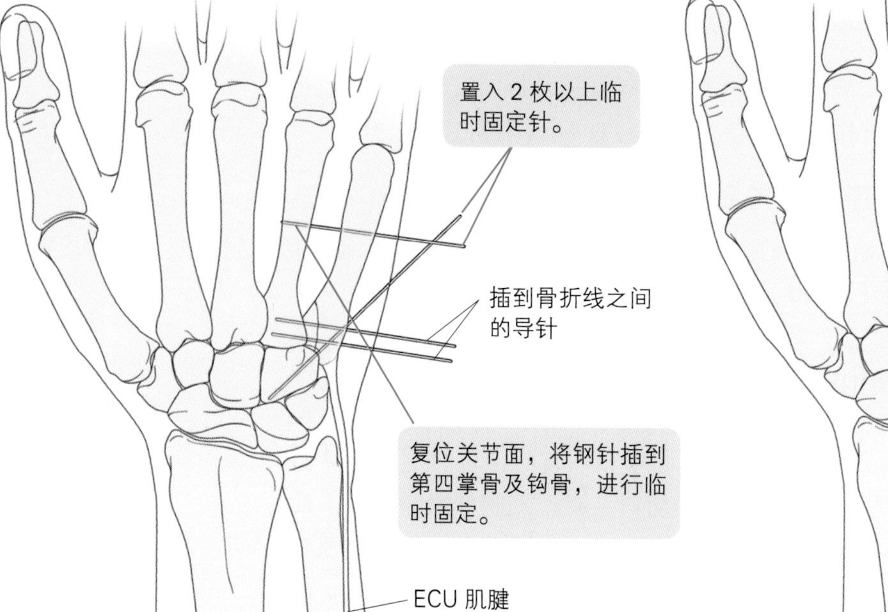

d：内固定

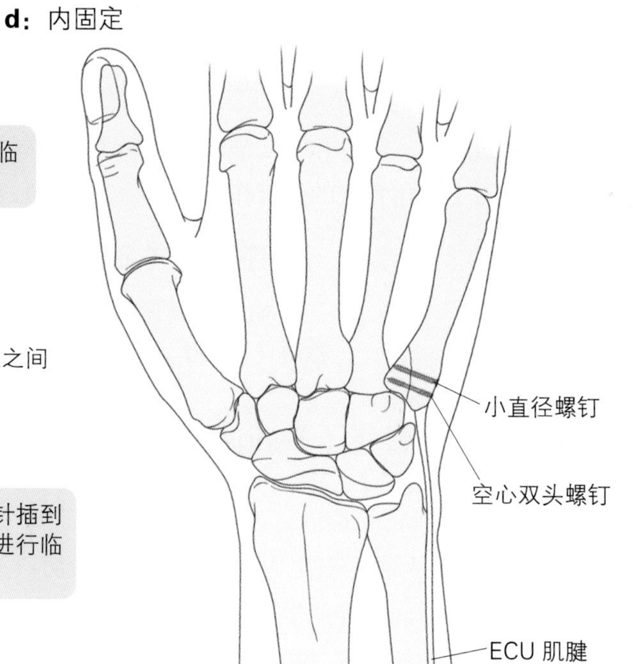

典型病例图像

【病例1】手术病例（术后）

ⓐ: X线正位片。
ⓑ: X线斜位片。
掌骨头掌侧半因剪切应力而移位，复位后用3枚蓝宝石针固定。

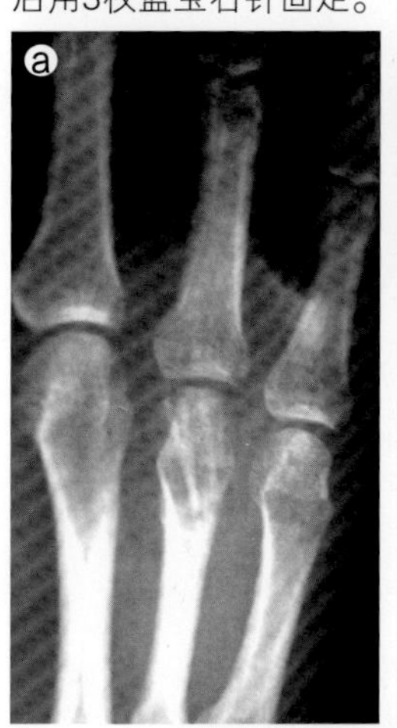
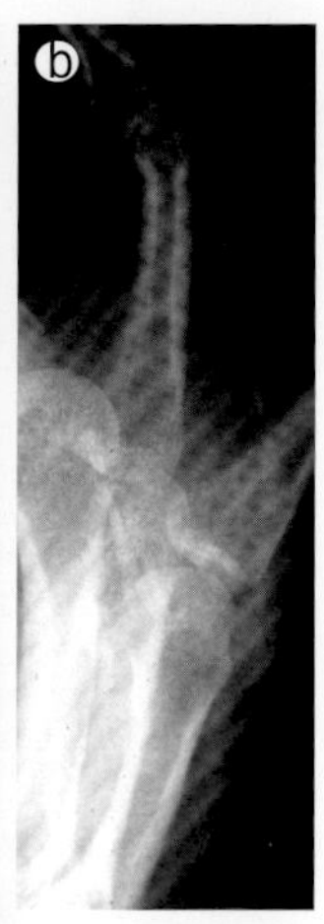

【病例2】手术病例（术后）

掌骨头骨折和近节指骨骨折，分别复位骨折，插入3枚蓝宝石针固定。

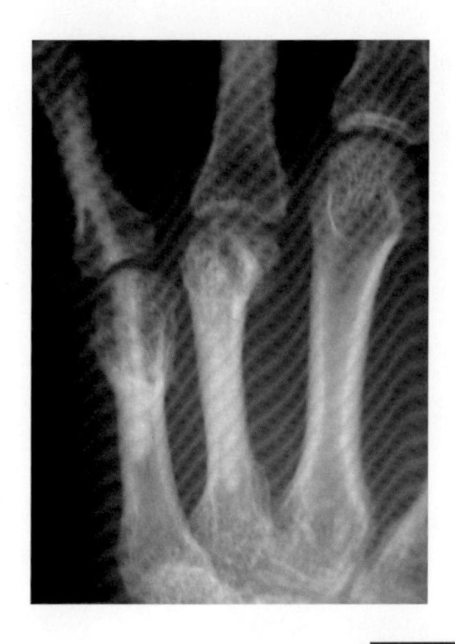

【病例3】手术病例（术后）

ⓐ: X线正位片。
ⓑ: 钢针横向固定及树脂外固定，并指包扎。低切迹接骨板固定。
从术后的第一天开始屈伸运动。

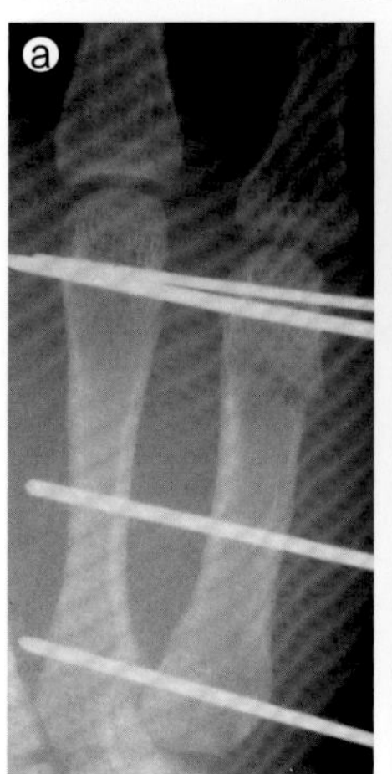
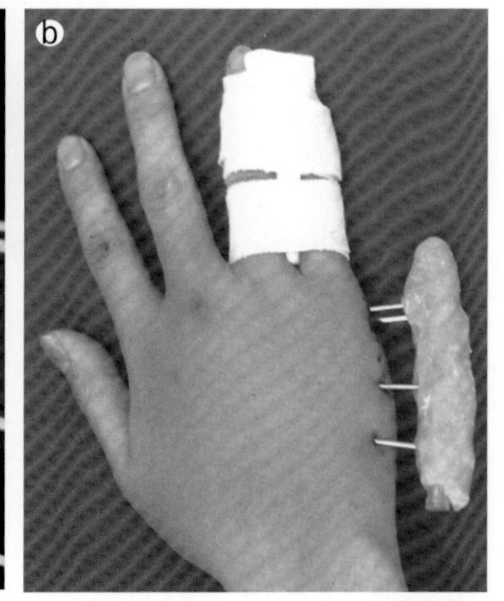

【病例4】手术病例（术后）

ⓐ: X线正位片。
ⓑ: X线斜位片。

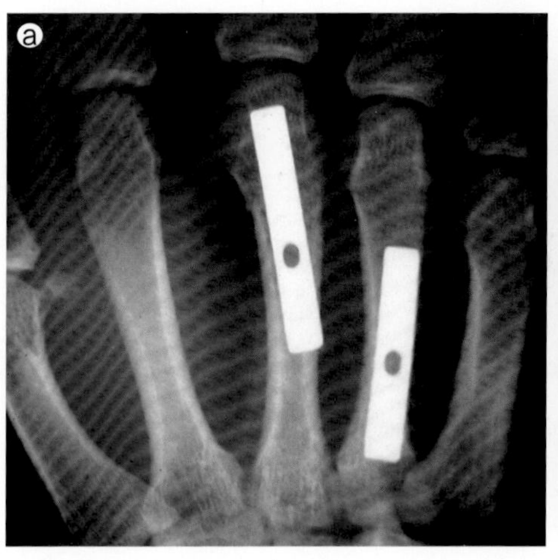
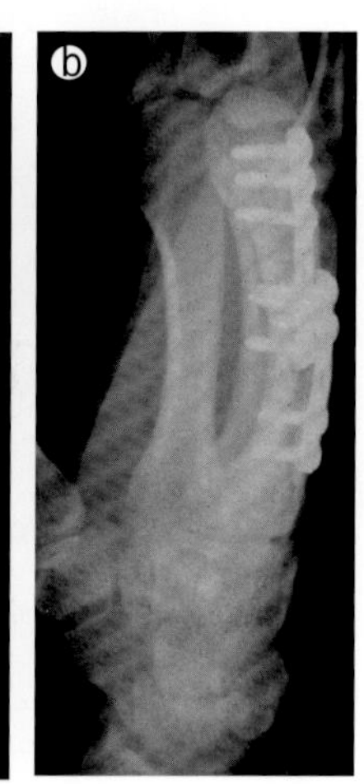

【病例5】手术病例（术后）

ⓐ: X线正位片。
ⓑ: X线侧位片。
ⓒ: X线斜位片。
用低切迹接骨板固定第二掌骨骨折，第四掌骨骨折用加压螺钉固定。

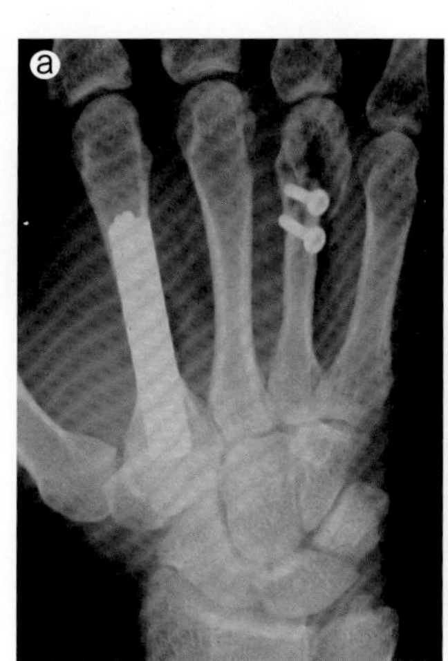
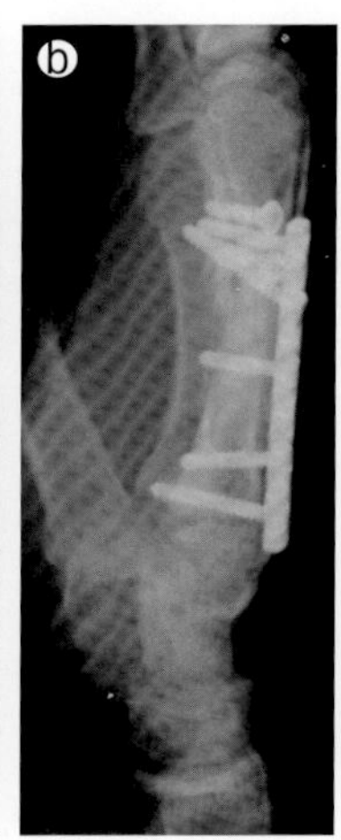
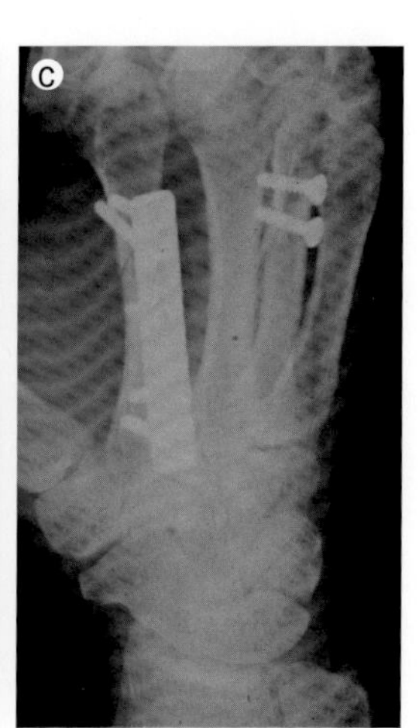

【病例6】**手术病例（术后）**

X线正位片。拇指为3枚PLLA针。中指、环指分别用3枚蓝宝石针固定。

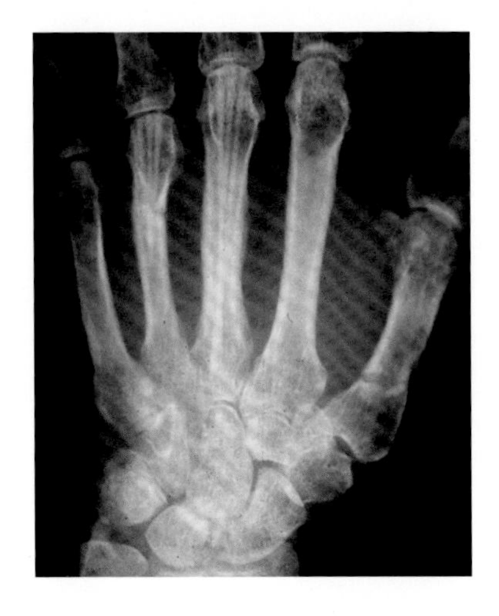

【病例7】**手术病例（术后）**

ⓐ: X线正位片。
ⓑ: X线斜位片。
用2.3mm低切迹接骨板固定。

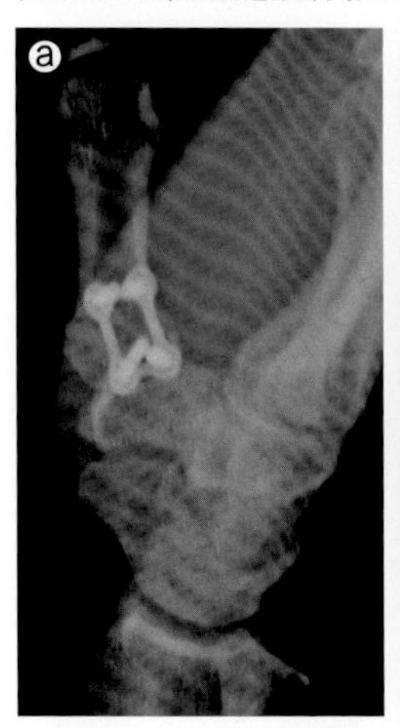

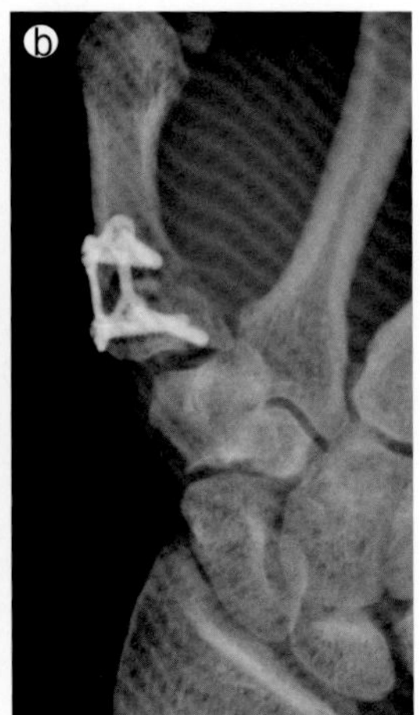

【病例8】**手术病例（术后）**

X线正位片。用小螺钉固定。

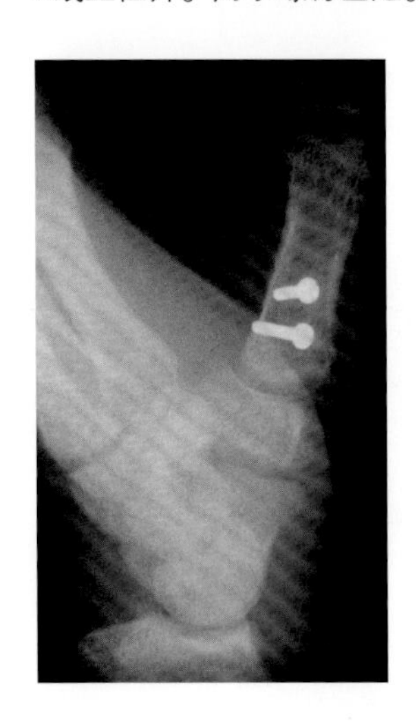

【病例9】**手术病例（术后）**

ⓐ: X线正位片。植骨后将粉碎的骨折块用3枚蓝宝石针固定，并用钢针进行临时固定。
ⓑ: X线侧位片。拔出临时固定针后。

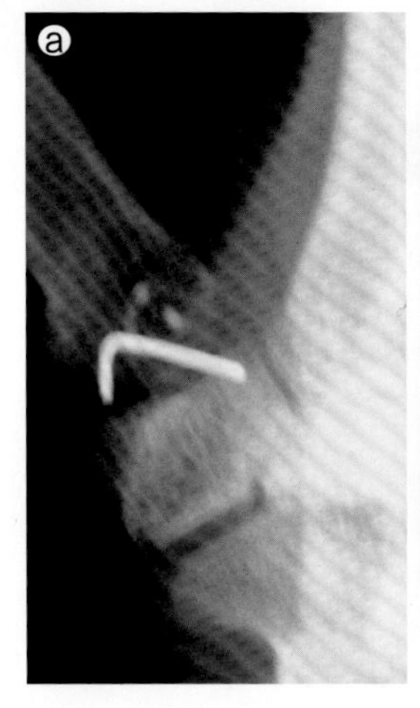

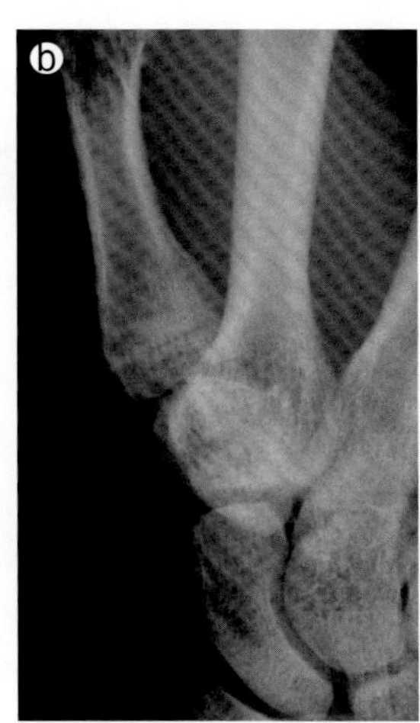

【病例10】**手术病例（术后）**

X线正位片。掌骨基底部用3枚小螺钉固定，大多角骨用2枚小号空心双头螺纹螺钉固定。

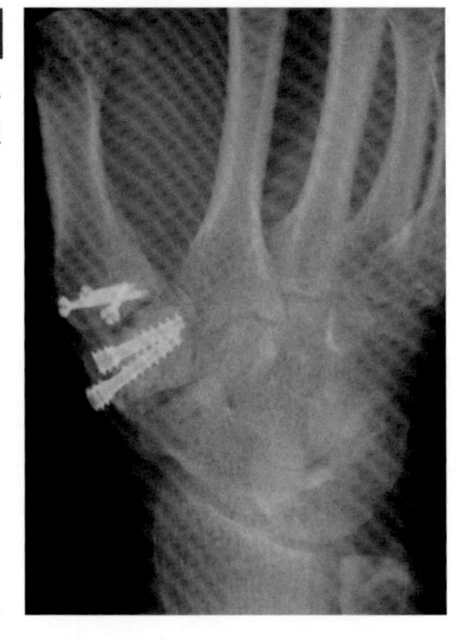

术后并发症及其应对措施

对于骨间肌筋膜室内压升高导致的骨筋膜室综合征，在手术中因骨间背侧筋膜的张力过高而不予缝合。为了预防肿胀，抬高患肢和手指做屈伸运动训练。肿胀严重的话，需切开皮肤，切开筋膜，预防骨筋膜室综合征。即使对于CRPS（复杂的局部疼痛综合征）同样也要尽量预防肿胀，需要经常进行上举肩关节的训练。

术后疗法和康复训练

术后抬高患肢。可能的话，每小时肩关节抬高1次，手指进行几十次的屈伸练习。对于拇指以外的掌骨骨折、CM关节骨折病例，将患指与相邻未损伤手指进行并指包扎，预防因旋转畸形造成的指尖交叉，同时，从术后第2天开始MP关节、PIP关节、DIP关节主动及被动屈伸运动。掌骨头骨折、掌骨颈骨折、骨干部骨折一般不进行外固定。

但是，基底部骨折（基底部CM关节脱位骨折）需要外固定。对于Bennett及Rolando骨折，术后要进行3~4周的拇人字石膏制动；反Bennett骨折及第二、三掌骨基底部骨折，石膏固定于腕轻度背伸位、MP关节屈曲位、PIP关节伸直位，持续3周[2]。

●参考文献

[1] JAHSS S A. Fractures of the metacarpals；A new method of reduction and immobilization. J Bone Joint Surg, 1938, 20：178-186.

[2] BURKHALTER W E. Closed treatment of hand fractures. J Hand Surg, 1989, 20-A：390-393.

骨与关节损伤

腕骨损伤

舟骨骨折、钩骨骨折、月骨及月骨周围的骨折脱位

兵库医疗大学康复训练学科物理疗法系教授　**藤岗宏幸**
兵库医科大学整形外科系教授　**田中寿一**

舟骨骨折

术前信息

舟骨骨折多见于青壮年摔倒时手部撑地所致，但部分病例伤后症状并不明显，易误诊为扭伤而贻误病情。腕背桡侧鼻烟窝（anatomical snuffbox）肿胀和压痛时，应高度怀疑舟骨骨折。

诊断及治疗方案

通过腕部4个体位的投照和腕关节尺偏背伸位X线检查进行诊断。决定治疗方案时，可以依据Herbert分型[1]（**图1**）。该分型将舟骨骨折分为急性稳定型（A型）、急性不稳定型（B型）、延迟愈合型（C型）、明确不愈合型（D型）。延迟愈合型（C型）的定义相对困难，通常是指伤后6周以上仍未愈合的舟骨骨折。

手术适应证

◆ 新鲜骨折

普通的X线片中，急性稳定型骨折几乎没有移位。当通过X线检查不能确定骨折时， MRI和CT可以帮助确诊。该型骨折通常行拇人字石膏（thumb spica cast）固定4~6周。

当伤后X线片中显示骨折移位，或原本无移位的骨折经保守治疗出现骨折端移位并加重时，应行手术治疗。

◆ 陈旧性骨折（骨折不愈合）

对于骨折不愈合的病例，需要进行手术复位内固定和植骨。

图1 舟骨骨折的Herbert分型

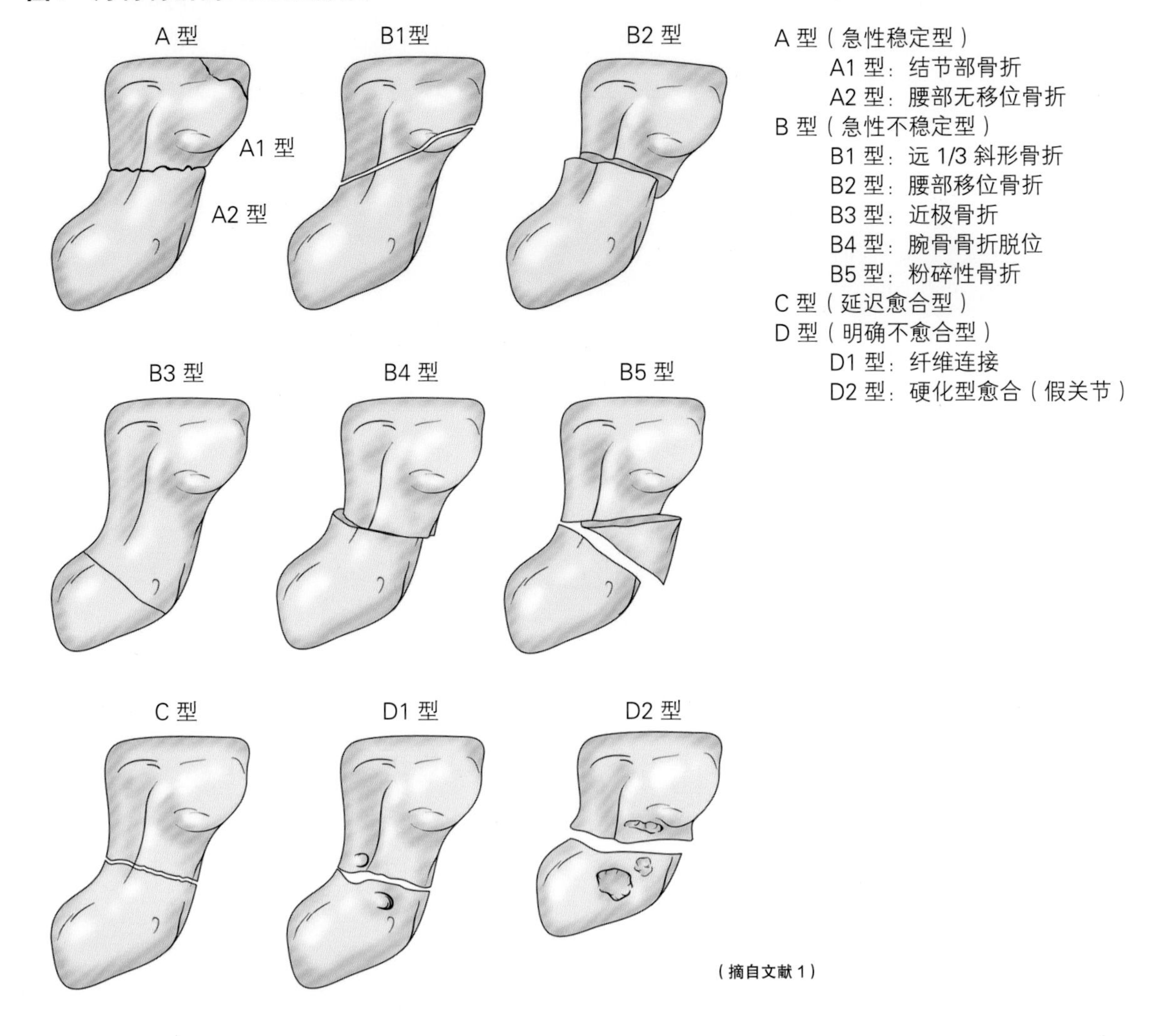

A 型（急性稳定型）
A1 型：结节部骨折
A2 型：腰部无移位骨折
B 型（急性不稳定型）
B1 型：远 1/3 斜形骨折
B2 型：腰部移位骨折
B3 型：近极骨折
B4 型：腕骨骨折脱位
B5 型：粉碎性骨折
C 型（延迟愈合型）
D 型（明确不愈合型）
D1 型：纤维连接
D2 型：硬化型愈合（假关节）

（摘自文献 1）

术前再次检查

◆ 检查受伤时间

若受伤时间小于1个月，可认为是新鲜骨折，可行骨折复位内固定而无须植骨。

◆ 检查骨折部位

骨折位于舟骨远端时，选择掌侧入路。骨折位于舟骨近端时，选择背侧入路。

◆ 检查体位和麻醉

无论选择掌侧入路还是背侧入路，患者均为仰卧位，并使用止血带进行手术（**图2**）。麻醉的选择需要考虑手术时间及植骨时供区位置等，可以选择全身麻醉、臂丛阻滞麻醉及静脉麻醉等。

◆ 检查手术器具

检查手术台、手外科用手术器械（拉钩、镊子、剪刀等）、气囊止血带、X线透视设备，以及内固定材料等。

图2　体位

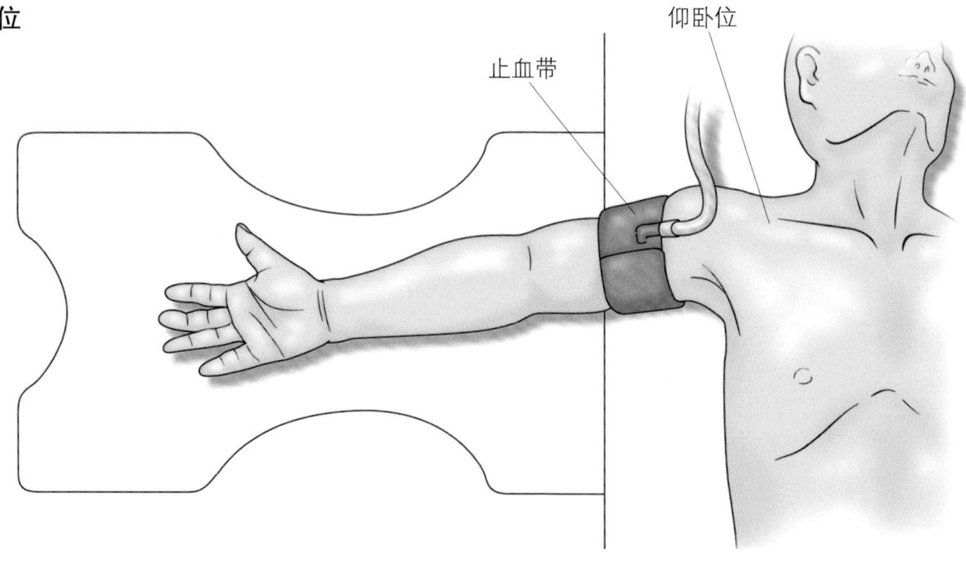

手术基本步骤

◆ 掌侧入路，骨折复位内固定

1 皮肤切口、骨折端显露、骨折复位

2 内固定

3 小切口骨折复位内固定 

4 骨折不愈合，在骨折复位内固定同时行植骨术

◆ 背侧入路，骨折复位内固定

1 手术切口及显露

2 置入导针及螺钉 

典型病例图像

【病例1】**手术病例（术前）**

29岁，男性。舟骨骨折。Herbert分型为B2型。

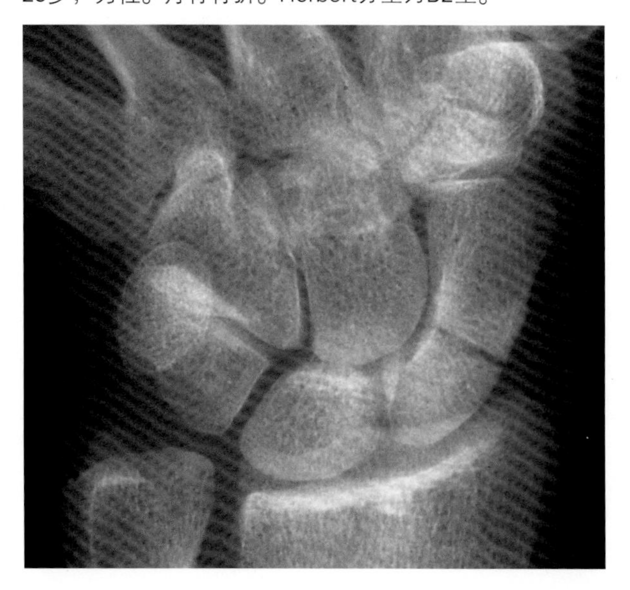

【病例2】**手术病例（术前）**

27岁，男性。舟骨骨折。Herbert分型为B3型。

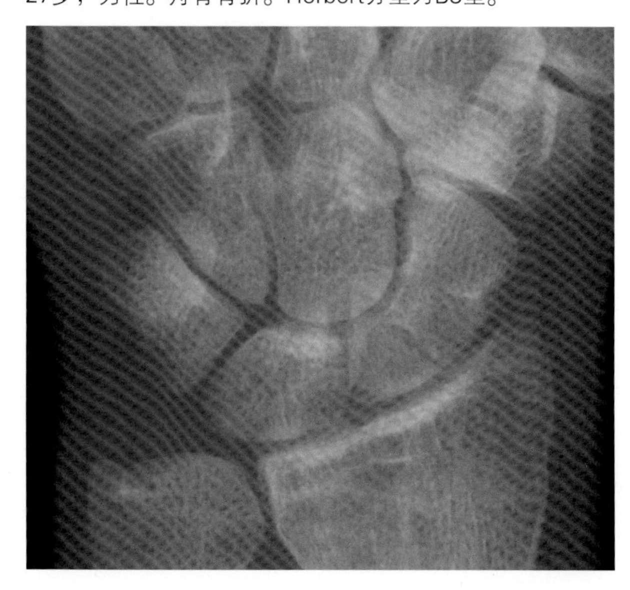

手术方法

掌侧入路，骨折复位内固定

1 皮肤切口、骨折端显露、骨折复位

皮肤切口自腕桡掌侧舟骨结节处，经桡侧腕屈肌腱（以下简称FCR肌腱）向近端延伸，经腕横纹时“Z”字形切开（**图3a**）。结扎桡动脉的掌侧支，将FCR肌腱牵至尺侧，纵行切开腕掌侧关节囊及韧带，明确骨折部位（**图3b**）。直视下复位骨折。

2 内固定

内固定时，首先置入导针。导针位置满意后，拧入空心无头加压螺钉。笔者主要使用DTJ螺钉（双螺纹日产螺钉，梅勒公司）。

图3　掌侧入路，骨折复位内固定

a：皮肤切口

b：检查骨折部位

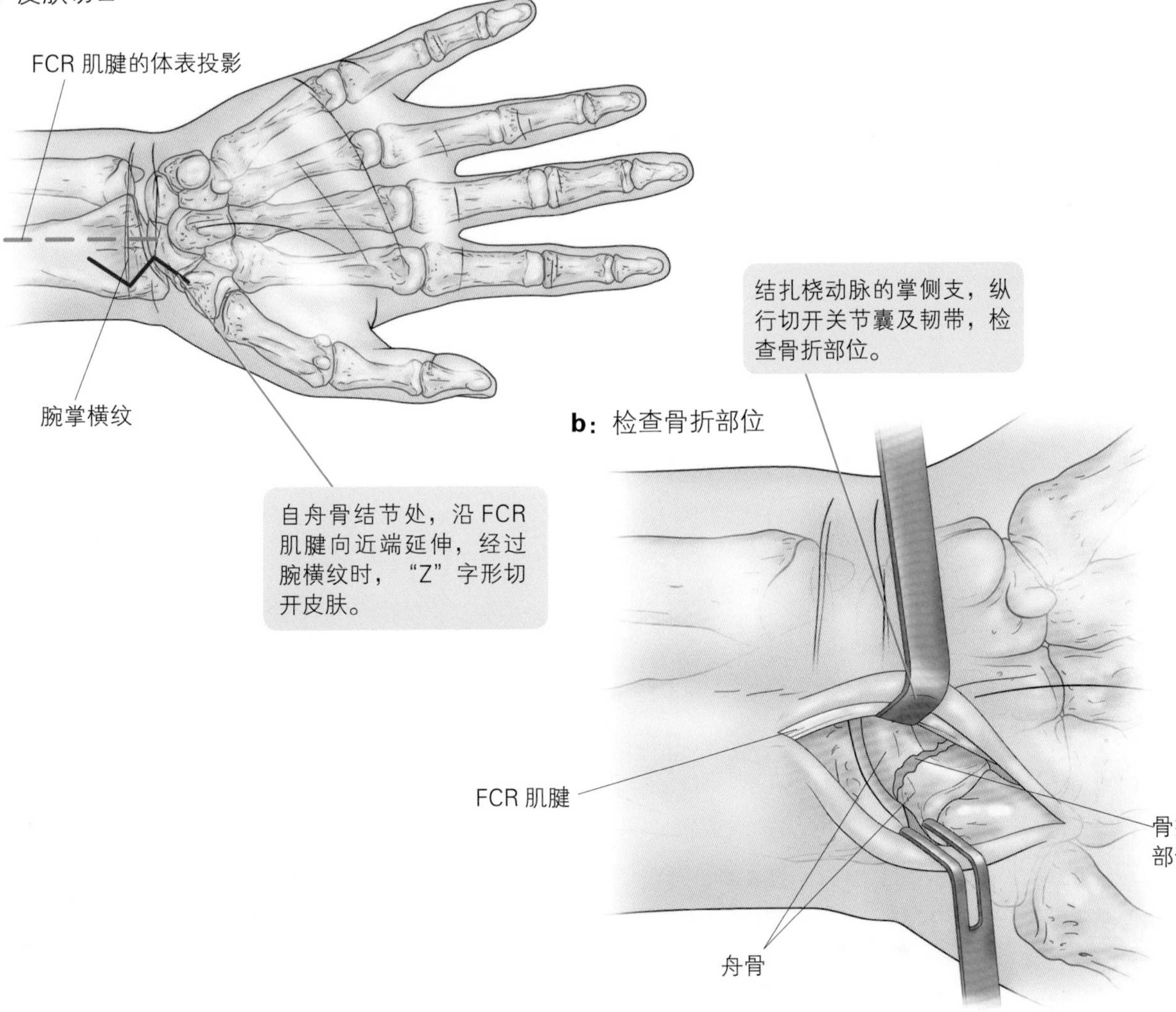

图3　掌侧入路，骨折复位内固定（接上页）

c：置入导针

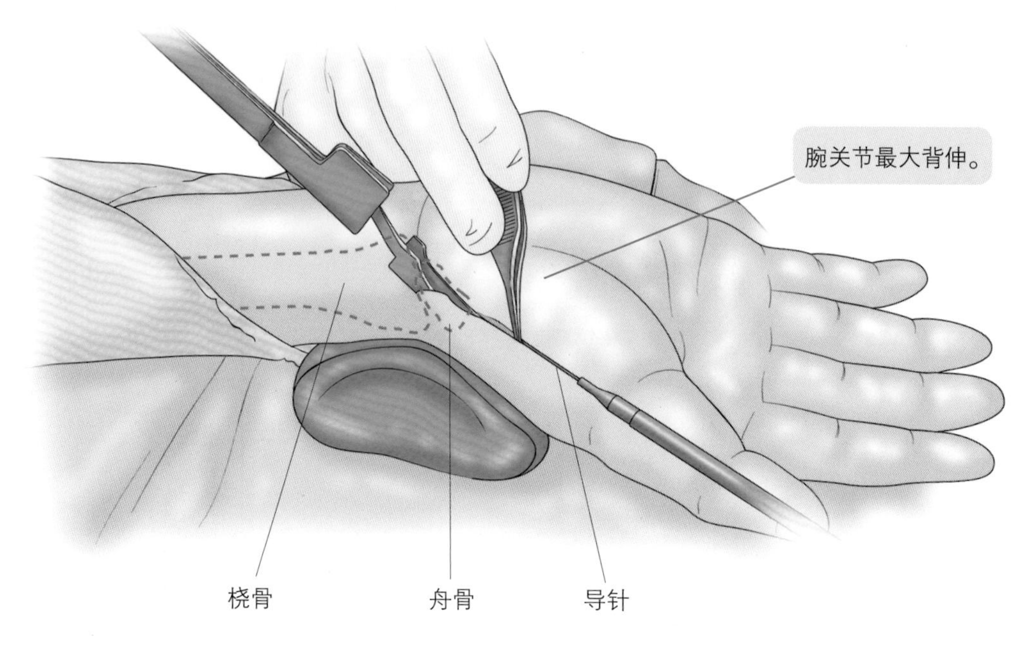

图4　X线透视下确定导针的位置

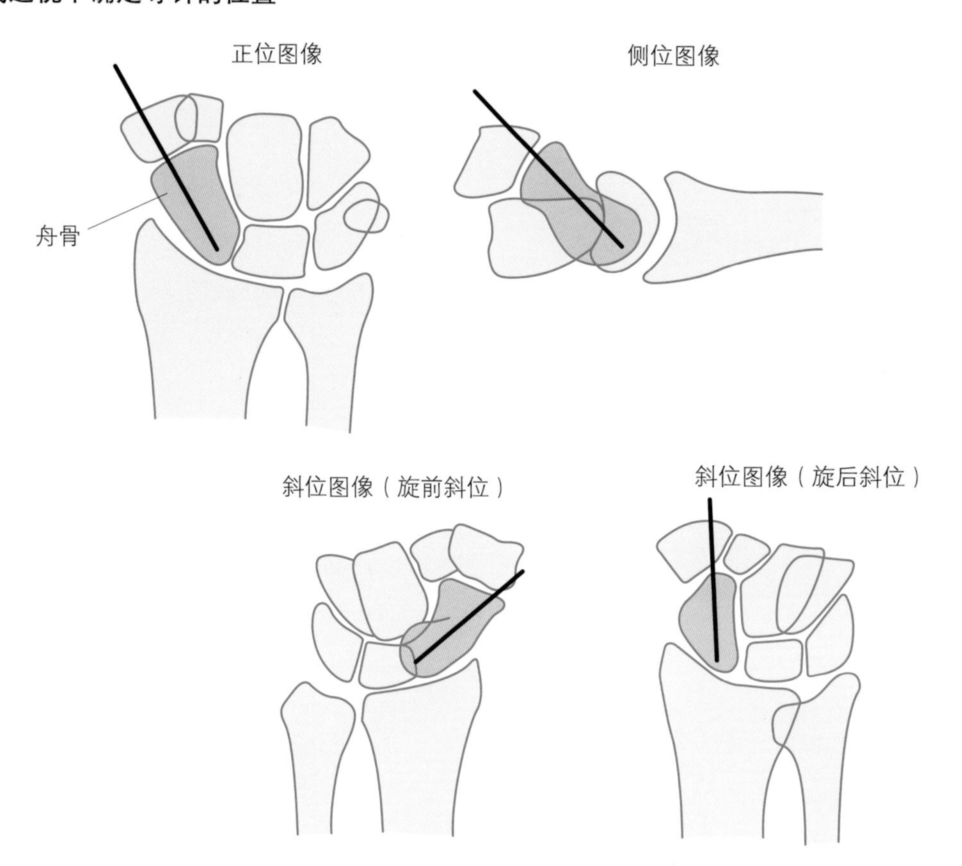

置入导针时，腕关节处于最大背伸位（**图3b、c**）。舟骨为扁平形状，相对于桡骨长轴在冠状面和矢状面大约成角45°。因此，腕关节背伸后，在矢状面的倾角与前臂的长轴几乎是相同的，这样置入时仅需考虑在冠状面的倾角即可。

透视下通过腕关节正位、侧位、斜位来检查导针放置的位置是否合适，测量拟用螺钉的长度，拧入DTJ 螺钉（**图4**）。考虑到螺钉对骨折端的加压作用和需将整个螺钉埋于软骨下方，因此，螺钉的长度最好是比测量的数值略短一些（2mm左右）。

3 小切口骨折复位内固定

适用于新鲜无移位的骨折，在舟骨结节部位切开一个小切口，从舟骨与大多角骨的关节水平置入导针。

手术技巧及注意事项

掌侧经皮骨折复位内固定术时，由于导针易于偏向掌侧，因此尽可能从背侧进针（**图5**）。

4 骨折不愈合，在骨折复位内固定同时行植骨术

暴露骨折部位，彻底切除骨折端的纤维瘢痕组织和硬化骨，于骨折端植入片状松质骨及带有皮质骨的松质骨（**图6**）。根据所需的植骨量选择供区，从尺骨鹰嘴或髂骨处切取。将皮质骨置于骨折端的表面，注意纠正缩短及驼背畸形。

图5　小切口骨折复位内固定术

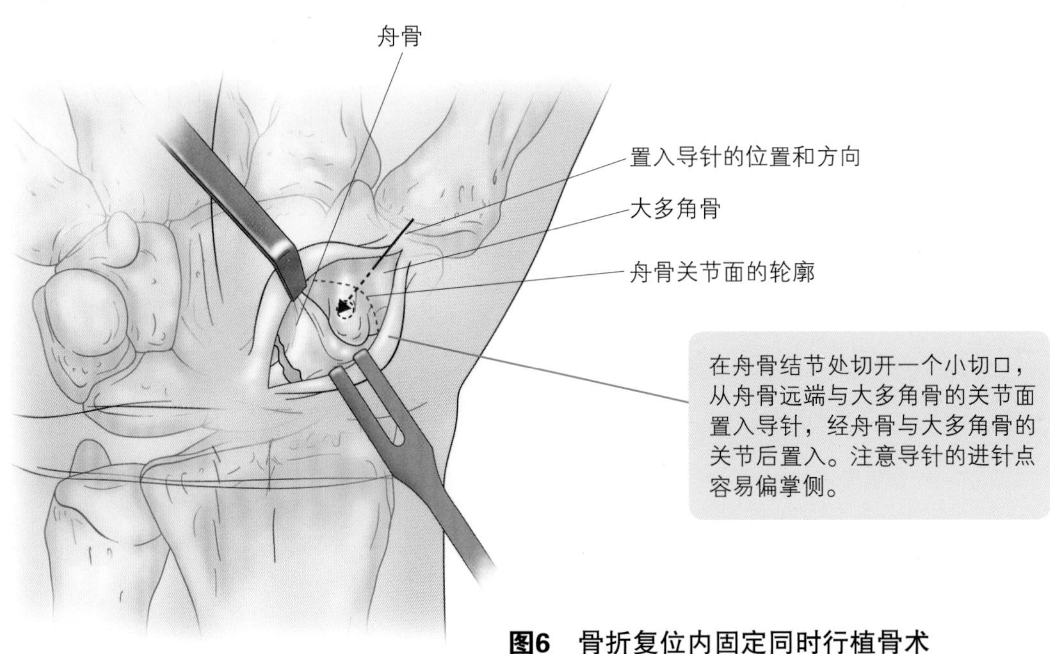

图6　骨折复位内固定同时行植骨术

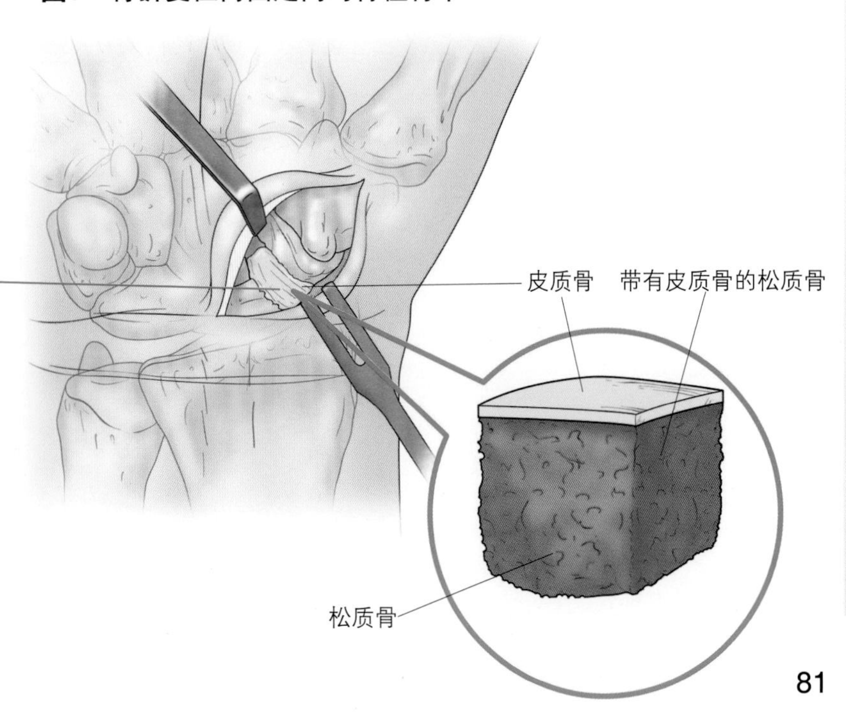

背侧入路，骨折复位内固定

舟骨近端骨折（Herbert分型为B3型）时，经背侧入路行骨折复位内固定。

1 手术切开及显露

在腕背桡侧，于拇长伸肌腱（以下简称EPL肌腱）的尺侧切开皮肤（**图7a**）。部分切开伸肌支持带的远侧部位，将EPL肌腱牵至桡侧，指总伸肌腱（以下简称EDC肌腱）牵至尺侧，暴露腕背关节囊（**图7b**）。利用X线透视，确认舟骨和月骨的关节间隙，纵行切开关节囊。屈腕后，显露舟骨近端的骨折部位（**图7c**）。

图7　背侧入路骨折复位内固定①

a：切口

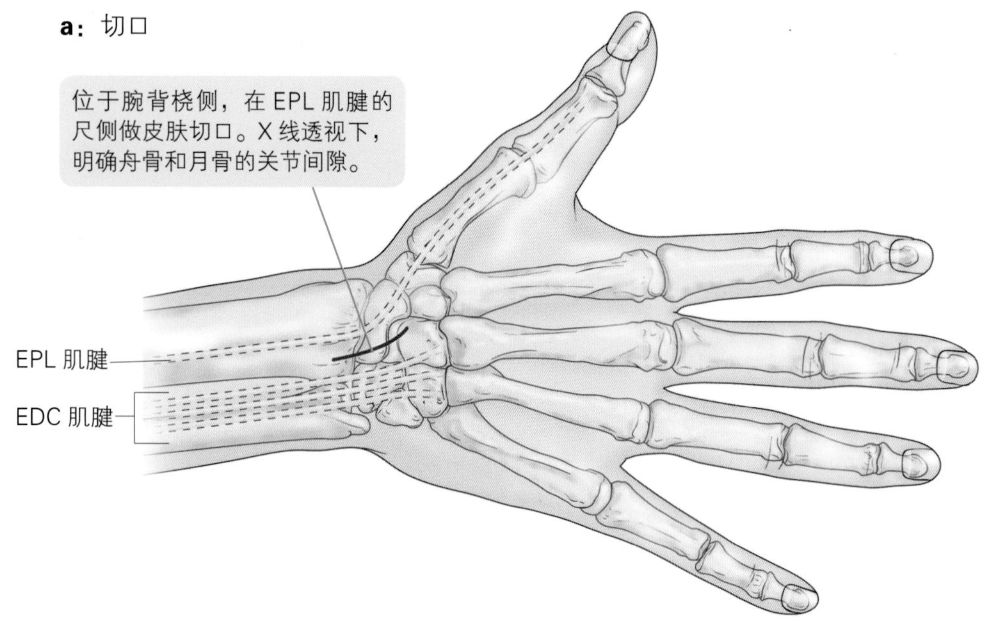

b：显露

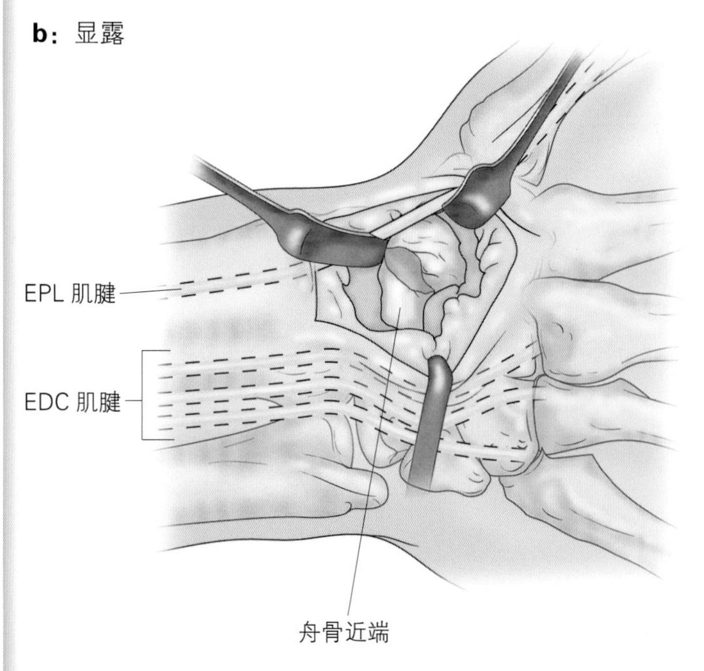

c：明确骨折部位

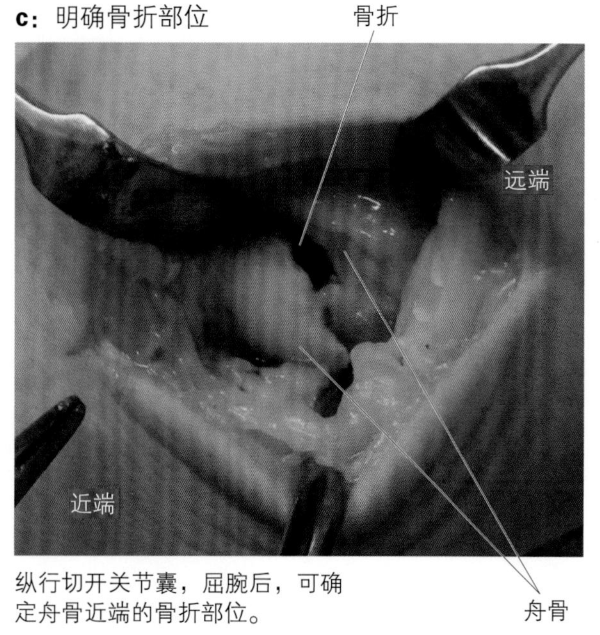

纵行切开关节囊，屈腕后，可确定舟骨近端的骨折部位。

2 置入导针及螺钉

将无菌单或毛巾等垫在前臂掌侧，以获得最大限度的屈腕，该体位下导针容易置入。从近端骨折块的中央置入导针，然后拧入螺钉（**图8a**）。

置入导针时，如**图4**所示，除了腕部4个体位的X线透视之外，还需要最大限度屈腕，在舟骨的长轴方向进行X线透视，以确认导针是否位于中央（**图8b**）。根据骨折块的体积，选用DTJ螺钉或DTJ微型螺钉进行固定。

手术技巧及注意事项

注意：导针的位置容易偏于背侧。

图8　背侧入路的切开复位内固定②

a：置入导针及螺钉

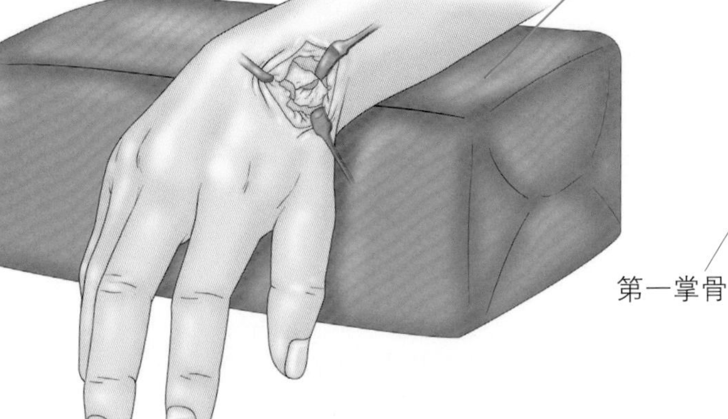

b：透视下，确认导针

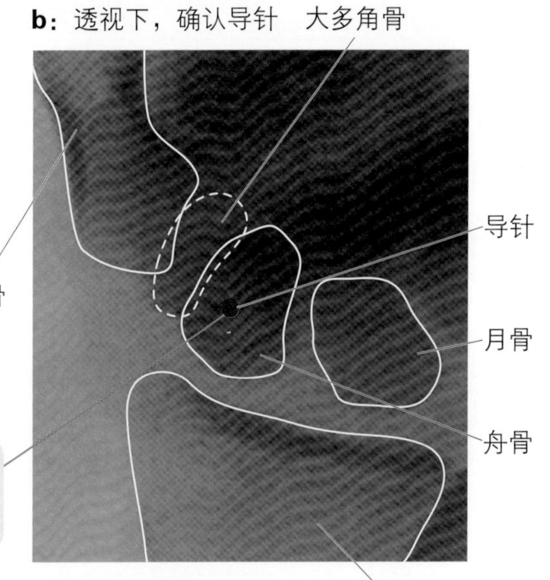

典型病例图像

【病例1】**手术病例（术后）**

通过掌侧入路，从远端向近端置入DTJ螺钉，固定骨折端。

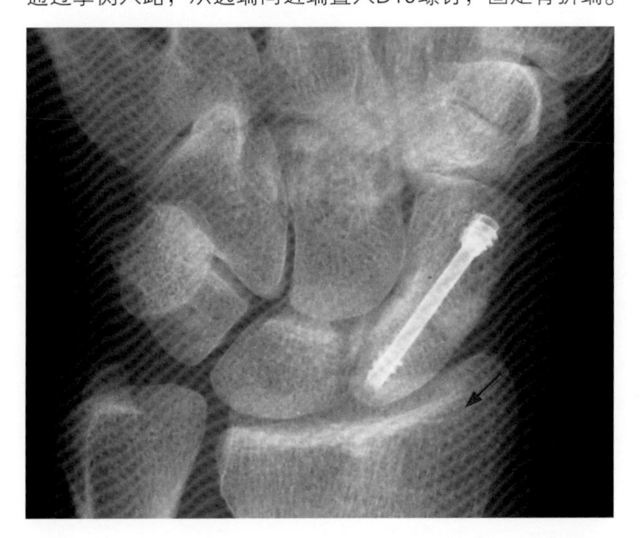

【病例2】**手术病例（术后）**

通过背侧入路，从近端向远端置入DTJ螺钉，固定骨折端。

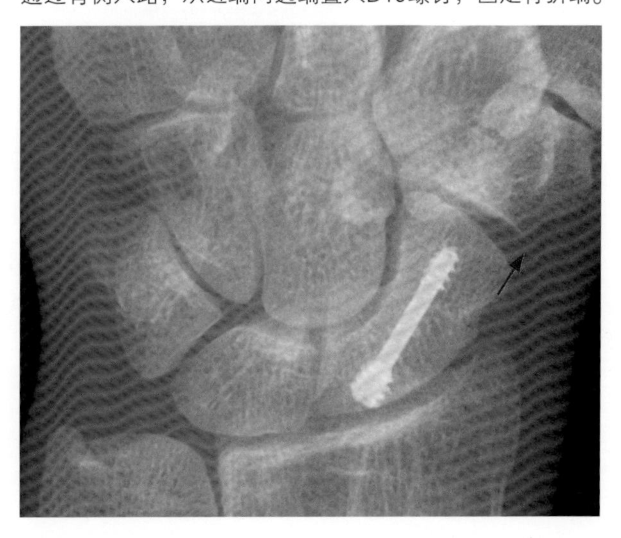

术后并发症及处理

当螺钉位置不佳，以及术中未能确定是否需要同期植骨时，容易影响术后骨折的顺利愈合。

术后处理

新鲜骨折术后需要石膏制动2~4周，骨折不愈合植骨内固定术后需要石膏制动4~6周。拆除外固定后，逐渐开始腕关节康复训练。

通常4~6个月之后，当握力恢复至80%左右，可以开始进行体育活动及重体力工作。

钩骨钩骨折

术前信息

钩骨骨折分为钩骨体骨折和钩骨钩骨折。钩骨钩骨折多由于直接作用于小鱼际的暴力导致。大多情况下是由于摔倒时高尔夫球杆、网球拍、棒球棒等的把手及摩托车把手等局部撞击后造成[2-4]。局部疼痛但不剧烈，常误以为腕部扭伤而未行诊治，因此延迟诊断多见（**图9a**）。

此外，钩骨钩部骨折后，小指屈肌腱对骨折部位的侧方应力作用，以及钩部的血运特点，导致钩骨钩骨折发生不愈合。钩骨钩骨折不愈合，可能并发小指指深屈肌腱（以下简称FDP肌腱）断裂和尺神经麻痹（**图9b**）[5]。

手术适应证

新鲜的钩骨钩骨折，可使用外固定的保守疗法。而对于希望避免出现骨折不愈合者，以及需要早期恢复体育活动的运动员等，适合行钩切除术[4]。

术前再次检查

◆ 重新查体及拍摄X线片

小鱼际钩骨钩部位的压痛是重要的阳性体征。怀疑钩骨钩骨折时，仅依靠腕部4个体位的X线透视很难诊断，需要进行腕管位拍照及CT检查。

◆ 再次检查屈肌腱损伤

钩骨钩骨折并发小指FDP肌腱损伤时，虽然小指MP关节可以屈曲，但是PIP关节及DIP关节屈曲困难（尤其是FDP肌腱断裂后，DIP关节无法屈曲）。

图9　钩骨钩骨折

a：钩骨钩骨折的机制

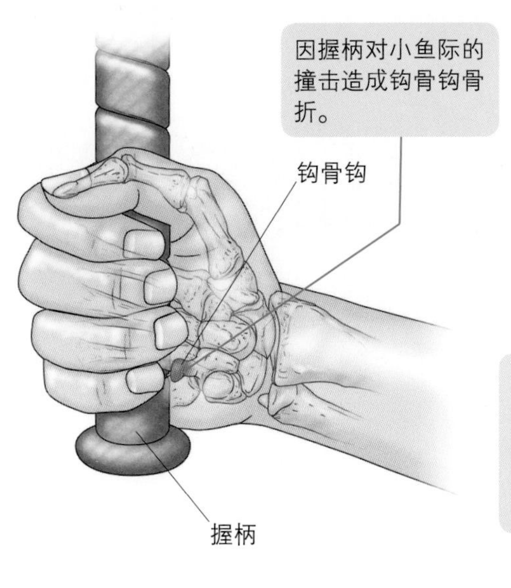

b：钩骨钩周围的解剖

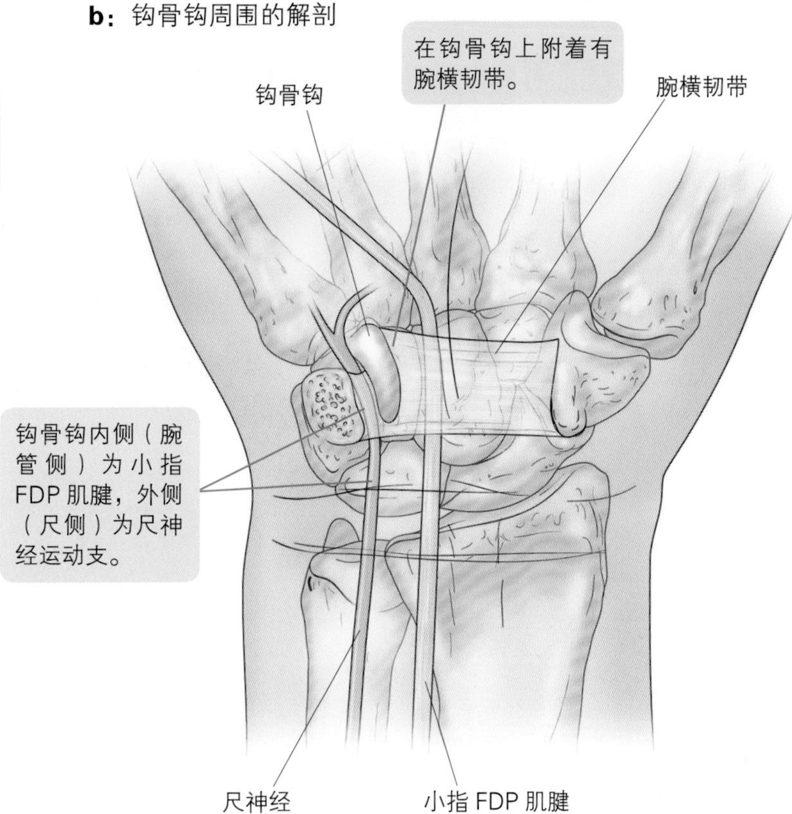

◆ 再次检查神经麻痹

检查尺神经麻痹时，通过两点辨别觉检查小指和环指尺侧是否存在感觉障碍，同时还需检查手指内收和外展等以判断是否存在运动障碍。

◆ 再次检查体位、麻醉

手术时为仰卧位，使用止血带（**图2**）。

可选择全身麻醉、神经阻滞麻醉和静脉内局部麻醉等。

◆ 再次检查手术器械

确认手术台、手外科基本器械（拉钩、镊子、剪刀等），以及气囊止血带等。

手术概要

1 选择手术入路

2 笔者选择的手术入路及钩骨钩切除

3 骨折不愈合

典型病例图像

【病例3】**手术病例（术前）**

29岁，男性。钩骨钩骨折。从X线片（a）、CT（b）中可清楚地看到骨折线。

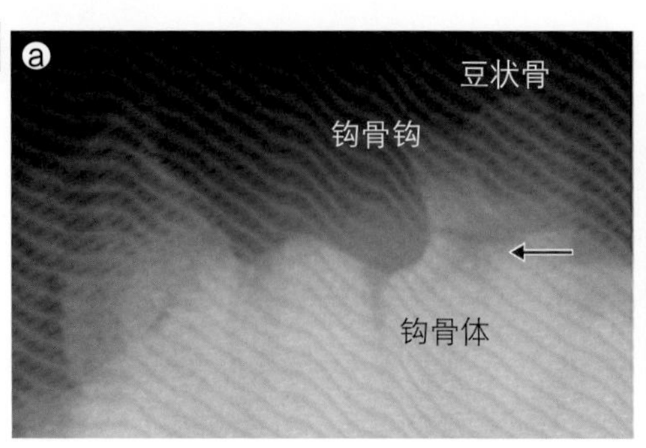

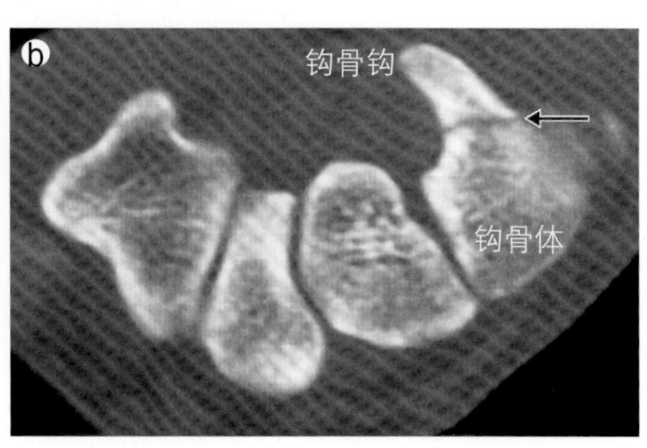

手术方法

1 选择手术入路

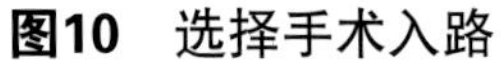

切除钩的手术入路（**图10**）包括：

① 从小鱼际外侧牵开小鱼际肌肉，暴露并切除钩。

② 直接暴露小鱼际部位钩骨钩。

③ 同腕管综合征的入路，剥离附着在钩骨钩上的腕横韧带及骨膜后，切除钩骨钩。

图10　选择手术入路

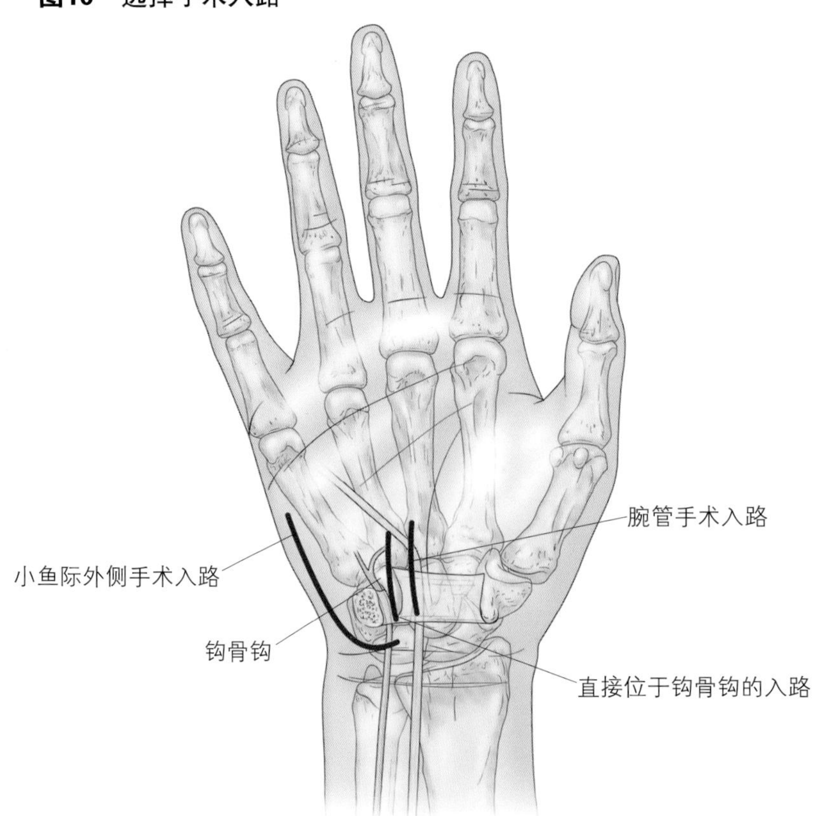

2 笔者选择的手术入路及钩骨钩切除

尺神经运动支位于钩骨钩尺侧，小鱼际外侧的手术入路神经损伤的风险很高，因而笔者选用腕管手术入路。

手术技巧及注意事项

选用鱼际纹尺侧的腕管切开入路，在腕横韧带及骨膜下剥离钩，这样能够最大限度保护正中神经及尺神经，因而相对安全（**图11**）。

3 骨折不愈合

未治愈钩骨钩骨折发生不愈合时，可能会导致腕管内FDP肌腱的损伤。这种情况下，肌腱的磨损及变性进展迅速，因而很难进行肌腱的直接缝合，需要利用掌长肌腱移植进行修复。

进行肌腱移植时，需要选择腕管手术入路。在切除钩骨折块的同时，可以修复肌腱。

图11　腕管手术入路

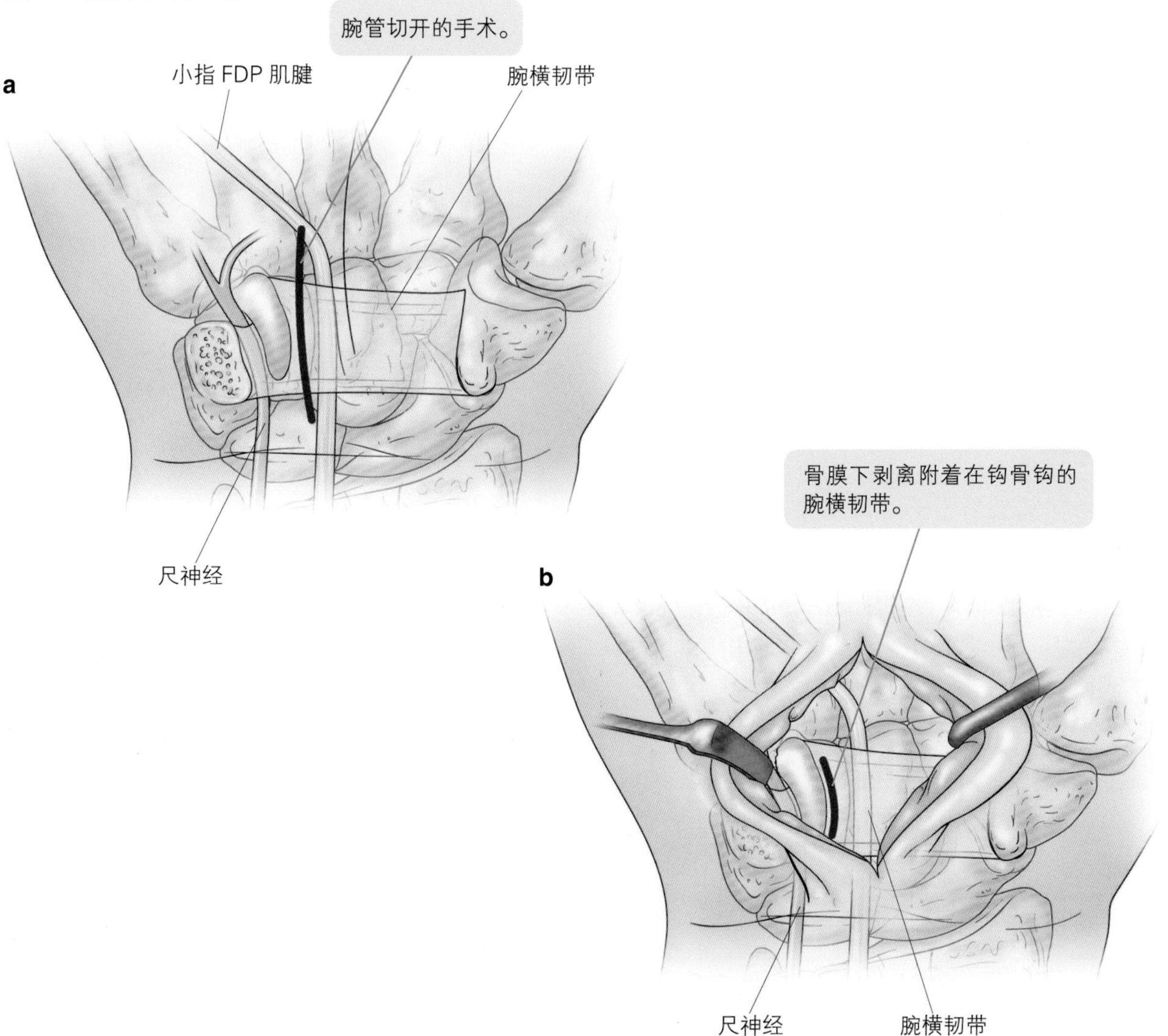

典型病例图像

【病例3】手术病例（术后）

钩骨钩切除后。

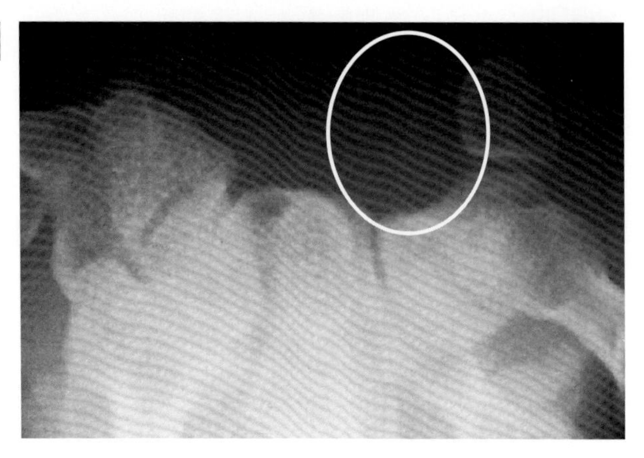

术后并发症及处理

切除钩骨钩时，可能会引起尺神经麻痹。手术时，术者需谨慎操作，进行钩骨钩的骨膜下剥离；助手牵拉时避免用力过大，预防尺神经麻痹的发生。

术后疗法

钩骨钩切除后，可以行石膏制动2周左右。术后4~6周，可以恢复体育活动。

月骨周围脱位及月骨脱位

术前信息

严重暴力导致腕关节过度背伸时，可导致月骨周围脱位及月骨脱位。此时，舟月骨间韧带（scapholunate ligament）、桡舟头韧带（radioscaphocapitate ligament）、月三角韧带（lunotriquetral ligament）、背侧桡腕韧带（dorsal radioscapholunate ligament）等均发生损伤。同时可能伴有舟骨及桡骨茎突等骨折，以及正中神经麻痹等。

诊断

通过腕部X线检查可以进行诊断，但由于腕骨形态不规则，当腕骨重叠时，诊断困难。

手术适应证

治疗的要点是尽可能在早期进行解剖复位。对于新鲜损伤，可以试行闭合复位。复位后，利用管型石膏及经皮克氏针固定，舟骨骨折需行内固定。

对于复位困难、复位后不稳定，以及合并正中神经麻痹者，需要切开复位内固定及韧带修复[6]。

术前再次检查

◆ 再次检查X线片

通过腕部X线正位片，辨认远侧列腕骨的近端、近侧列腕骨的远端及近端轮廓（即所谓的Gilula's line），在侧位X线片上观察月骨和头状骨的位置关系。

◆ 再次检查神经麻痹

10%~20%的病例并发正中神经麻痹，需要通过两点辨别觉检查确认拇指、示指、中指和环指尺侧等的感觉障碍。

◆ 再次检查骨折

利用X线片及CT确认是否合并舟骨、桡骨茎突等骨折。

◆ 再次检查体位、麻醉

无论选择掌侧或背侧入路，手术时均为仰卧位，使用止血带（**图2**）。

麻醉的选择需要考虑手术时间及植骨时供区位置等，可以选择全身麻醉、神经阻滞麻醉和静脉内局部麻醉等。

◆ 再次检查手术器材

检查手术台、手外科基本套件（拉钩、镊子、剪刀等）、气囊止血带、X线透视设备、内固定物（合并骨折时选用的移植材料及修复韧带所用的缝合锚）等。

手术概要

1 手法复位

2 经皮克氏针固定

3 韧带修复术

4 正中神经麻痹的处理

典型病例图像

【病例4】**手术病例（术前）**

25岁，男性。经舟骨月骨周围脱位。

ⓐ：X线正位片。Gilula's line中断。

ⓑ：X线侧位片。头状骨等腕骨向背侧脱位。

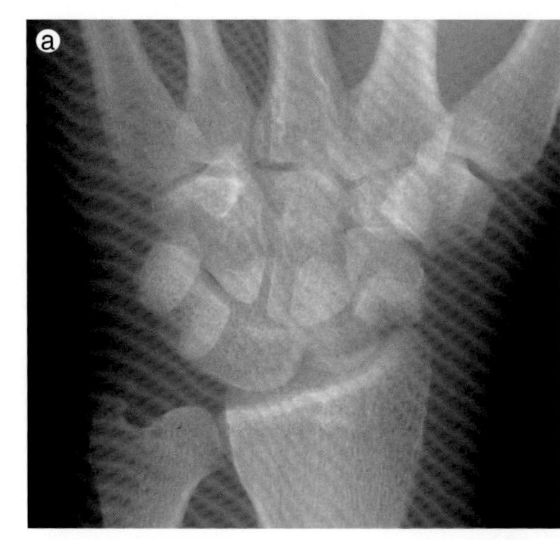

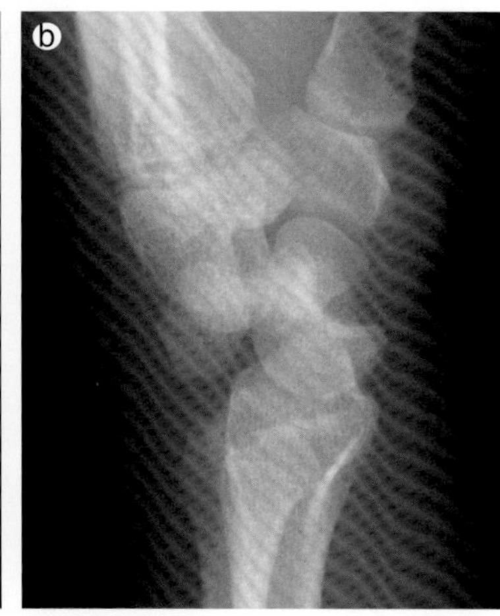

【病例5】**手术病例（术前）**

58岁，男性。月骨脱位。

ⓐ：X线正位片。Gilula's line中断。

ⓑ：X线侧位片。月骨向掌侧脱位。

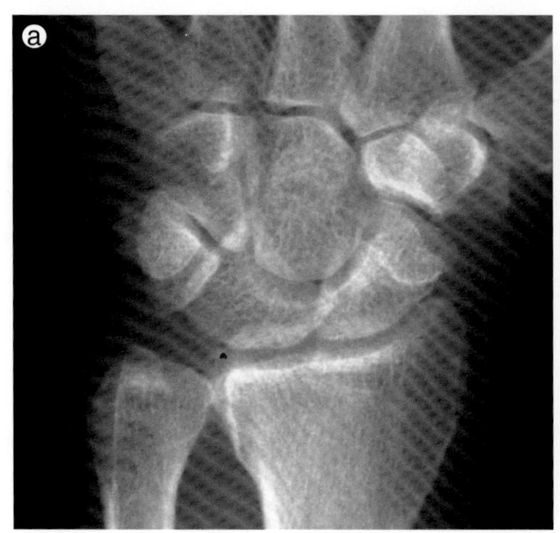

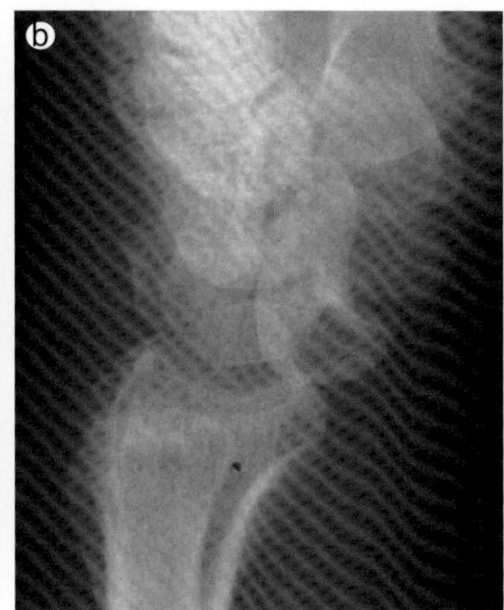

手术方法

1 手法复位

在局部麻醉或全身麻醉下，术者用拇指按住头状骨的同时，将手向远端牵引，背伸腕关节后，再进行屈腕，通过上述操作将头状骨近端复位至月骨的远端（**图12**）。大多数病例可通过手法复位，所以应首先试行。

2 经皮克氏针固定 

当手法复位后腕关节稳定时，采用石膏夹板固定。但为了避免继发的腕关节不稳定，可以用直径为1.2mm的克氏针进行经皮固定。对于未合并骨折的月骨周围脱位，经皮克氏针分别固定舟月关节和月三角关节（**图13**）。对于合并舟骨骨折及桡骨茎突骨折的病例，需要进行骨折复位内固定术。

手术技巧及注意事项

腕骨为不规则骨，应在 X 线透视下将克氏针置入适当的位置。

图12　手法复位

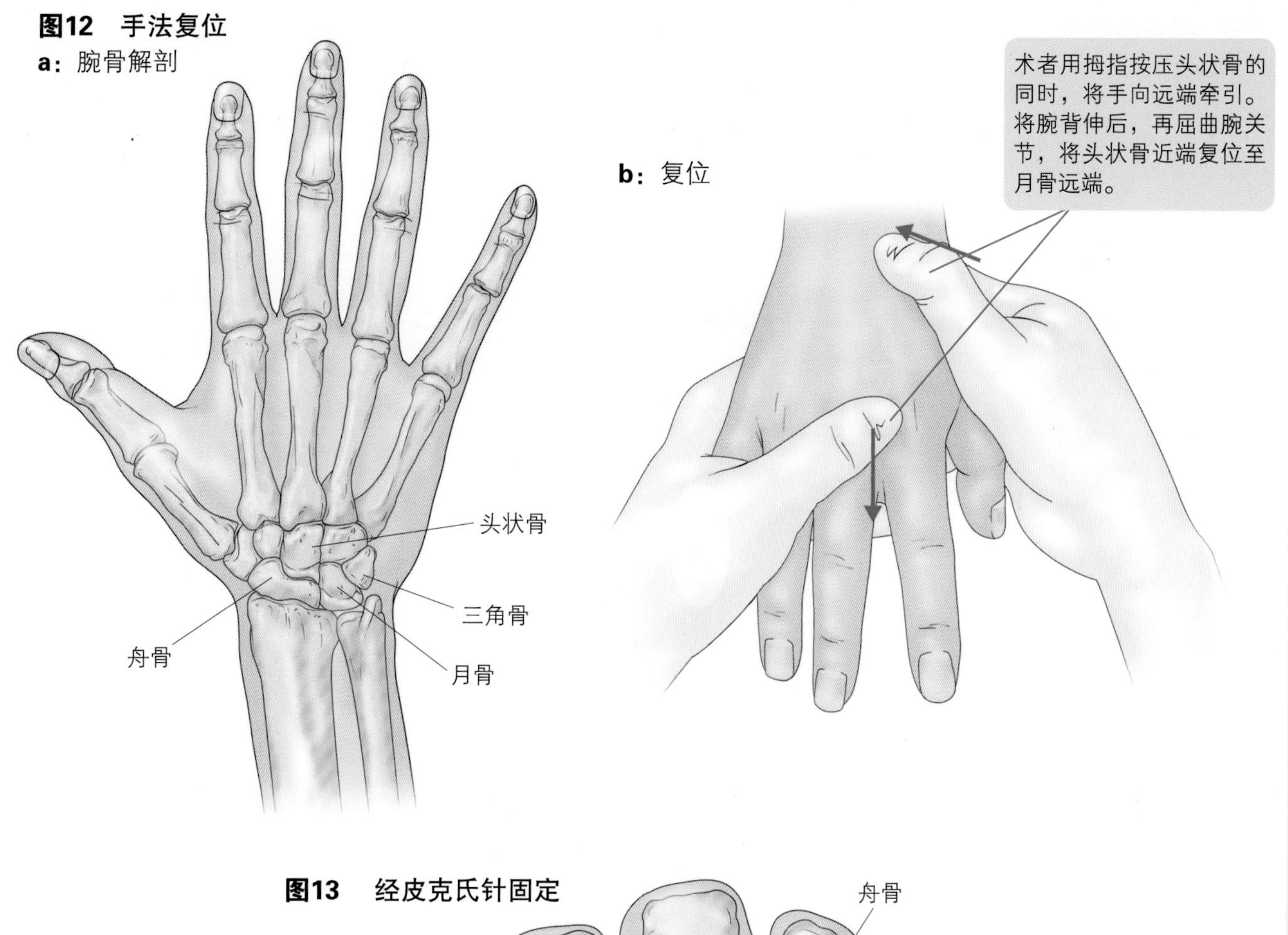

图13　经皮克氏针固定

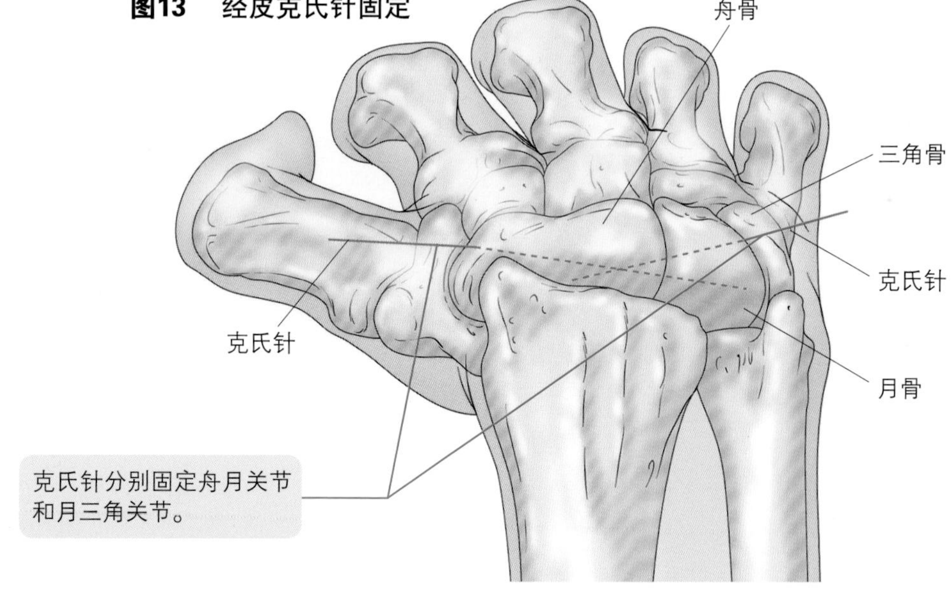

3 韧带修复术 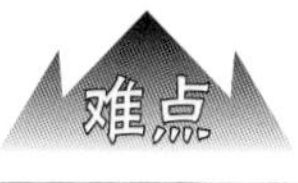

腕背入路，于腕背第二和第三间室之间切开伸肌支持带，并长至第四间室。将EDC肌腱牵至尺侧或桡侧（**图14a**）。缝合并修复损伤的舟月骨间韧带及月三角骨间韧带（**图14b**）。韧带在与腕骨附着部位撕脱、断裂时，用缝合锚修复韧带。

手术技巧及注意事项

手法复位困难的病例，以及复位后腕关节不稳定的病例，需要行韧带修复。

图14　韧带修复术

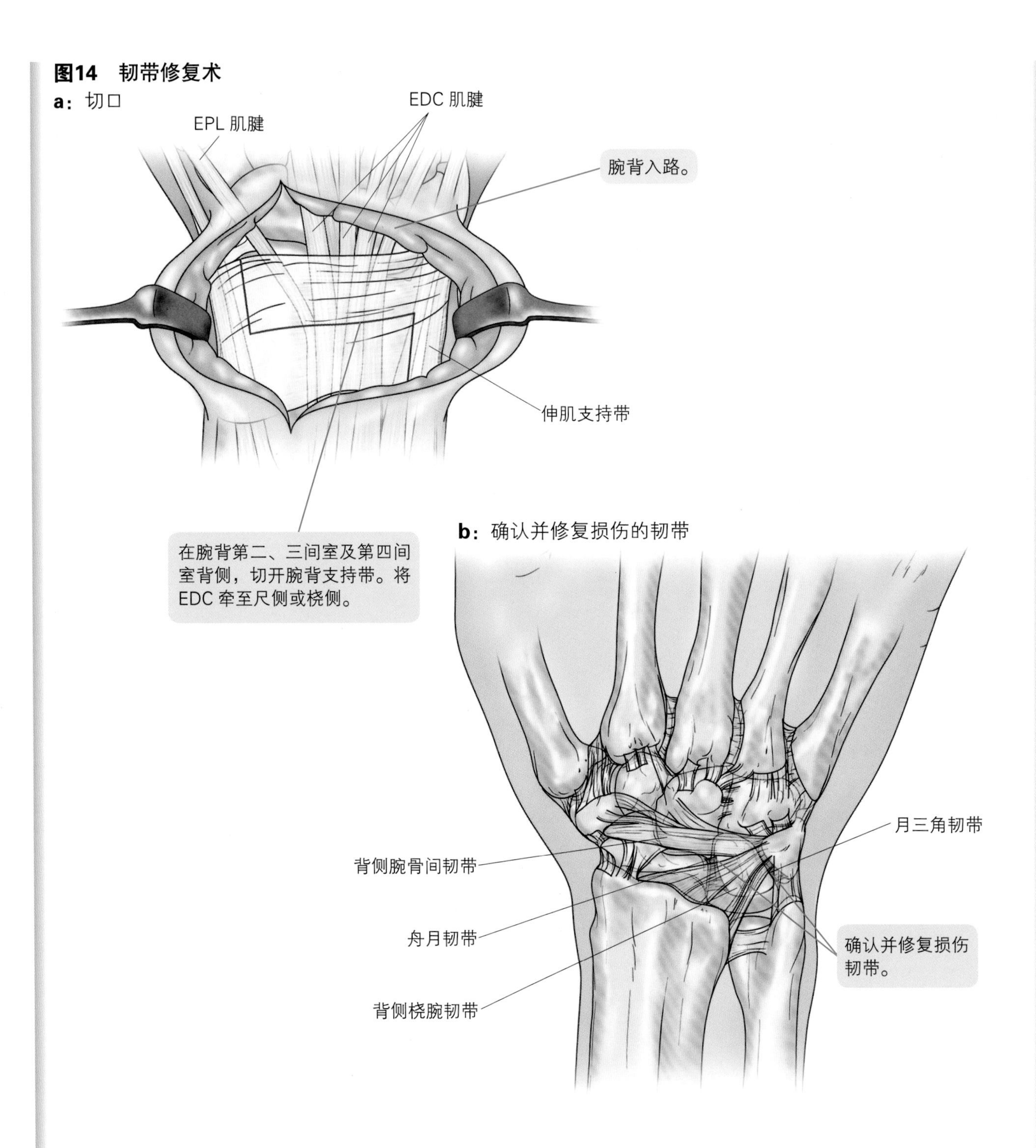

同**图13**，为了腕骨复位的稳定，舟月关节和月三角关节行克氏针固定。

4 正中神经麻痹的处理

合并正中神经麻痹时，从掌侧切开腕横韧带，探查正中神经及腕骨。若腕关节掌侧韧带也合并损伤，需要同时进行修复。

术后并发症及处理

本类型损伤为腕关节的严重韧带损伤。切开修复韧带时，须注意指伸肌腱是否存在粘连，修复指伸肌腱的腱周滑膜及伸肌支持带。术后长期的制动是造成腕关节活动受限的重要原因。韧带修复效果不好时，会造成腕关节不稳定，即SLAC腕（scapholunate advanced collapse wrist），并最终进展至腕关节退行性改变[7]。

术后处置

术后3周，行患肢的长臂石膏制动，限制前臂的旋转。此后2周，改为短臂石膏固定。

●参考文献

[1] HERBERT T J, FISHER W E. Management of the fractured scaphoid using a new bone screw. J Bone Joint Surg, 1984, 66-B : 114-123.

[2] CARTER P R, EATON R G, et al. Ununited fracture of the hook of the hamate. J Bone Joint Surg, 1977, 59-A : 583-588.

[3] STARK H H, CHAO E K, et al.Fracture of the hook of the hamate. J Bone Joint Surg, 1989, 71-A : 1202-1207.

[4] 藤岡宏幸， 牧野 健， ほか. 有鉤骨鉤骨折に対する超音波治療と鉤切除術の比較検討. 日手会誌， 2005, 22 : 54-57.

[5] YAMAZAKI H, KATO H, et al. Closed rupture of the flexor tendons of the little finger secondary to non-union of fractures of the hook of the hamate. J Hand Surg, 2006, 31-B : 337-341.

[6] 佐藤和毅. 月状骨（周囲）脱臼の治療のコツ // 金谷文則. 手の外科の要点と盲点， 外傷応用編 2 脱臼・靱帯損傷. 東京: 文光堂， 2007: 192-195.

[7] WATSON H K, BALLET F L. The SLAC wrist : scapholunate advanced collapse pattern of degenerative arthritis. J Hand Surg, 1984, 9-A : 358-365.

肌腱、神经与血管损伤

新鲜指屈肌腱损伤

富永草野医院整形外科上肢诊疗部长　草野　望

手术特征

近年来，在指屈肌腱断裂的治疗过程中，为了避免缝合肌腱与周围组织粘连，术后早期就开始进行肌腱的功能锻炼。早期功能锻炼分为肌腱缝合后的早期被动活动锻炼（early passive mobilization）和早期主动活动锻炼（early active mobilization），后者即进行与缝合肌腱相连续的肌腹的主动收缩练习。

笔者使用强度高而操作简单的三环线缝合法（triple looped suture，以下简称TLS法）[1]进行6股缝合，术后进行早期主动活动锻炼[2]。本章将阐述笔者的手术方式和术后康复疗法。

手术时机

最好的手术时机是尽早进行手术。但是为了可以进行术后早期主动活动锻炼，有时需要先妥善处理好创面，使用抗生素预防创面感染，故也可择期手术。此外，受伤后2~3天手指肿胀明显时，应考虑到术后肿胀会加重的可能，所以可以在肿胀开始减轻数日后择期手术。

手指指深屈肌腱（以下简称FDP肌腱）即使在断裂4周后也可以直接缝合。因为FDP肌腱通过附着的腱纽（vinclum）及蚓状肌限制了其向近侧的回缩，较少引起肌静止性挛缩（myostatic contracture）。

术前再次检查和评估

◆ 判断创面感染风险

有感染风险时，需进行充分的清创术和清洗。使用抗生素1~2周后，在确认无感染的基础上再缝合肌腱。

◆ 检查血管、神经

合并桡、尺动脉及神经断裂时，基本上不采取早期功能活动锻炼。

◆ 影像学检查

通过X线检查确认损伤的肌腱止点处是否有骨缺损。

◆ 体位与麻醉

患者取仰卧位，患肢置于可透过X线的手术台上。

麻醉可以使肌肉松弛，且避免气囊止血带压迫产生的疼痛。采用腋窝臂丛神经阻滞麻醉法。

手术概要

◆ 肌腱实质部位断裂

1 切口和显露肌腱断端及缝合部位的延长切口

2 滑车的处理

3 缝合肌腱

4 闭合创面

◆ 远节指骨肌腱止点处断裂

缝合法

典型病例图像

【病例】手术病例（术前）

53岁，男性。左手示指因被钢材夹住而受伤，当天进行手术。
ⓐ：术前主动伸直。
ⓑ：术前主动屈曲。
ⓒ：缝合前。
因腱纽附着在近断端，所以肌腱近断端并没有明显的回缩。

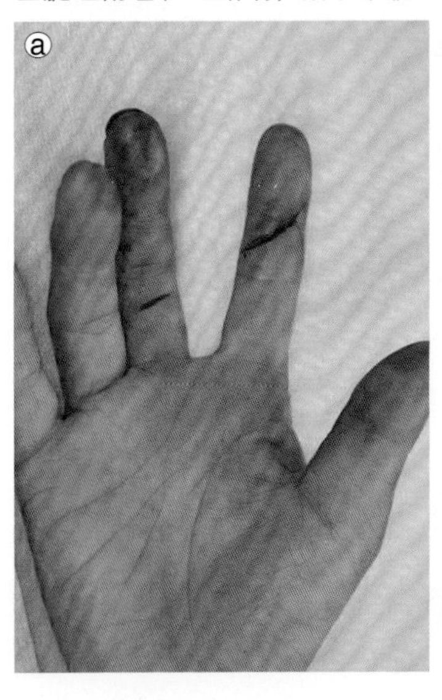

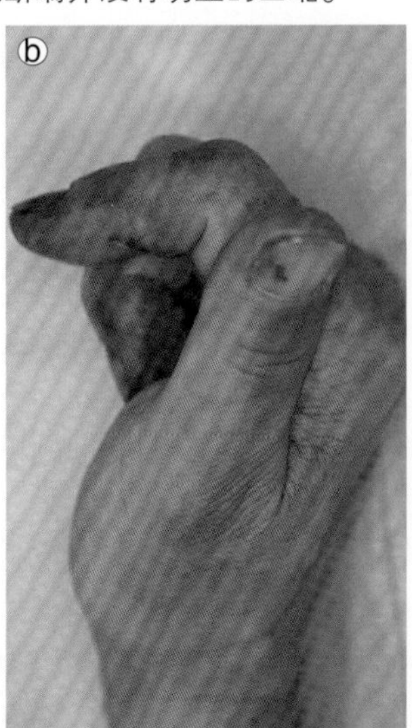

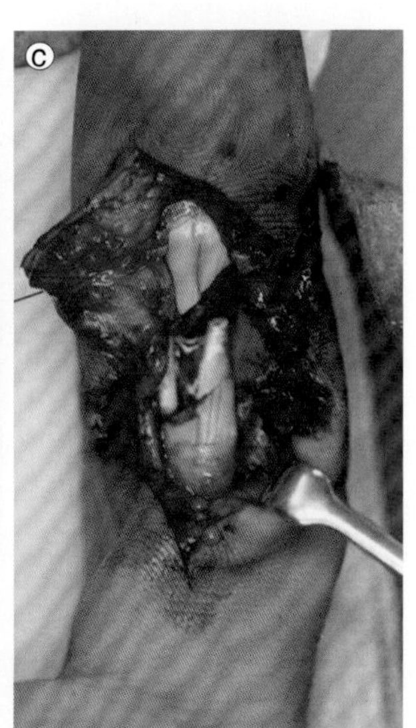

手术方法

肌腱实质部位断裂

1 切口和显露肌腱断端及缝合部位的延长切口

◆ 在创面部位增加手术切口

在远侧增加切口时，需要考虑避免出现皮瓣血液循环不畅的情况（**图1a**）。

◆ 显露肌腱断端

显露肌腱远侧断端。位于屈曲位的损伤需要将手术切口延长至远侧（**图1b**），被动弯曲远侧指间关节（以下简称DIP关节）（**图1c**）。对于伸直位的损伤，因创面和肌腱的远侧端处于同一水平面，容易在创口找到断端。

肌腱的近断端因肌肉张力可回缩到更近侧，但如果能保留短腱纽或长腱纽的话，则仅会有轻微的回缩。

图1　切开和显露肌腱断端

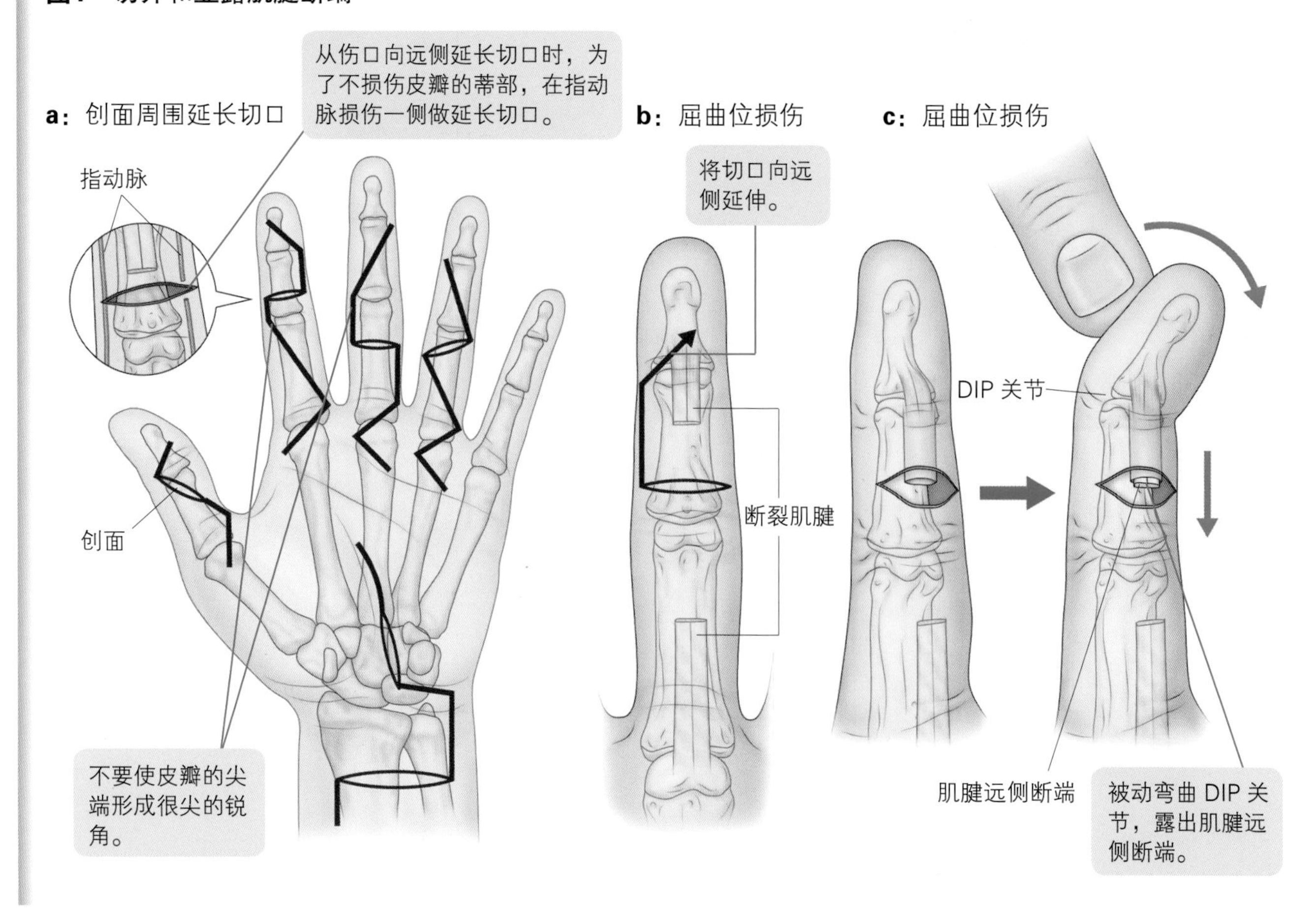

手术技巧及注意事项

将肌腱近断端导回缝合部位的方法为：

· 采用蚊式钳的方法

将直蚊式钳插入腱鞘内，轻轻夹住肌腱近断端后拉出。在此用注射器针头穿透腱鞘、肌腱，防止其回缩。

· 采用钢丝套圈的方法（图 2）

将对折后呈套圈状的钢丝从缝合口穿入腱鞘［根据需要，还要穿过指浅屈肌腱（以下简称 FDS 肌腱）的交叉孔］，从近侧腱鞘切口穿出。将近侧端肌腱缝线套在钢丝套圈上，将肌腱近断端引导到缝合部位。

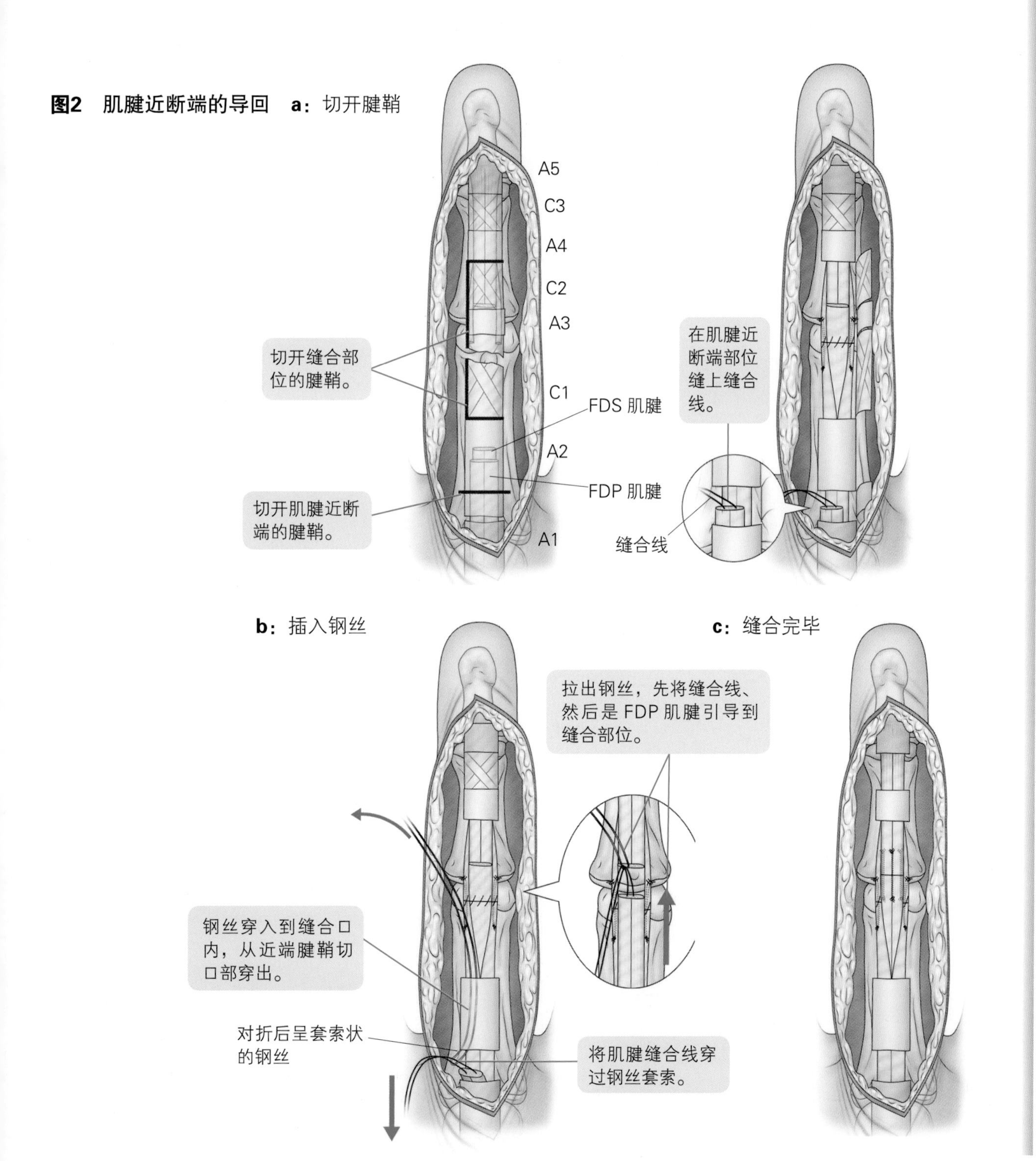

图2　肌腱近断端的导回

2 滑车的处理

为了预防因屈肌腱弓弦现象而导致的手指关节活动范围的减少，应保留重要的A2滑车和A4滑车，尤其需要保留A2滑车（**图3a、b**）。缝合肌腱时，如需切开A2滑车，应尽可能多地保留A1、C1滑车（**图3b**）。如需切开A4滑车时，应保留相邻的C2、A3滑车[3]（**图3c**）。

在决定腱鞘的切开范围时，要注意肌腱断端的滑动距离。从手指伸直位到屈曲位，肌腱断端向近侧滑动的距离在中节指骨水平大约5mm，在近节指骨水平大约17mm[4]（**图3d**）。

关于缝合后滑车的处理，理论上应尽可能重建滑车。但笔者考虑到进行早期功能活动锻炼时，肌腱可能会被滑车的间断缝合卡住，并有增大肌腱滑动阻力的可能，所以并没有采取积极的滑车重建。

手术技巧及注意事项

当 FDP 肌腱无法通过滑车时，需从侧方纵行部分切开滑车，以扩大滑车入口的截面积。

图3　滑车的处理

a：正常滑车（屈曲位）

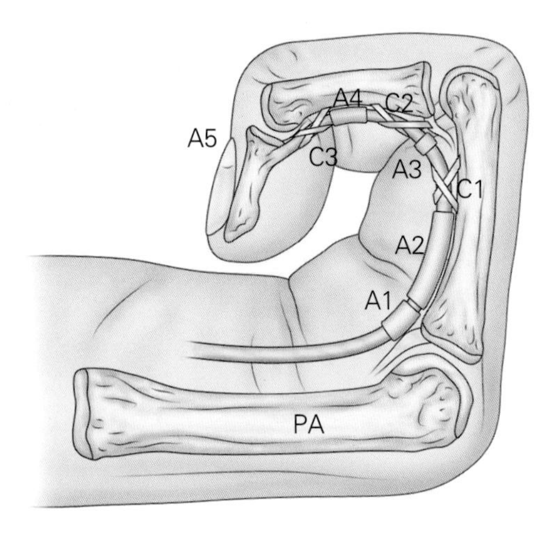

b：切开A2滑车时

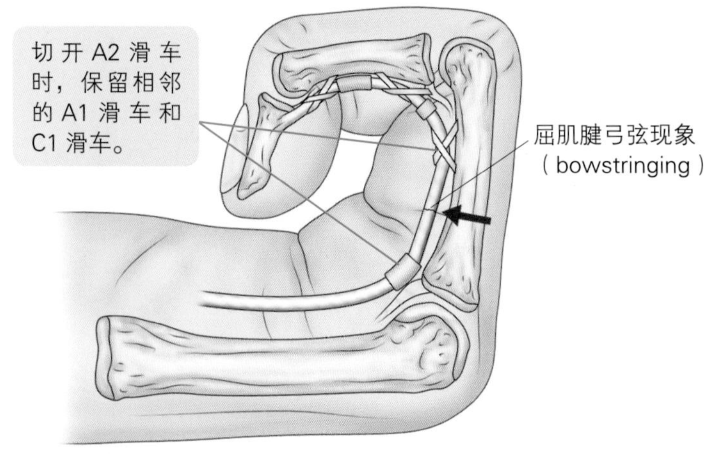

c：切开A4滑车时

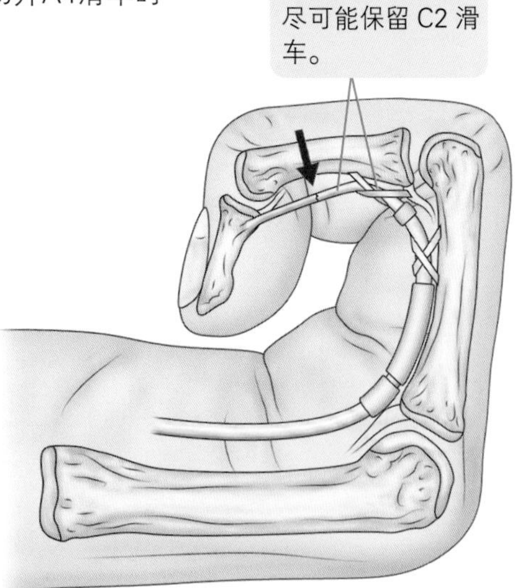

d：肌腱的滑动距离

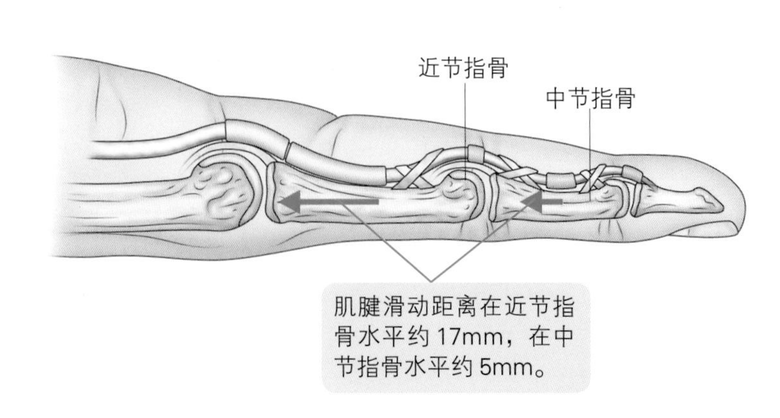

3 缝合肌腱 

◆ TLS法

本节重点描述三环线缝合法（TLS）（**图4**）。

首先，在断端两端约8mm的位置，用环针以直角插入肌腱的长轴。这样可以牢固地固定腱束。然后，在肌腱背侧的两侧分别缝合。在背侧两侧的缝合，不仅可以避开背侧中央的血管，还可发挥一定的张力带效应，从而提高肌腱对抗间隙形成的能力（**图5**）。3处缝合线的抓持部位最好在同一水平面上。因为在同一水平面上的话，缝合线的长度就会相等，这样张力带的效果会更好。

此外，TLS法也适用于扁平的肌腱及纤细的肌腱，也就是说可用于FDP肌腱的远侧及指伸肌腱，包括DIP关节水平的肌腱断裂（**图6**）。

图4　TLS法的重点

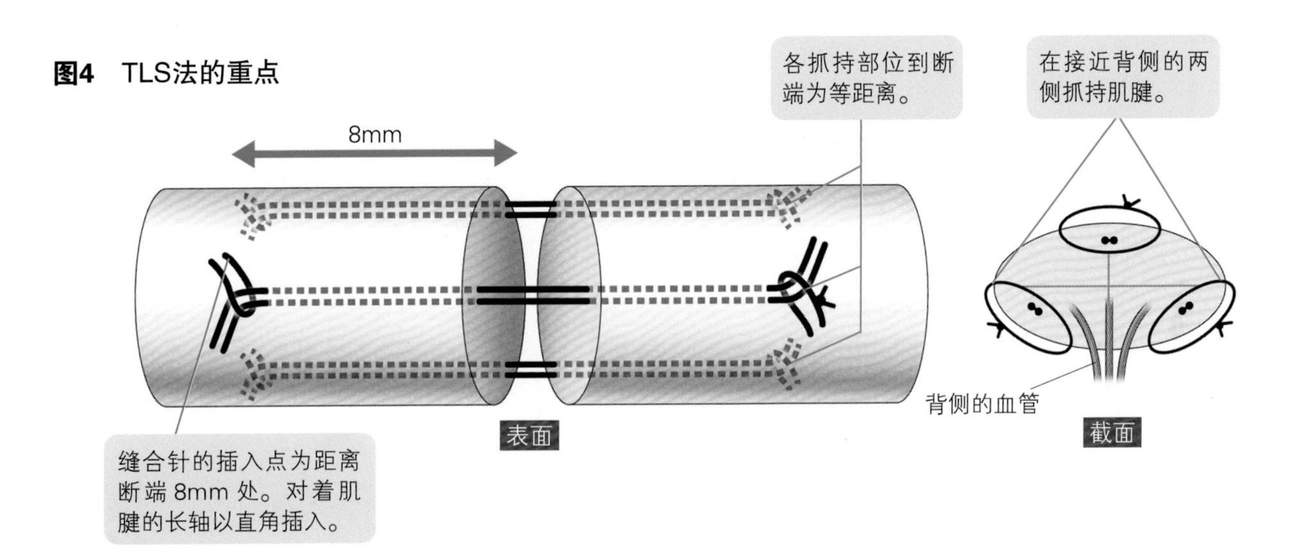

图5　张力带效果

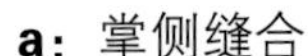

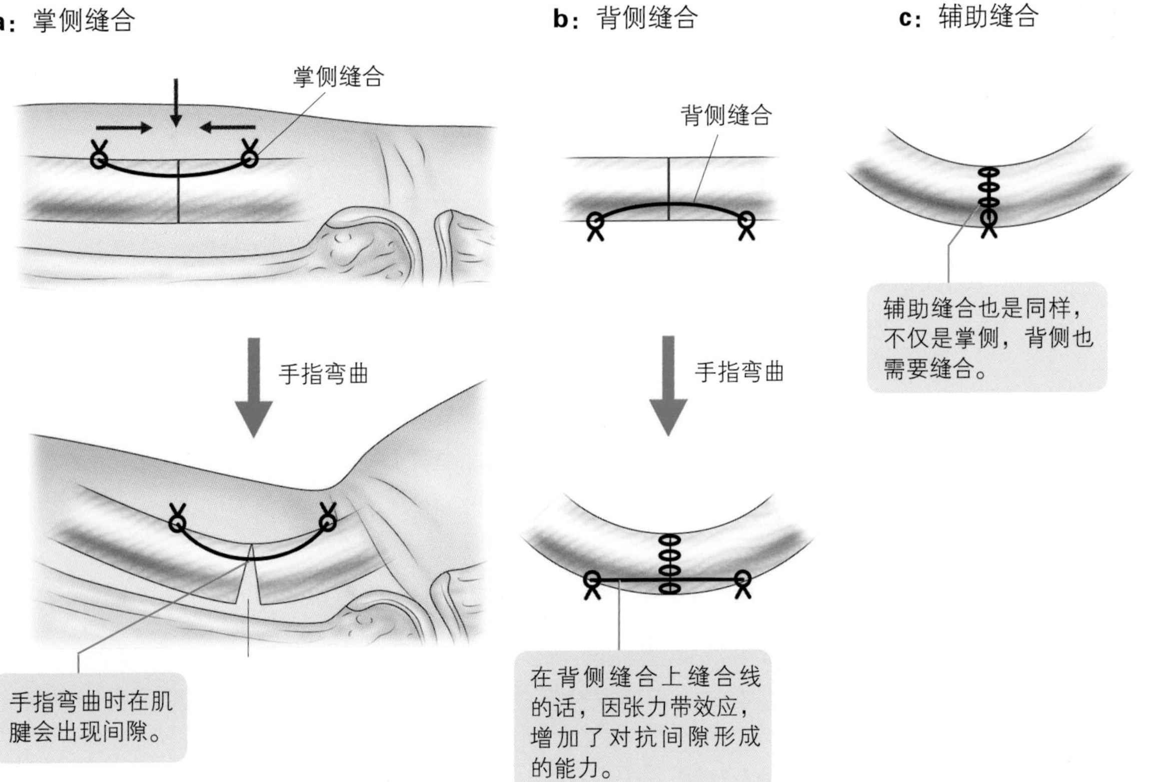

图6 DIP关节水平肌腱的TLS缝合法

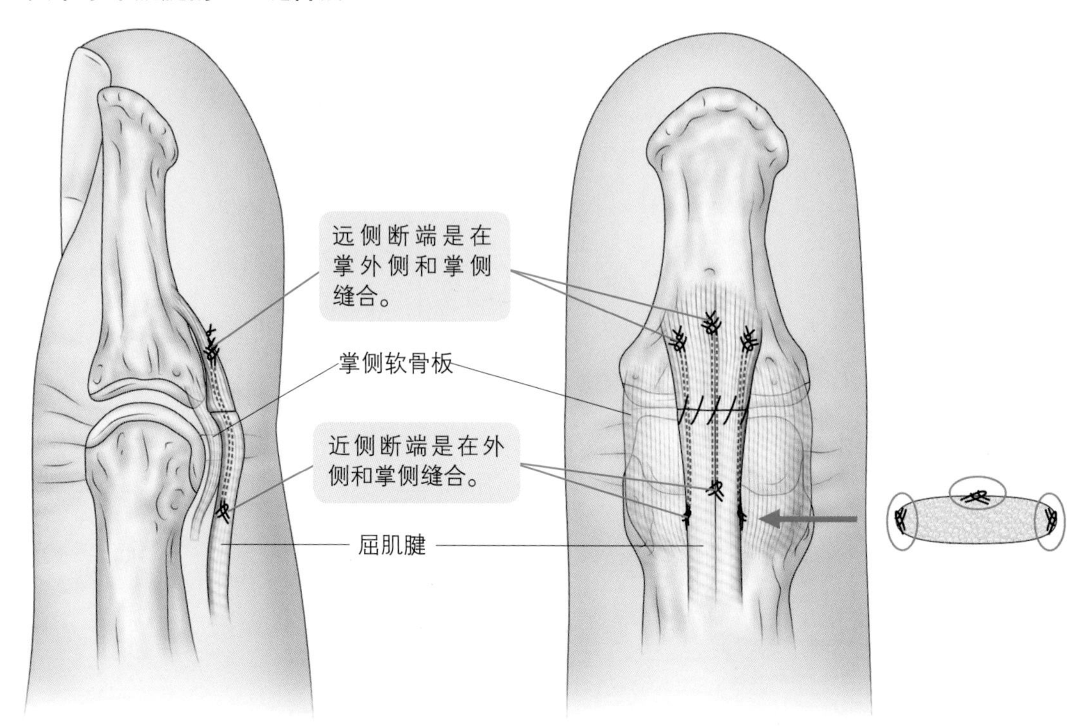

◆ 缝合技巧

首先，用齿镊夹持住肌腱断端，翻转肌腱，在一侧背外侧缝合（**图7a**）。然后，向相对方向翻转肌腱，在相对方向的另一个背外侧缝合（**图7b**）。然后，用左手抓持两个背外侧缝合线和肌腱，在掌侧缝合（**图7c**）。

下一步，在肌腱另一断端缝合（**图7d**）。取出临时固定针头，收紧缝合线，拉近肌腱断端。直至肌腱两断端贴合，边缘有微微凸起的程度时再打结（**图7e**）。

难点解析

在拉近之前打结了！

如果在肌腱的两个断端距离较大状态下打结的话，结会在肌腱拉紧贴合之前打紧（**图8**）。

同样方法进行剩下两针的缝合（**图7f**）。最后，使用5-0或6-0单丝尼龙圆针进行连续外周辅助缝合。辅助缝合也可以同样提高对抗形成缝合端间隙的能力，所以在掌侧和背侧都要进行辅助缝合（**图7g**）。

手术技巧及注意事项

缝合肌腱在滑车内不能充分滑动时，若保留A2滑车，则仅能缝合半束断裂的指浅屈肌。若切开A4滑车，则应保留C2、A3滑车。

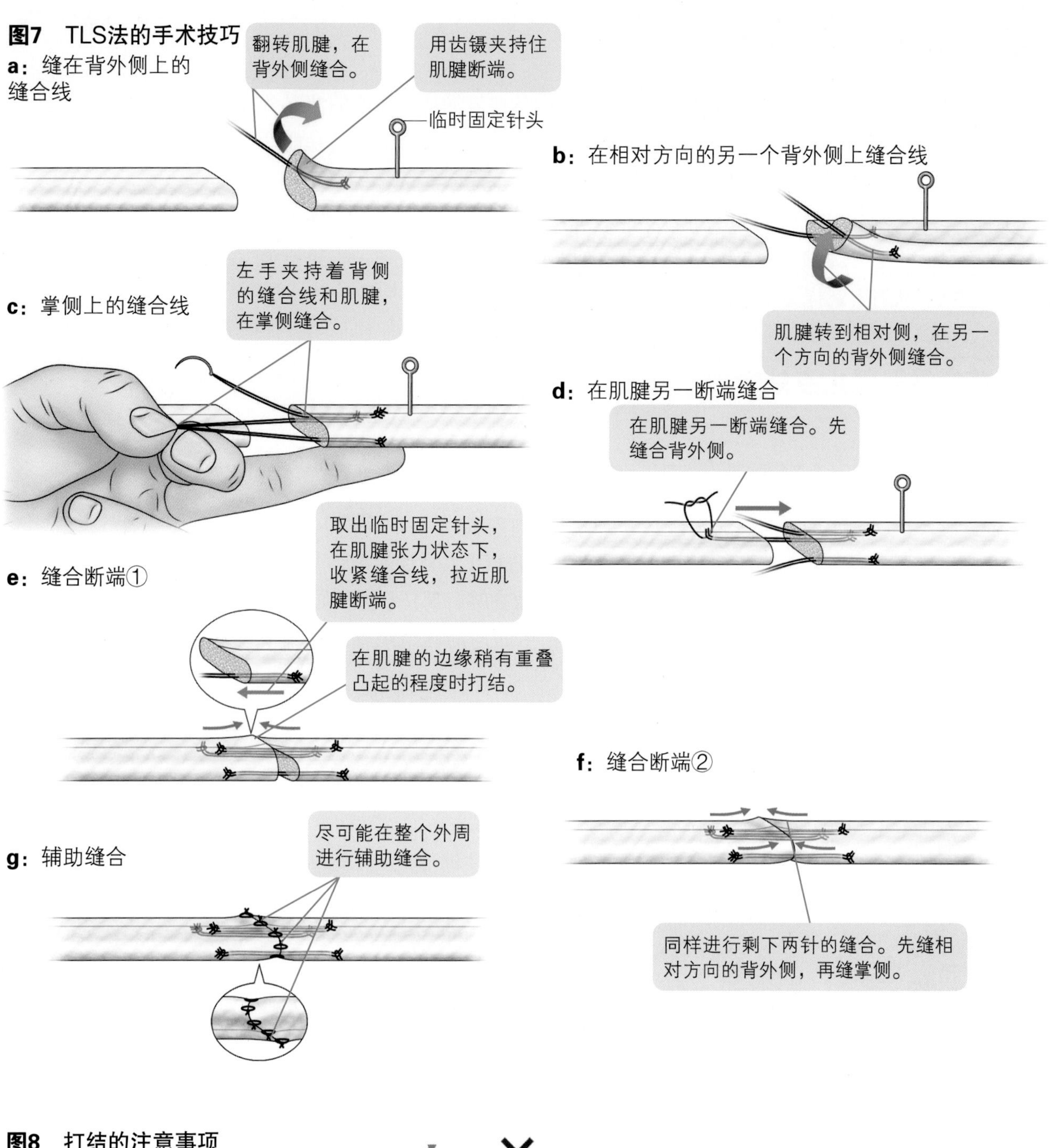

图7 TLS法的手术技巧

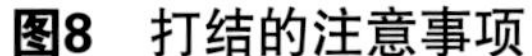

图8 打结的注意事项

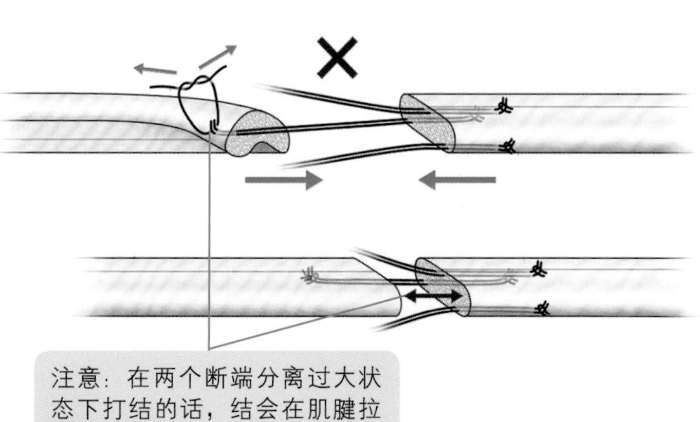

4 闭合创面

为了能早日治愈创面，需要整齐对接创缘，在确认血液循环无障碍的情况下缝合创面。如果创面迟迟不愈合，不得不长期用纱布保护，这就会对术后功能锻炼造成障碍。

另外，如果术后采用Kleinert法进行功能锻炼，需要事先在指甲前端用18G注射针钻个孔，穿进尼龙线（第2天在做成环状的尼龙线上连接橡胶条），进行弹力加压包扎，从肘下到指尖用石膏固定。

远节指骨肌腱止点处断裂

缝合法

需要注意的是，不能将肌腱拉入远节指骨的骨髓道内进行缝合（**图9**）[5]，这样会出现肌腱软化甚至坏死。可通过止点重建的方法将FDP重新连接至远节指骨表面。但是，一般的抽出式缝合的缝线较长，容易导致在缝合部位形成间隙。

另外，由于缝合肌腱存在张力，会导致包括指甲在内的软组织逐渐压扁下沉，这也是最终会形成缝合部位间隙的原因。

因此，笔者推荐使用的是连接肌腱和掌侧皮质的TLS法（**图10**）。

图9　远节指骨肌腱止点处断裂

a：隧道修补术

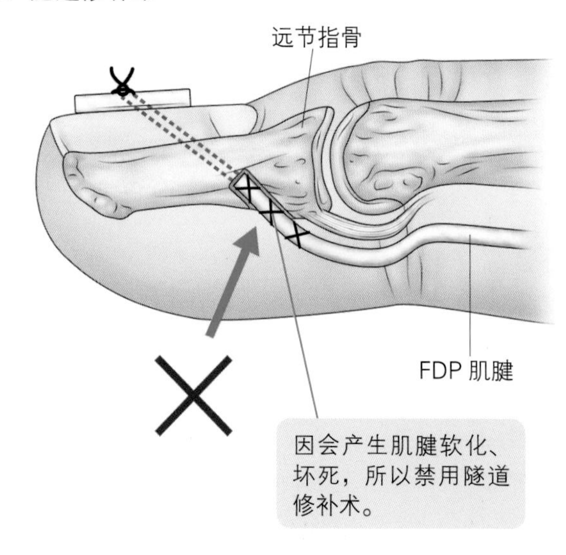

b：表面修复术

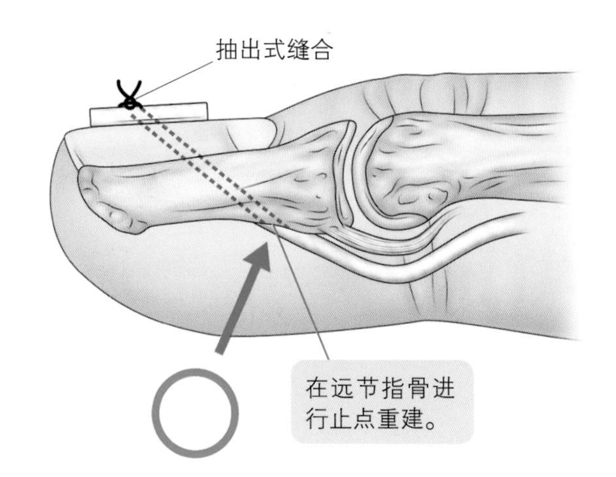

图10　笔者推荐使用的TLS法

a：钻骨孔与准备缝合锚

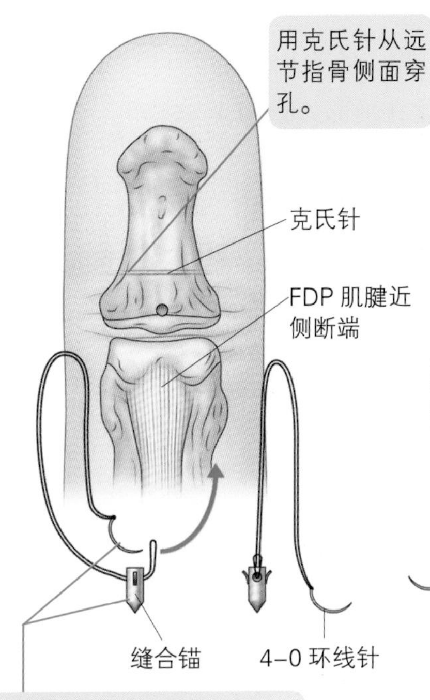

b：置入缝合锚并在肌腱近侧断端上缝上缝合线

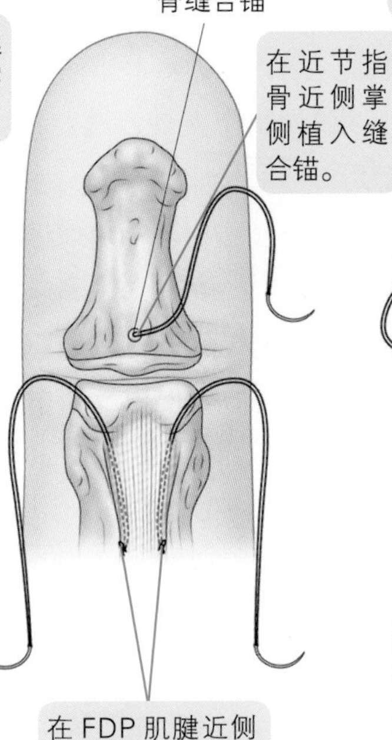

c：缝合

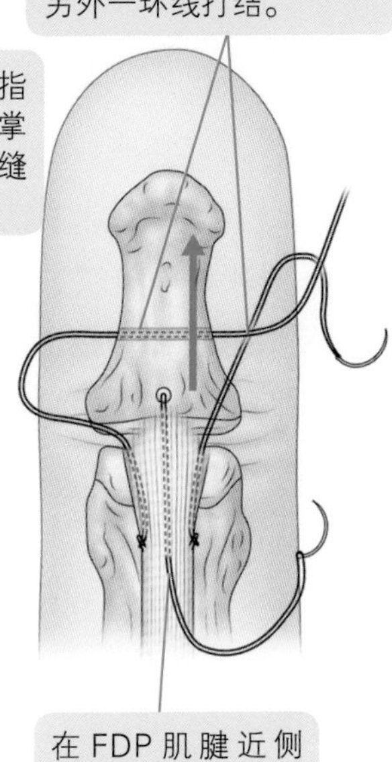

d：缝合完毕

典型病例图像

【病例】手术病例（术后）

ⓐ：TLS法缝合后，用5-0尼龙线进行连续外周辅助缝合。切开A5、C3、A4、C2滑车，保留A3滑车。
ⓑ：术后3个月主动伸直。
ⓒ：术后3个月主动弯曲。

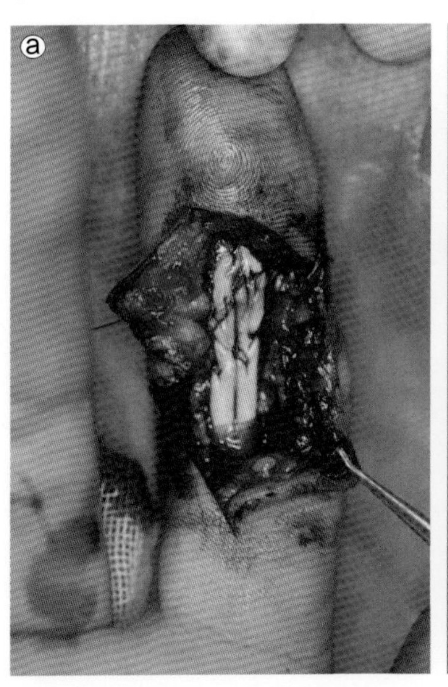

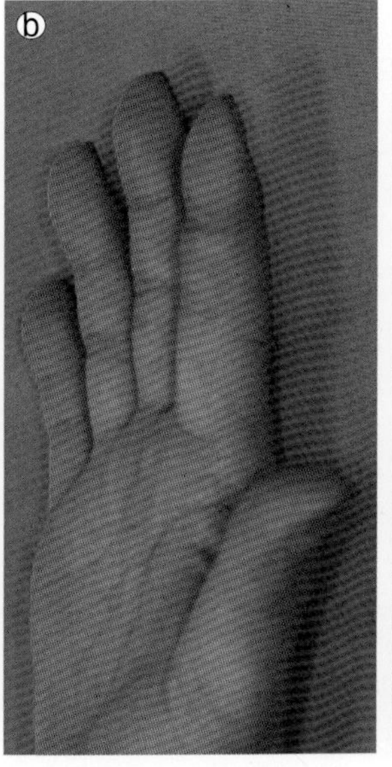

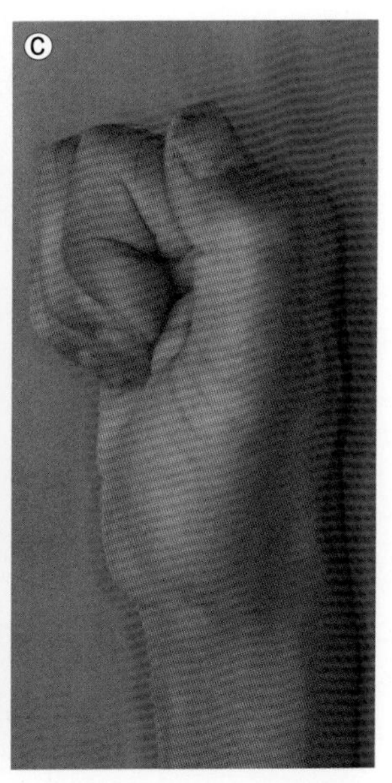

术后康复治疗

◆ 肌腱中段断裂

从手术的第2天开始进行早期功能活动锻炼。为了不妨碍手指活动范围，纱布及绷带尽可能薄薄地缠绕，且在创面干燥后即可去掉。术后第2天制作支具，屈曲角度在腕部为0°～10°，MP关节为30°，指骨间关节（以下简称IP关节）为0°。

首先进行等长活动锻炼（被动弯曲或主动维持）。从术后第3天进行等张活动锻炼。另外，也可采用Kleinert法进行康复锻炼，在四指上进行橡胶条牵引。练习手指被动伸直时，在MP关节的屈曲位进行IP关节的被动伸直；DIP关节或近侧指间关节（以下简称PIP关节）不要同时伸直，在其中一个关节屈曲位时练习另一个关节的伸直。3周后去掉橡胶条牵引，在支具上继续进行等长运动、等张运动。6周后，去掉支具。但在夜晚还要继续使用2周。早期功能活动锻炼时，应注意的是防止屈曲挛缩。所以在使用支具的同时要开始被动伸直锻炼（**表1**）。

◆ 远节指骨肌腱止点断裂

与肌腱中段部位的愈合相比，腱骨界面的愈合能力差[6]，因此，选择术后康复治疗应慎重。橡胶条牵引在4周后再去掉，使用支具延迟至7周后，术后功能锻炼也应推迟，避免再次断裂。

表1　早期自主运动疗法安排

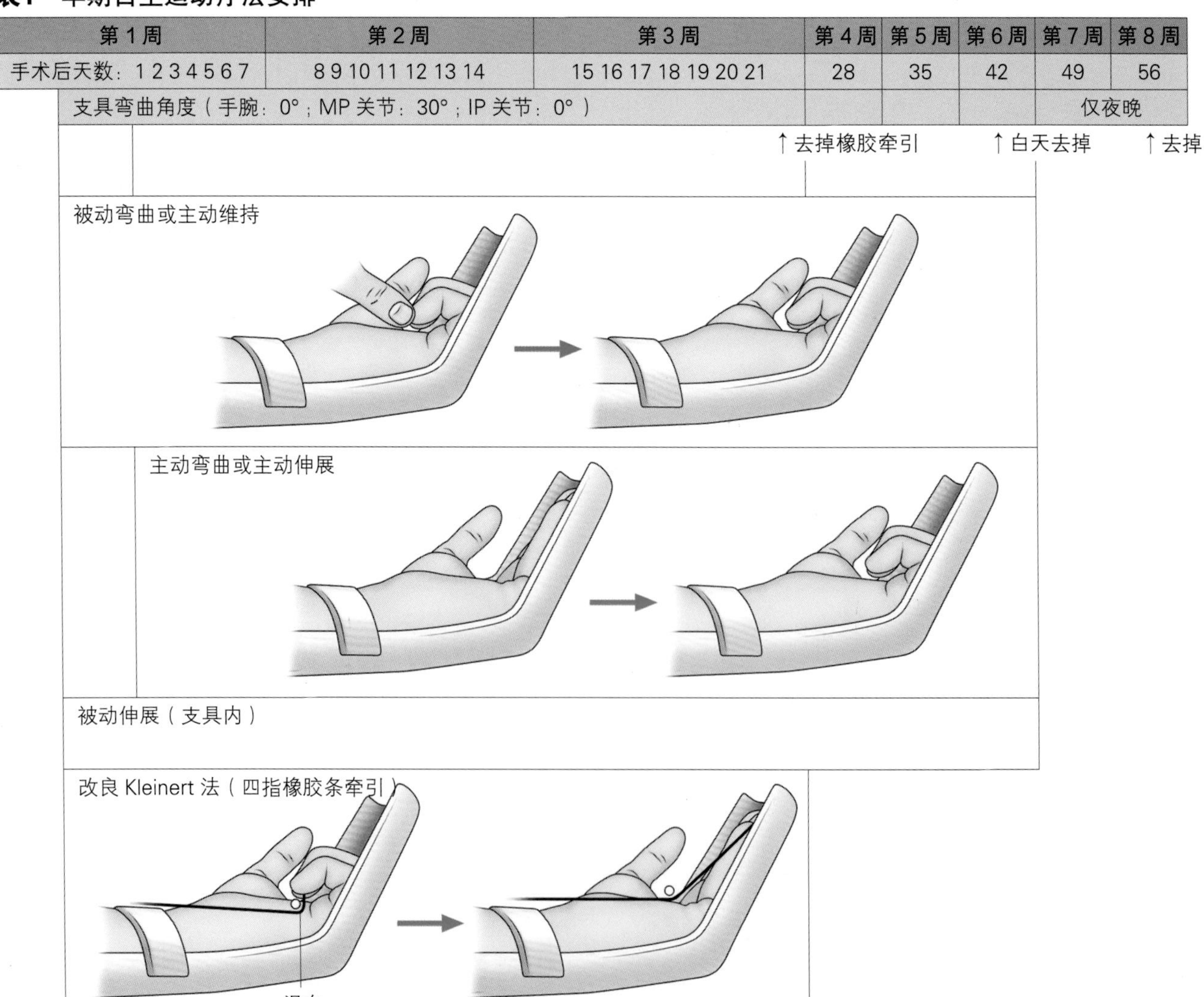

第1周	第2周	第3周	第4周	第5周	第6周	第7周	第8周
手术后天数：1 2 3 4 5 6 7	8 9 10 11 12 13 14	15 16 17 18 19 20 21	28	35	42	49	56

另外，笔者使用的是TLS法，虽然可早期进行功能活动锻炼，但考虑到骨和缝合线之间由于摩擦会有断裂的可能。因此在术后4周内，仅进行等长锻炼（被动弯曲或主动维持），不进行等张锻炼。

术后并发症及其应对措施

主要是缝合部位的再次断裂与形成间隙。笔者利用TLS法，没有再断裂的病例发生。但是，有2个病例手术后曾活动度良好，但活动度逐渐减少，考虑缝合部位产生间隙。即使没有明显的断裂，但怀疑形成间隙的话，也要考虑再次缝合。

有研究显示，如果仅是再次断裂，肌腱的情况一般不会恶化。再次缝合后，可以重新开始早期功能活动锻炼[7]。

●文献

[1] KUSANO N, et al. Experimental study of two new flexor tendon suture techniques for postoperative early active flexion exercise. J Hand Surg, 1999, 24-B : 152-156.

[2] 草野　望，ほか．新縫合法と早期自動屈曲療法を行ったZone Ⅰ とZone Ⅱの屈筋腱断裂症例の検討．日手会誌，1999, 16 : 412-417.

[3] 吉津孝衛ほか．Zone Ⅰ での屈筋腱1次修復早期運動例におけるA4 pulleyの影響．日手会誌，1999, 15 : 781-785.

[4] STRICKLAND J W. Development of flexor tendon surgery : Twenty-five years of progress. J Hand Surg, 2000, 25-A : 214-235.

[5] SILVA M J, THOMOPOULOS S, et al. Early healing of flexor tendon insertion site injuries : Tunnel repair is mechanically and histologically inferior to surface repair in a canine model. J Orthop Res, 2006, 24 : 990-1000.

[6] SILVA M J, BOYER M, et al. The insertion site of the canine flexor digitorum profundus tendon heals slowly following injury and suture repair. J Orthop Res, 2002, 20 : 447-453.

[7] SILFVERSKIOLD K L, MAY E J. Flexor tendon repair in zone Ⅱ with a new suture technique and an early mobilization program combining passive and active motion. J Hand Surg, 1994, 19-A : 53-60.

陈旧性指屈肌腱损伤的功能重建术

川崎市立川崎医院整形外科主任 越智健介
川崎市立川崎医院院长 堀内行雄

适合本手术的情况[1-7]

陈旧性指屈肌腱损伤一般指的是受伤后3周以上的病例。这些病例大多是因为错过了肌腱一期缝合的最佳时期或肌腱一期缝合失败。因一般肌腱缝合术后结果不良的并不占少数（大约1/3为良好，1/3为尚可，1/3为不良）。如果患者接受这样的治疗结果，并且理解术后需要特别的康复训练，则适合进行这类手术。

本病症的特点

对于有手指关节挛缩的病例，重要的是在术前通过康复训练充分地解除关节僵硬挛缩。另外，受伤手指肌腱表面的皮肤软组织状况不佳，术后必定会发生粘连，所以应避免立刻进行肌腱修复术。肌腱修复之前，需要进行皮瓣或游离皮肤移植术。

事先需向患者解释清楚，掌握患者对术后康复治疗的配合及理解程度。如不被理解及得不到患者配合时，不适合手术，或者根据患者理解程度调整手术方式。

各种功能重建术的选择

在陈旧性病例中有少数人的肌腱近断端没有完全回缩，滞留在腱鞘内，并且肌静止性挛缩（myostatic contracture）不严重。这种情况下肌腱远近断端可以直接拉近，应首先尝试肌腱的端端直接缝合（延迟一期缝合）。特别是对幼儿病例，此法可行性很高。关于一期缝合，之前已做论述。

肌腱两断端相隔较远时，一般适合行肌腱移植术。对于腱鞘等肌腱滑行轨道几乎无损伤的病症，适合做一期游离肌腱移植术。在V区损伤病例中肌腱断端之间仅有几厘米缺损时，适合利用短桥接（short bridging）的肌腱移植术。对于滑行轨道瘢痕很重的病例，适合使用硅棒的两阶段肌腱移植术。移植范围根据部位而有所不同，可从以下三种中任选一种：

① 从指尖到手掌。

② 从手掌到前臂。

③ 从指尖到前臂。

此外，几乎所有的陈旧性病例均需切除指浅屈肌腱（以下简称FDS），仅重建指深屈肌腱（以下简称FDP）。

如果远侧断端位于腕管出口周围，并且由于肌肉挛缩导致近侧断端不能拉伸到可缝合区域时，适合做肌腱移位术。

对于手指血液循环不良，以及单独FDP损伤时间较长的病例，也可选择DIP关节融合术。

移植肌腱的选择

移植肌腱一般为掌长肌腱（以下简称PL肌腱），如果PL缺如可使用跖肌腱（PL肌腱缺损病例中，大多跖肌腱也缺如）或趾长伸肌腱（以下简称EDL肌腱）。如果切下来的FDS可用的话，也可用作移植肌腱。

应同时进行的手术

修复肌腱时，有时需要同时进行一些其他手术操作。如桡骨远端骨折的掌侧锁定钢板术后可能需要同时取出钢板或螺钉；钩骨钩骨折不愈合形成假关节、手腕的畸形性关节炎、Kienbock病等病例，可能需要切除骨折块及去除骨性突出部分，以防出现新的病情。另外，如果存在重要部位的感觉障碍时，还有必要进行神经缝合或神经移植术。如果术前不能充分解除指间关节僵硬挛缩，需要做充分的关节松解术，但这种情况下关节松解手术大多与随后的硅棒置入同时进行。

做功能重建术时，至少要保留5mm宽的A2、A4滑车。如果不能保留A2、A1、A4滑车时，但能够保留C1、A3、C3等滑车，也无须进行滑车重建。手术中要向近端牵拉肌腱，观察是否产生弓弦现象。若产生弓弦现象时，比较安全的做法是利用硅棒进行两阶段肌腱移植术，在一期置入硅棒的同时进行滑车重建（**图1**）。

图1 Palmer 分型

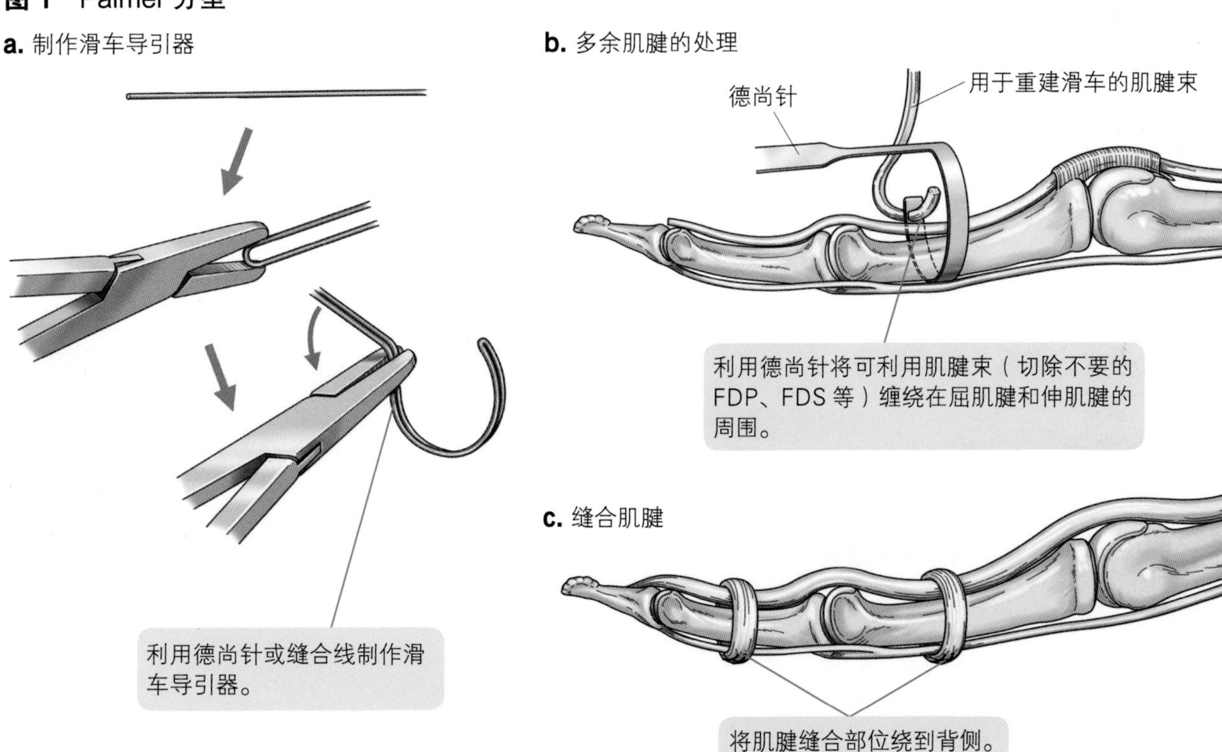

术前再次检查

◆ 检查皮肤软组织状况

如果肌腱表面皮肤软组织状况不好，功能重建术需要推迟，首先需要切除瘢痕进行皮瓣转移或皮肤移植。无论是否能够进行足够的康复训练，只要术前残存指间关节挛缩，应事先向患者详细说明需进行彻底的关节松解术，以及使用硅棒进行两阶段肌腱移植术的可能性。

◆ 检查移植肌腱

移植肌腱时，因一般使用的是PL肌腱，所以事先应检查其是否存在。对于没有PL肌腱的患者，要在术前详细说明切取跖肌腱及伸趾肌腱的可能性。

手术技巧及注意事项

在利用硅棒的两阶段肌腱移植的第二次手术前，拍摄X线图像，以确认在初次手术时设置的硅棒位置。偶尔会发生硅棒脱离的情况，这种情况下需要重新安置硅棒位置。将硅棒的远侧牢固地缝合在周围组织上是一个有效避免硅棒脱离的方法。

◆ 体位

手术体位为仰卧位，将患肢置于手外科手术台上。在上臂近侧部位缠绕气囊止血带，在止血状态下进行手术。

手术概要

◆ 游离肌腱移植术

1 显露

2 肌腱断端部位的处理和手掌部位的显露

3 切取 PL 肌腱及引导移植肌腱

4 缝合移植肌腱和调整缝合张力、闭合手术切口

◆ 短桥接的肌腱移植术

1 显露、处理肌腱断端

2 肌腱移植

◆ 两阶段肌腱移植术

1 初次手术：显露及松解挛缩

2 初次手术：重建腱鞘

3 初次手术：放置硅棒、缝合 FDP 肌腱断端

4 初次手术：术后康复治疗

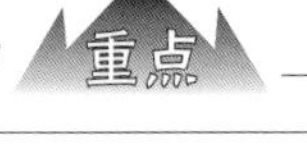

5 第二次手术：移植游离肌腱

◆ 肌腱移位术

1 显露、处理肌腱断端

2 肌腱移位术

典型病例图像

【病例 1】（手术中）

54 岁，女性。桡骨远端骨折掌侧锁定钢板固定术后，因左拇指不能弯曲，转至我院就诊。

ⓐ在接骨板远侧水平拇长屈肌（FPL）断裂。

ⓑ实施了 PL 肌腱短桥接移植。

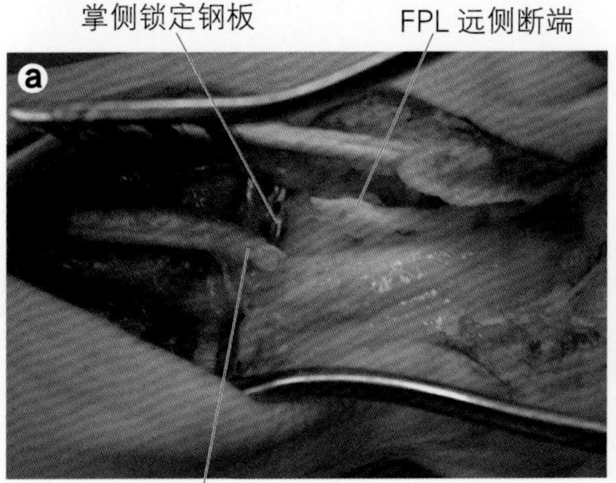

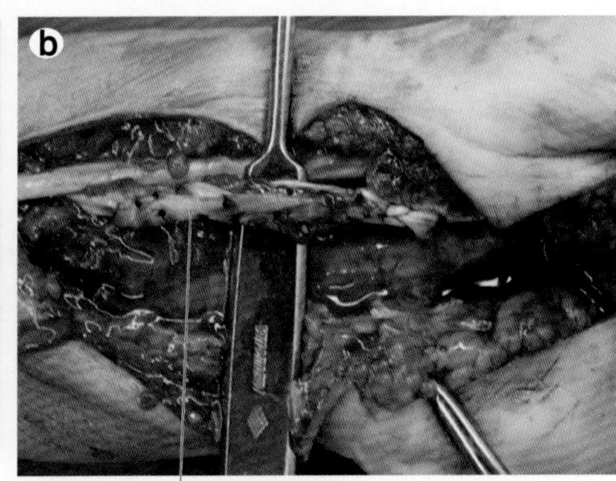

【病例 2】（手术中）

72 岁，男性。陈旧性示指屈肌腱断裂及指神经损伤，转至我院就诊。因肌腱滑行基床及腱鞘状况不佳，考虑进行硅棒两阶段肌腱移植术及神经移植术、滑车重建。

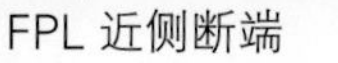

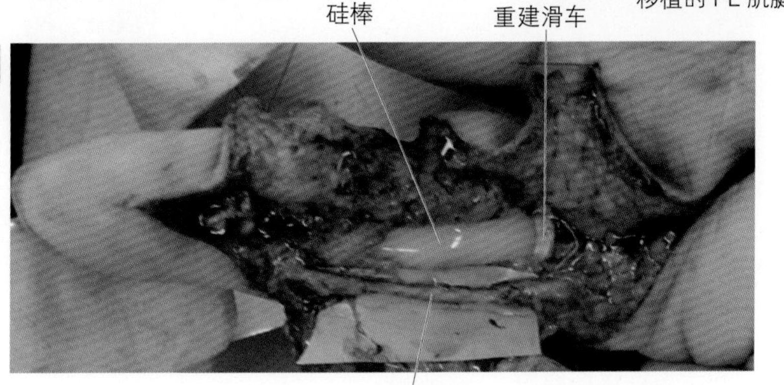

手术方法[1-8]

游离肌腱移植术

1 显露

根据**图2**所示设计切口[5,9,10]，显露屈肌腱断裂的两个断端。原则上是利用原来的切口，但需要闭合创面3个月以上。如果皮肤状态良好的话，也可以不用原来的切口，笔者认为不用担心血液循环方面的问题。

手术技巧及注意事项

在原有手指部位做“之”字形切口延长，在手掌部位沿着皮纹线加以弧形切口。需要处置远节指骨时，可做正中线切口，不但利于操作，而且也不容易伤到指神经。

2 肌腱断端部位的处理和手掌部位的显露

打开一部分腱鞘显露肌腱，切除肌腱损伤部位的瘢痕时（**图3**），如果A1滑车近侧有肌腱，首先尝试将其向近端牵拉。如肌腱不能正常滑动时，需在腱鞘上依次多段切开寻找粘连部位。此时需要注意的是，作为A2、A4滑车至少要保留

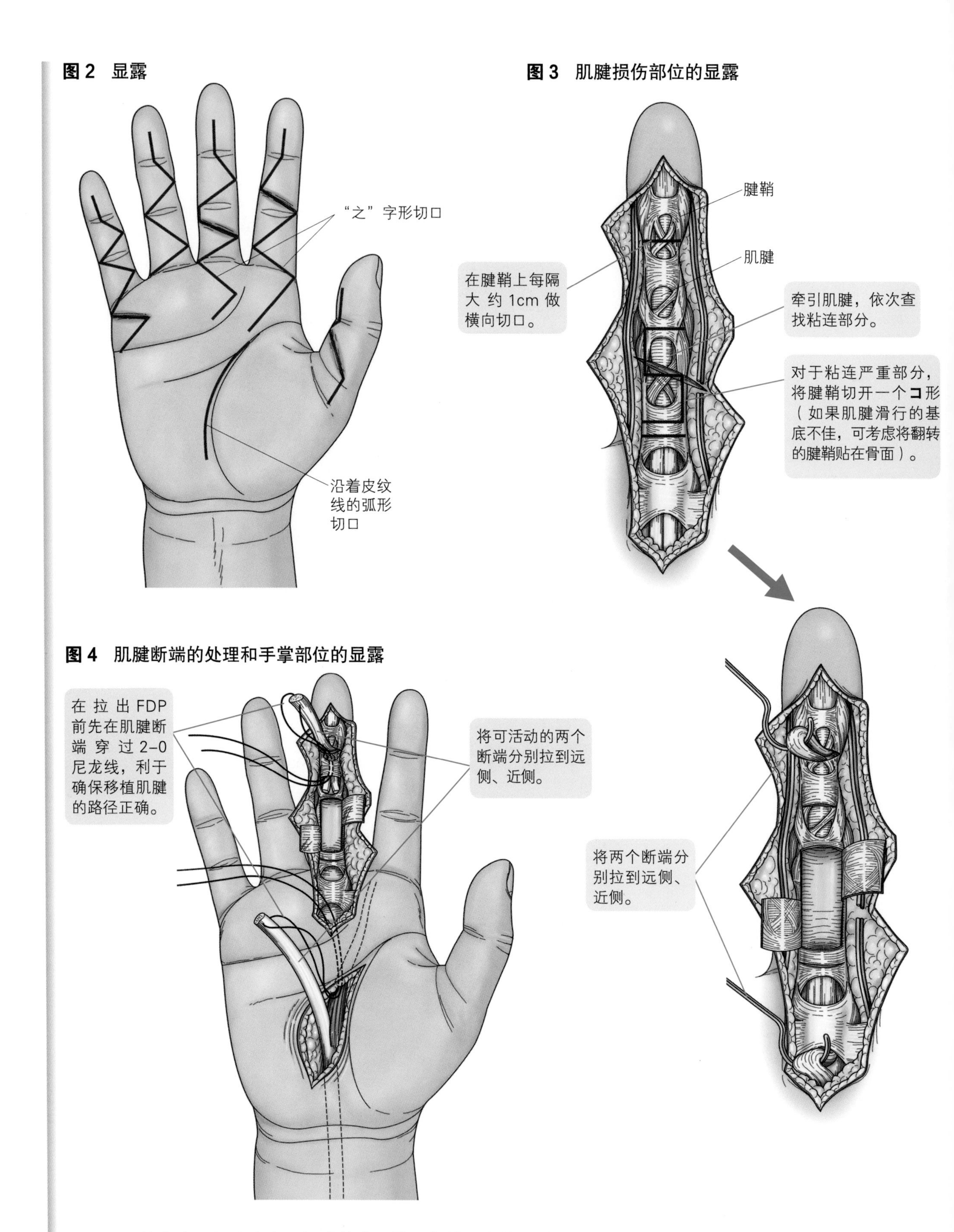

5mm以上的宽度。切除瘢痕，解除粘连，使两断端可充分活动（**图3**）。

之后，将两个断端分别拉到远侧、近侧（**图4**）。原则上要缝合切开的腱鞘。确认近侧的肌腹部分有充分的弹性活动幅度。

手术技巧及注意事项

- 在没有足够的长度时，须向肢体远侧方向持续牵引 5min，目的是改善肌肉挛缩及肌腱本身的挛缩。此外，可将 FDS 的最远端用作肌腱滑行通道的基底。所以，当 PIP 掌侧部位的瘢痕不是很明显时可以保留 FDS，在 PIP 关节稍近侧将 FDS 从中间剖开，近侧部分切除。
- 如增加肌腱表面损伤的话，术后必定产生粘连。所以需要注意的是用小镊子及钩镊子，小心翼翼夹持住肌腱断端及肌腱的切除部位。无创操作非常重要。

3 切取 PL 肌腱及引导移植肌腱

大多数情况是从指尖到手掌的肌腱移植，所以需切取PL肌腱。一般可以切取12~15cm，但术前需要确认PL是否存在。PL肌缺如时，可切取跖肌腱或趾长伸肌腱（EDL）。

在手腕横纹近侧2mm，PL肌腱表面切开大约1cm的横向切口，提起PL肌腱（**图5a**）。在提起PL肌腱的张力下，在前臂中段所需PL肌腱长度的部位再做横行小切口。确认所提起的肌腱为PL肌腱后，提起肌腱的近侧部分，在此切断，拉到远端取出（**图5b**）。需要注意的是，如果操作相反，在远侧切断，则不容易将肌腱拉到近侧取出。

图 5　切取移植肌腱

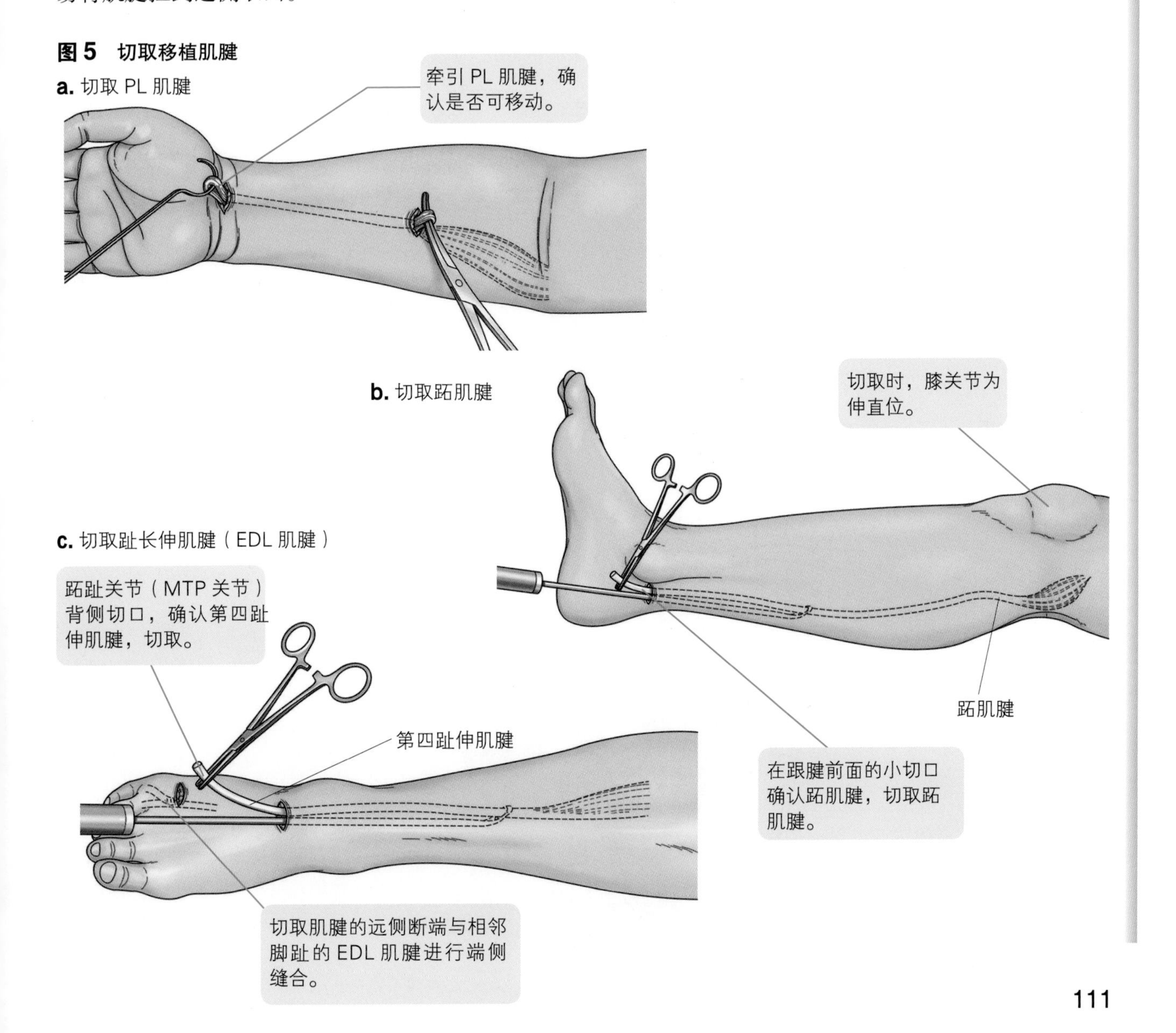

手术技巧及注意事项

- 切取跖肌腱时，在踝关节的内踝后面、跟腱前面做小切口，确定跖肌腱，利用 Brand 取腱器切取。为了避免损伤腘窝部位的神经和血管，切取时，膝关节须为伸直位。
- 切取 EDL 肌腱时，在第四跖趾关节（MTP 关节）背侧做切口，确认第四 EDL 肌腱。在近侧做小切口，用取腱器切取。切取的 EDL 肌腱的远侧断端与相邻脚趾的 EDL 肌腱做端侧缝合（**图 5c**）。

瘢痕部位及肌腱缺损部分的腱鞘有变窄的情况。此时，可使用橡胶导尿管慢慢将其扩大。用3-0尼龙线缝合切取待移植肌腱束的末端。利用刚才穿过腱鞘内的尼龙线，将移植肌腱束引导到腱鞘内（**图6**）。引导前，先用肌腱钳子夹住移植肌腱的另一端，防止移植肌腱被过度牵拉而脱出。

4 缝合移植肌腱和调整缝合张力、闭合手术切口

纵向切开FDP位于远节指骨掌侧的肌腱附着部，去除部分骨皮质。从远节指骨到指甲中间部位钻出两个骨孔（**图7a**）。用23G注射器针头分别通过骨孔，将在移植肌腱远侧部位缝合的3-0尼龙线引导到指尖部位，通过拉紧缝线，将移植肌腱远侧端固定于远节指骨。为了不在缝合部位的指甲上集中太大的压力，在打结的纽扣下方垫上橡胶垫以分散压力（**图7b**）。将FDP远侧断端与移植肌腱间缝合数针以加固。

手术技巧及注意事项

彻底清洗处理完毕的手指远端部分，先闭合手术切口。因为在本方法的操作中，如果先缝合近端部分，再闭合远端手术切口的话，移植肌腱的张力可能会完全改变（**图 8a**）。

图 6　引导移植肌腱

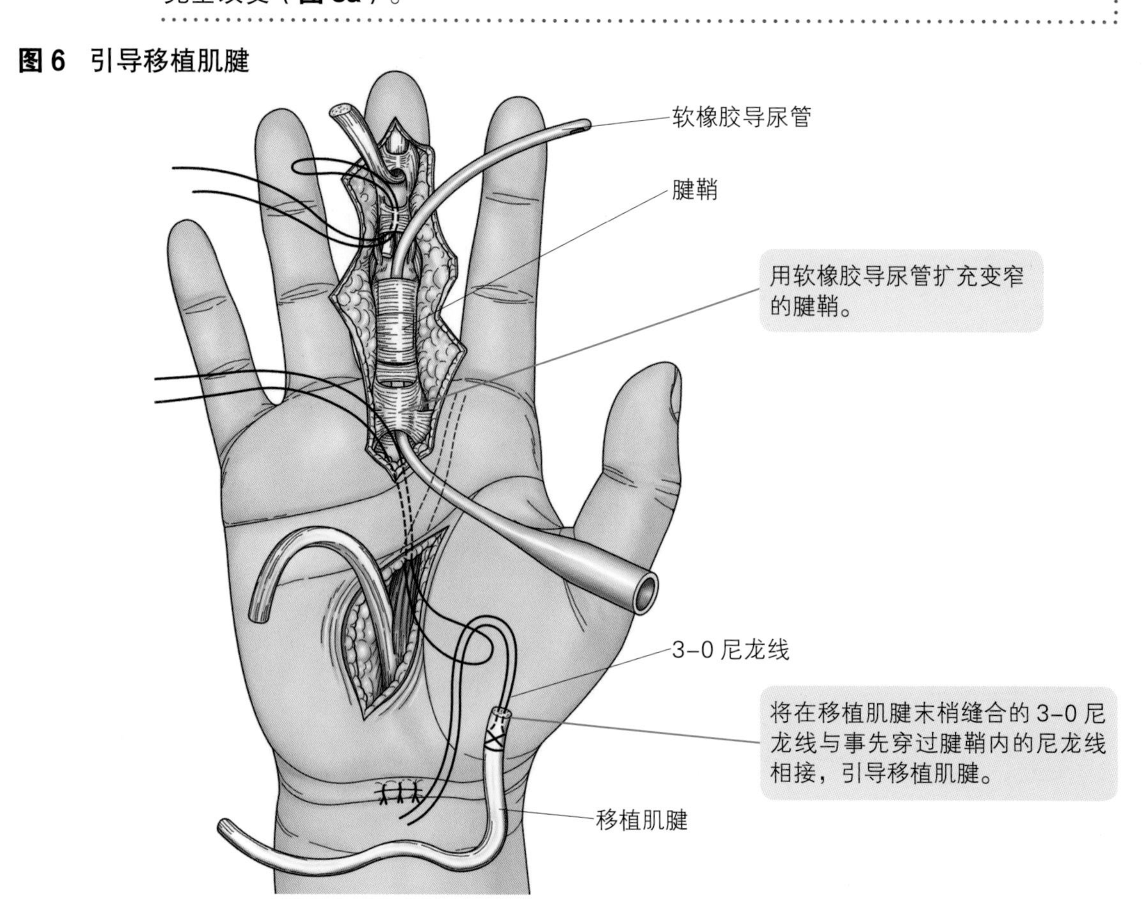

图 7　远节指骨肌腱止点的处理

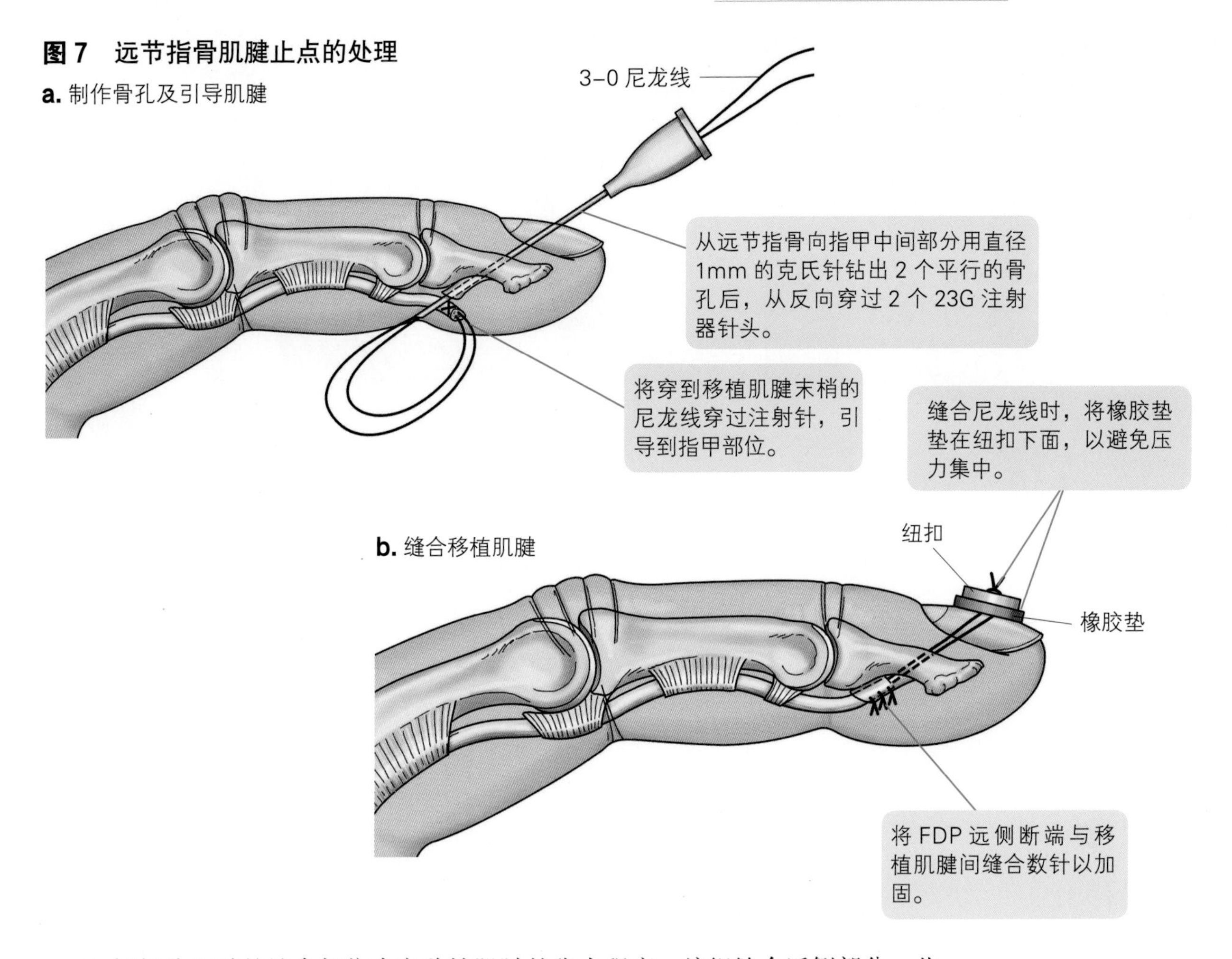

近侧部分肌腱的缝合部位决定移植肌腱的张力程度。编织缝合近侧部分，此时使用肌腱穿引钳比较方便。张力的调整，对于示指、中指或环指，使在松弛位时的张力与其尺侧手指相同。对于小指，应比松弛位时的环指稍屈曲，也可与健侧小指比较，在松弛位时比健侧小指的张力稍高（**图8a**）。可能的话，部分缝合部位可用蚓状肌覆盖（**图8b**）。彻底清洗后，闭合近侧肌腱的缝合部位。

手术技巧及注意事项

- 将移植肌腱第一次穿过 FDP 后，先临时缝合一针固定，然后观察张力。观察活动手腕时手指的活动情况。此时，如果张力良好，则继续进行编织缝合。如果需要调整张力，拆除临时固定缝线，调整后再次临时缝合固定观察。如果对张力的判断不完全确定，最好是让张力稍大。
- 如果进行了持续的牵引，缓解肌肉挛缩及肌腱本身的挛缩时，肌腱的张力程度会在术后有所松弛，所以，需要在稍大的张力下缝合。
- 如果在缝合部位选择大号缝合线，或过紧缝合时，可能因肌腱血液循环障碍而导致肌腱断裂，需要特别注意（**图 8c**）。
- 如果移植肌腱过长，蚓状肌的瘢痕特别严重，手指屈肌的力量会通过蚓状肌作用于手指，产生要弯曲手指时反而伸直手指的矛盾现象。为了解决这一问题，可在稍强张力下缝合移植肌腱。

图 8　决定移植肌腱张力的方法和缝合近侧肌腱

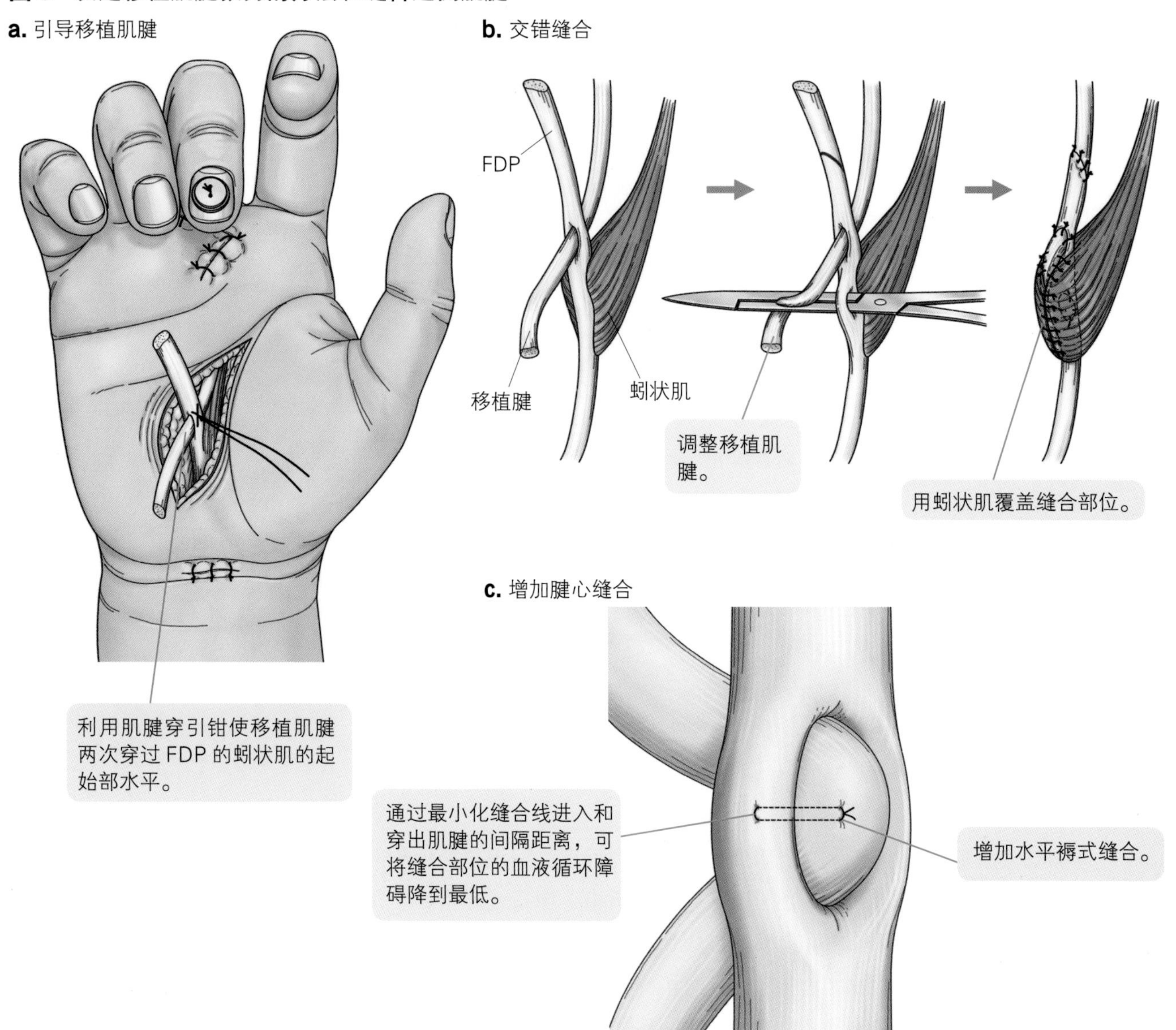

短桥接的肌腱移植术

1 显露、处理肌腱断端

与游离肌腱移植的方法同样。

2 肌腱移植

远侧缝合部位于腱鞘内时，可进行端端缝合；但是在腱鞘外时，可进行编织缝合（**图9**）。当切除的FDS用作移植肌腱时，为了肌腱直径相符合，两个断端都可进行端端缝合。

图 9　手掌部位的短桥接肌腱移植

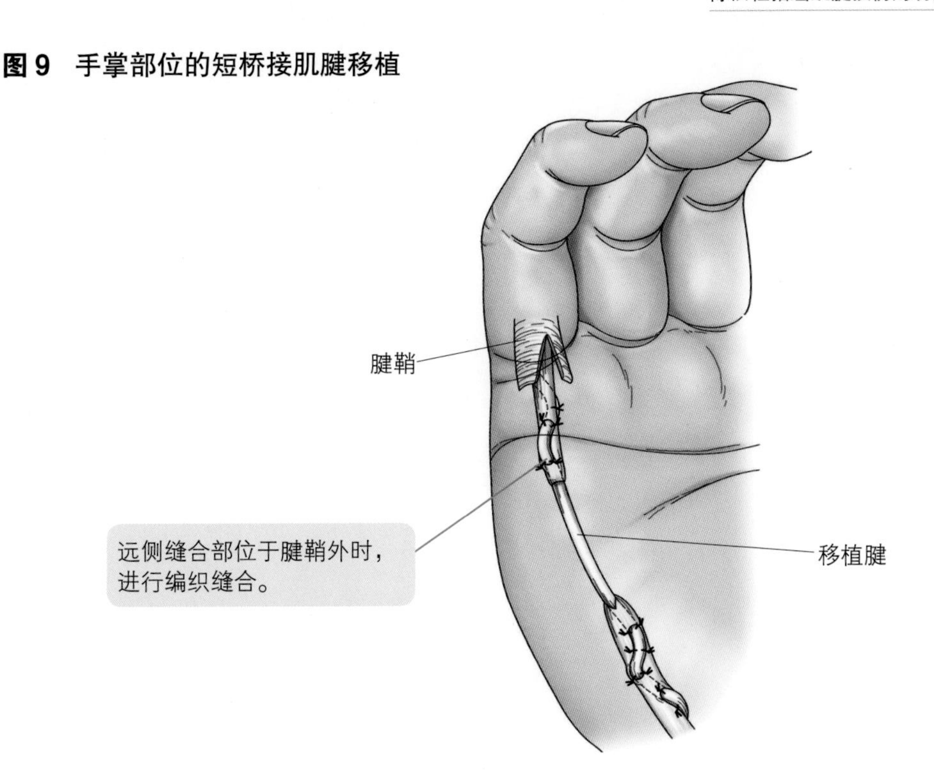

两阶段肌腱移植术

1 初次手术：显露及松解挛缩

切口、检查肌腱断端、拉出肌腱断端及切除均与游离肌腱移植术相同。不能松解PIP关节挛缩时，则利用切开关节囊等方法进行松解挛缩。

2 初次手术：重建腱鞘

根据腱鞘内腔大小选择硅棒的粗细，硅棒穿过腱鞘内（**图10a**）。在硅棒的远侧将其与远节指骨的FDP肌腱断端及腱鞘仔细缝合，以防硅棒发生移位。

3 初次手术：放置硅棒、缝合 FDP 肌腱断端

如果想使FDP近侧断端充分保留到蚓状肌起始部位，在切除硅棒近侧的剩余部分时，将硅棒插入腕管内。如果FDP近侧断端不能保留至蚓状肌起始部位，则将硅棒的近侧从腕管近侧的前臂部分穿出。当然，即使FDP近侧断端可充分保留至蚓状肌起始部位，也可以将硅棒的近侧从腕管近侧的前臂部分穿出（**图10b**）。

使手指被动弯曲时，要确保硅棒的近侧有足够的空间而不被折弯。在空间不足时，应钝性分离出所需空间。如不能保留重要的滑车，或硅棒受到向近侧的牵引时产生弓弦现象，应切除FDP，利用FDS等结构进行滑车重建（**图1、图10**）。

在尽可能将FDP近侧断端拉到远侧后，密实地缝合在周围组织（手掌腱膜及A1滑车等）上，以预防回缩。

图 10　放置硅棒

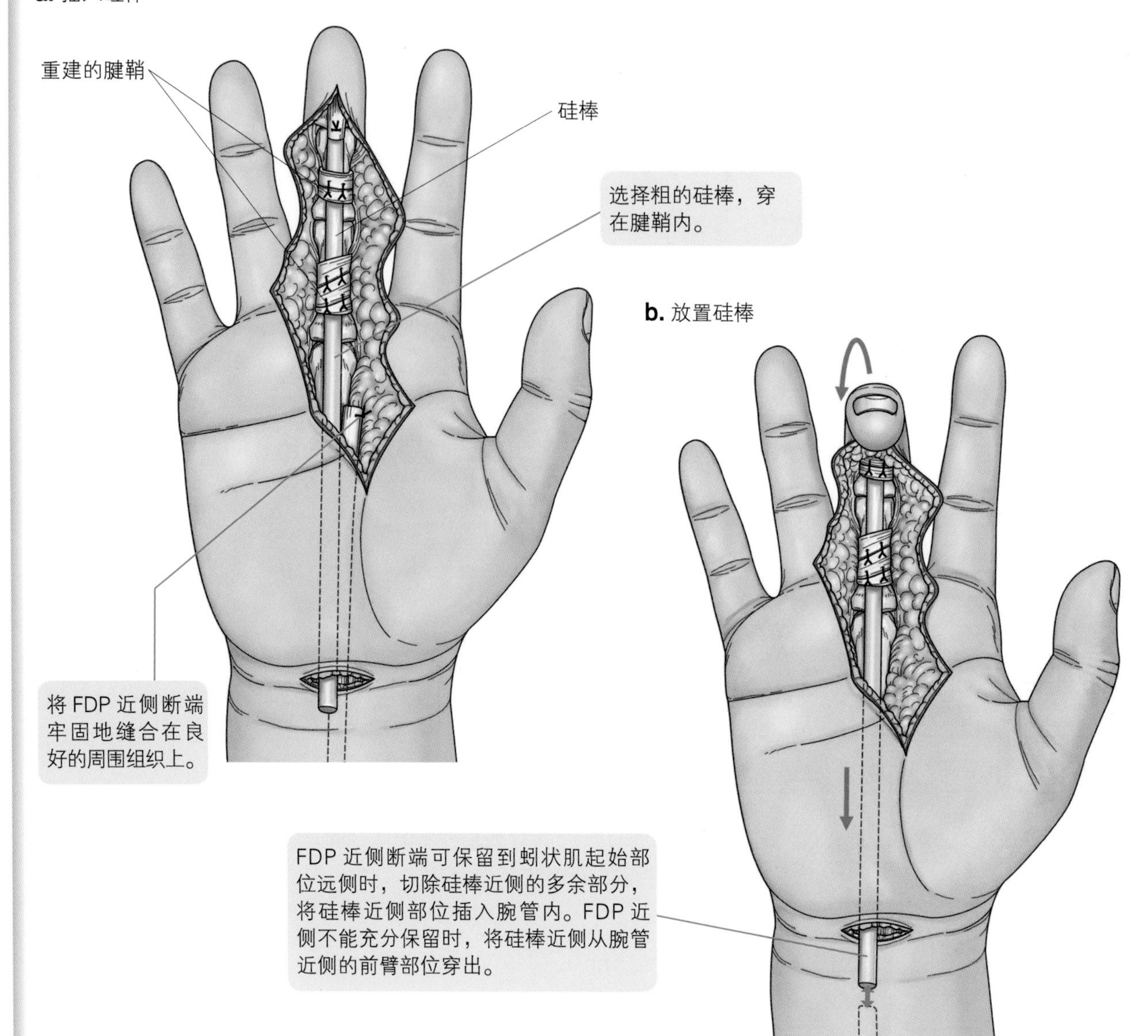

手术技巧及注意事项

FDP 近侧断端的缝合线稍微留长一些，作为二次手术时寻找 FDP 近侧断端的标记。

4 初次手术：术后康复治疗

保持手指于功能位外固定1周左右。然后，充分进行手腕、指关节的活动度锻炼。初次手术时充分松解关节挛缩是非常重要的。在3个月左右时，在硅棒的周围会长出假性腱鞘（pseudosheath）。初次手术3~4个月后，可以进行第二次手术。

手术技巧及注意事项

硅棒安置的过程中最需要注意的问题是感染。如果术后早期开始过度的功能锻炼，会导致切口愈合不佳，增加创面感染的风险。如果发生感染，只能手术取出硅棒，待感染消退后再次进行手术。

图 11　引导移植肌腱和缝合肌腱

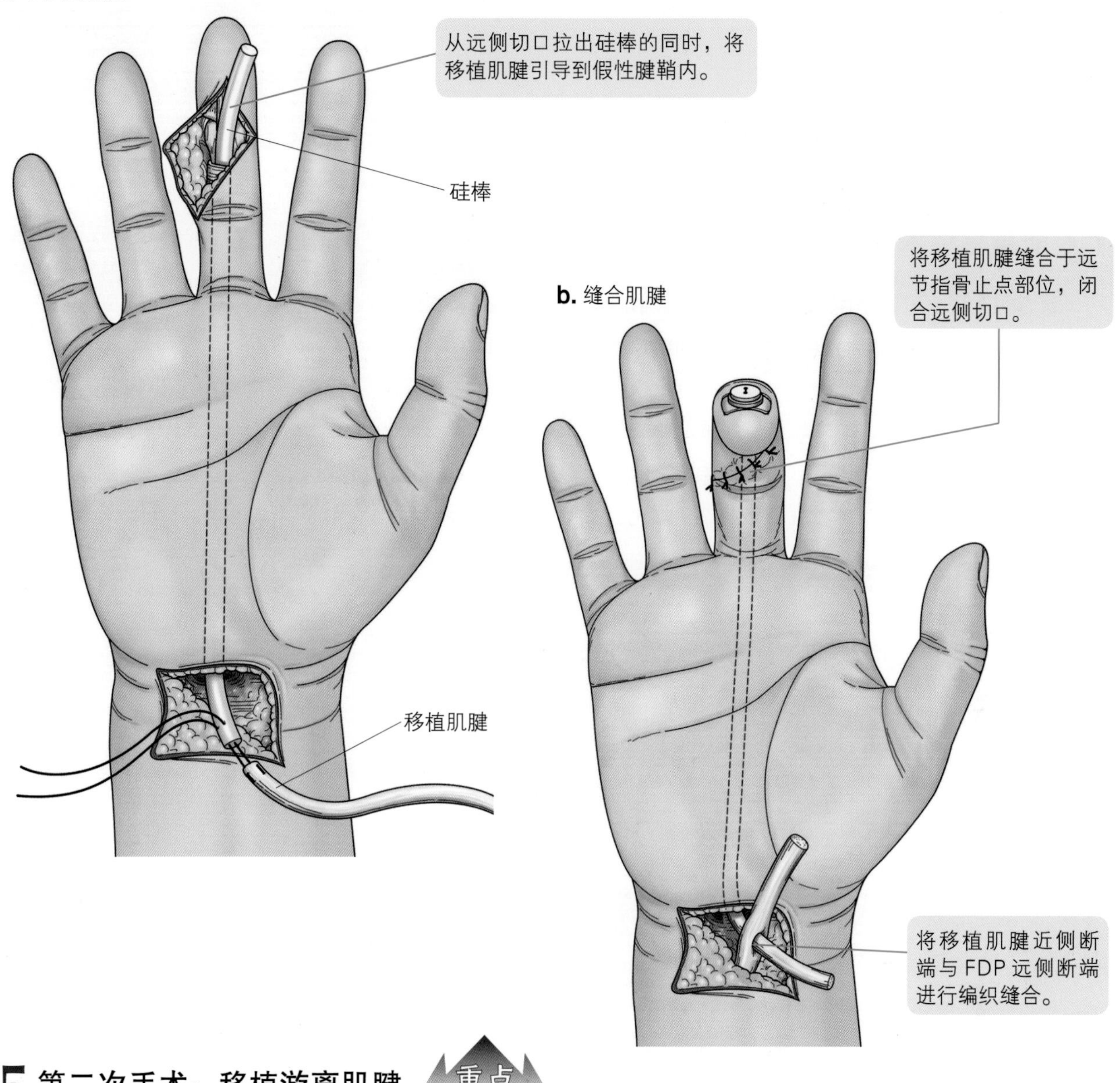

5 第二次手术：移植游离肌腱 重点

显露远节指骨及近侧的肌腱缝合部。将移植肌腱缝合在硅棒近侧端后，从远节指骨切口拉出硅棒。此时，确认移植肌腱在硅棒周围的假性腱鞘内（**图11a**）。与游离肌腱移植术同样方法缝合移植肌腱远侧。根据移植肌腱长度及硅棒设置的位置决定近侧肌腱缝合部位。切取了足够长度的移植肌腱后，可在前臂缝合（**图11b**）；但如果PL肌腱长度不够（特别是移植修复中指时），笔者等一般是在手掌部缝合。移植肌腱近侧的编织缝合与游离肌腱移植术相同。

手术技巧及注意事项

- 如果 FDP 近侧肌腹滑程不佳，而 FDS 尚可使用，可以进行浅代深缝合，即将 FDP 近侧断端与 FDS 缝合。根据患指情况，有时也可利用相邻手指的 FDP 实施肌腱移位术。
- 硅棒周围形成的假性腱鞘，顾名思义，并非真正的滑膜腱鞘，而是纤维性瘢痕组织，所以也会出现粘连及收缩情况。进行术后运动疗法时，需要时刻注意这些情况。

肌腱移位术

1 显露、处理肌腱断端

切开、查找肌腱断端、拉出肌腱断端直至切除，这些步骤都与游离肌腱移植术相同。

2 肌腱移位术

动力的选择，可以使用相邻手指的FDP、相邻手指的FDS近侧断端等（**图12**）。对于拇长屈肌腱，也可选择中指或环指的FDS、肱桡肌肌腱等。

手术技巧及注意事项

优先重建的功能包括示指和中指的拿捏物体功能，以及环指和小指的握拳功能。根据患指情况，选择其动力及决定缝合时的张力程度。

图 12　肌腱移位

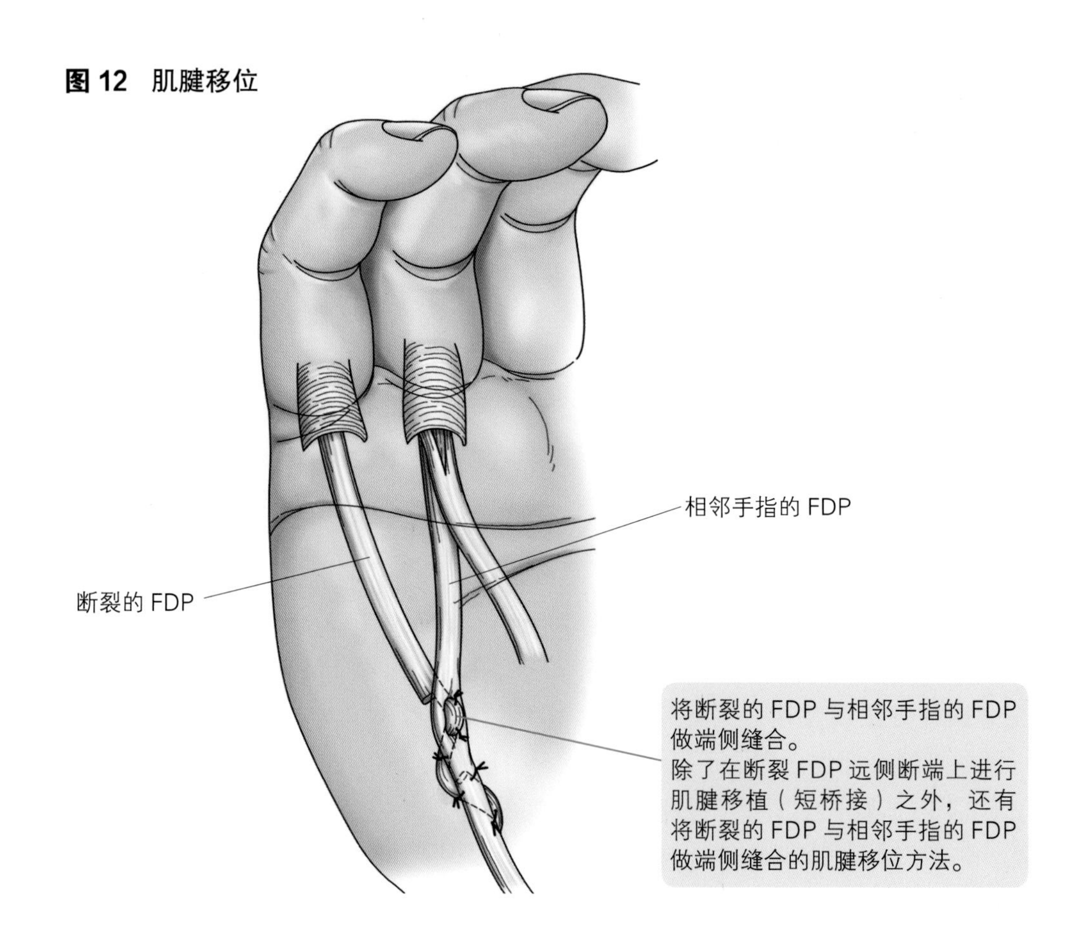

典型病例图像

【病例 1】（术后）

术后主动活动范围。陈旧病例的功能一般比新鲜病例差，需要在手术前向患者充分说明术后可能情况，取得患者的理解。

ⓐ术后屈曲像。

ⓑ术后伸展像。

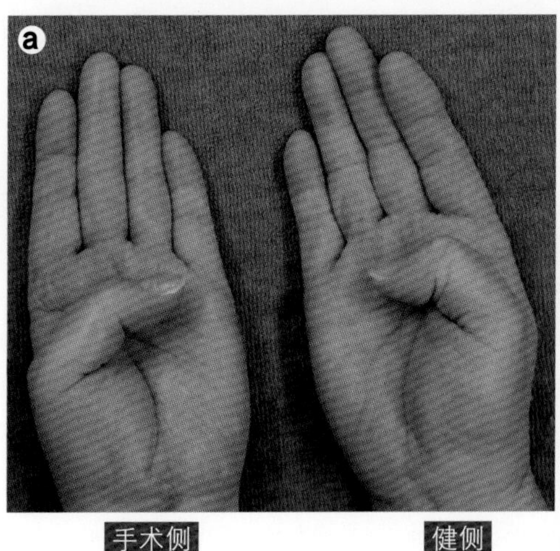

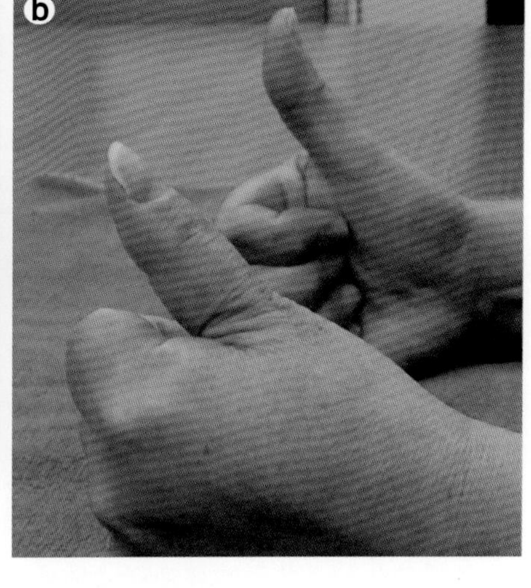

术后并发症及其应对措施

最重要的是移植肌腱的缝合质量。因为如果能获得切实愈合，之后再进行肌腱松解术也就容易得多。如果肌腱缝合部位发生再次断裂的话，需要重新做游离肌腱移植术，而且，移植肌腱的来源也比较有限。因此，绝对不要急于进行术后过度的康复锻炼。

进行两阶段移植肌腱术时，需要注意的是避免产生术后感染。这种情况下，控制早期的活动度锻炼虽会对术后疗效有一定影响，但如果不幸发生感染，则需要彻底拔出硅棒，待感染消退后，再次进行手术。

术后康复治疗[11]

游离肌腱移植术后，因为移植肌腱没有血供，是否能承受早期主动功能锻炼尚不明确。尤其是移植肌腱缝合于远节指骨的部分，发生松弛断裂的可能性更大。如果过早进行功能活动锻炼，有肌腱再次断裂的风险。由于笔者有这方面的经验教训，所以基本上在移植术后3周内，大多是保持固定状态（**表1**）。也就是说，要将肌腱缝合部位的切实愈合作为最重要的考虑点。

术后6周时，禁止同时伸直手指关节和手腕。在8周后再考虑开始用力地被动伸直锻炼及伸直夹板固定。术后12周内，要提醒患者注意不要在患指上承载重负荷。如果术后仍然手指活动度明显受限，导致日常活动障碍时，可以根据患者的要求，在3~6个月后，实施肌腱松解术。

表 1　游离肌腱移植术的术后康复治疗（固定法）

	主动屈曲	主动伸直	被动屈曲	被动伸直
术后前 3 周均需要石膏夹板固定	×	×	×	×
3~4 周	有限制	×	○	×
4~5 周	○	有限制	○	×
5~6 周	○	○	○	有限制
6 周以上	○	○	○	○

○：允许，×：禁止

对于那些能够很好地理解手术情况，并且积极配合功能锻炼的患者，采用与新鲜屈肌腱断裂缝合后相同的术后早期康复锻炼方法，可获得良好的疗效。

●参考文献

[1] BOYES J H, et al. Flexor tendon grafts in the fingers and thumb. J Bone Joint Surg, 1971, 53-A : 1332-1342.

[2] BUNNEL S. Repair of tendon in the fingers. Surg Gynec Obstet, 1922, 35 : 88-97.

[3] 津下健哉. 陳旧性屈筋腱損傷 // 手の外科の実際. 6 版. 東京 : 南江堂, 1985 : 297-322.

[4] 内西兼一郎. 陳旧性屈筋腱損傷 // 手の外科学. 東京 : 南江堂, 1995 : 117-121.

[5] 堀内行雄. 陳旧性屈筋腱損傷 // OS NOW No. 28, 手の外科. 東京 : メジカルビュー社, 1997 : 108-115.

[6] 牧裕. 陳旧例に対する腱移植術と腱移行術 // 新 OS NOW No. 22, 手指の外科 - 再建とリハビリテーション. 東京 : メジカルビュー社, 2004 : 80-87.

[7] HUNTER J M, SALISBURY R E. Flexor-tendon reconstruction in severely damaged hands. A two-stage procedure using a silicone-dacron reinforced gliding prosthesis prior to tendon grafting. J Bone Joint Surg, 1971, 53-A : 829-858.

[8] 杉本義久, ほか. 屈筋腱靱帯性腱鞘再建の治療成績. 日手会誌, 2001, 17 : 669-673.

[9] BRUNER J M, et al. The zig zag volar digital incision of flexor tendon surgery. Plast Reconstr Surg, 1967, 40 : 571-574.

[10] ITOH Y, et al. Treatment of pseudoarthrosis of the distal phalanx with the palmar midline approach. J Hand Surg, 1983, 8 : 80-84.

[11] 越智健介, ほか. 陳旧例-腱移植後の後療法-, MB Med Rehab, 145. 東京 : 全日本病院出版会, 2012 : 37-44.

肌腱、神经与血管损伤

新鲜指伸肌腱损伤病例

一般财团法人新潟手外科研究所研究部长 **森谷浩治**

本外伤的特征

关于断裂肌腱的愈合，伸肌腱与屈肌腱没有区别，除了肌腱细胞的内源性愈合外，还有来自损伤周围组织的成纤维细胞的外源性愈合，也就是"既有伤口，必有瘢痕"[1-3]。

◆ 治疗的简单之处

虽然修复过程相同，但伸肌腱和屈肌腱的损伤相比，还是有如下不同的特征：

① 比起伸肌腱，屈肌腱的力量更强，所以伸肌腱粘连时容易剥离。

② 即使伸肌腱的滑动性会受到不同程度的影响，但由于腕关节的腱固定效应及手内在肌的补偿，很少产生行动不便。

③ 仅有的腱鞘样结构是腕背支持带，即使此处产生粘连，影响也比较小。

④ 因为伸肌支持带的滑车作用不重要，所以根据情况，即使切除也没有很大的影响等。

以上这些即为比起屈肌腱，伸肌腱损伤比较容易治疗的特征[4]。因此，与屈肌腱相比，伸肌腱损伤的修复要简单一些。

◆ 治疗的复杂之处

但其实伸肌腱损伤的治疗也并不简单，原因如下：

① 伤口一般比较小，要进行复杂的伸肌装置修复比较困难。

② 因伸肌腱很薄，所以很难牢固地缝合。

③ 伸侧软组织很少，所以大多伴有骨损伤，容易粘连。

④ 肌腱断裂修复后，往往有所缩短，造成的影响比屈肌腱更为明显。

⑤ 伸肌腱单位长度引起的关节活动度（以下简称ROM）大于屈肌腱，所以伸肌腱的粘连对关节的影响也大于屈肌腱[5]。

◆ 肌腱短缩对关节活动度（ROM）的影响

在伸肌腱短缩对关节ROM的影响上，手背上的指总伸肌腱（以下简称EDC肌腱）与近节指骨上中央腱相比要大一些。这是因为矢状束在手指弯曲时有余量，具有向远侧移动的功能，手背部的EDC肌腱的短缩限制了矢状束向远侧的移动，强烈限制近侧指间关节（以下简称PIP关节）关节及掌指关节（以下简称MP关节）的弯曲。

治疗新鲜伸肌腱断裂的原则[1, 4, 6]

治疗新鲜伸肌腱断裂的原则如下:

① 肌腱缝合法（**图1**）及伸肌腱损伤部位的国际分区[7]，Ⅰ~Ⅳ区为指背腱膜部，Ⅴ~Ⅶ区为固有肌腱部（**图2**）。

② 对于手指背腱膜部的新鲜损伤，仅维持指间关节（以下简称IP关节）伸直的夹板即可治愈。

③ 对于开放性损伤，原则上是一次性修复。

④为了提高二次重建术及肌腱松解术的效果，可以用血液循环好的皮肤覆盖损伤肌腱。

图1　典型的肌腱缝合法

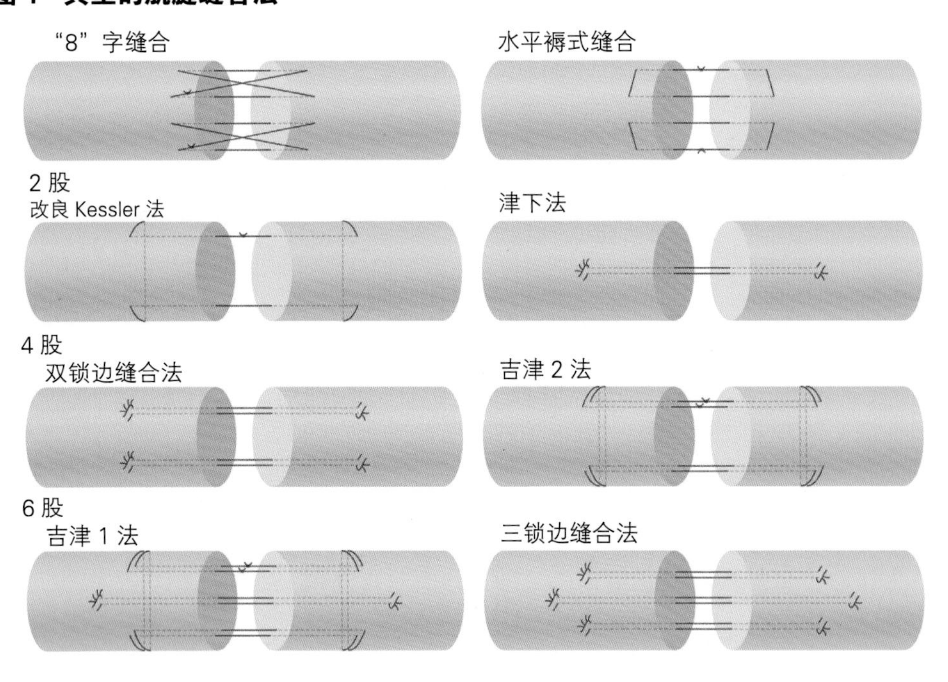

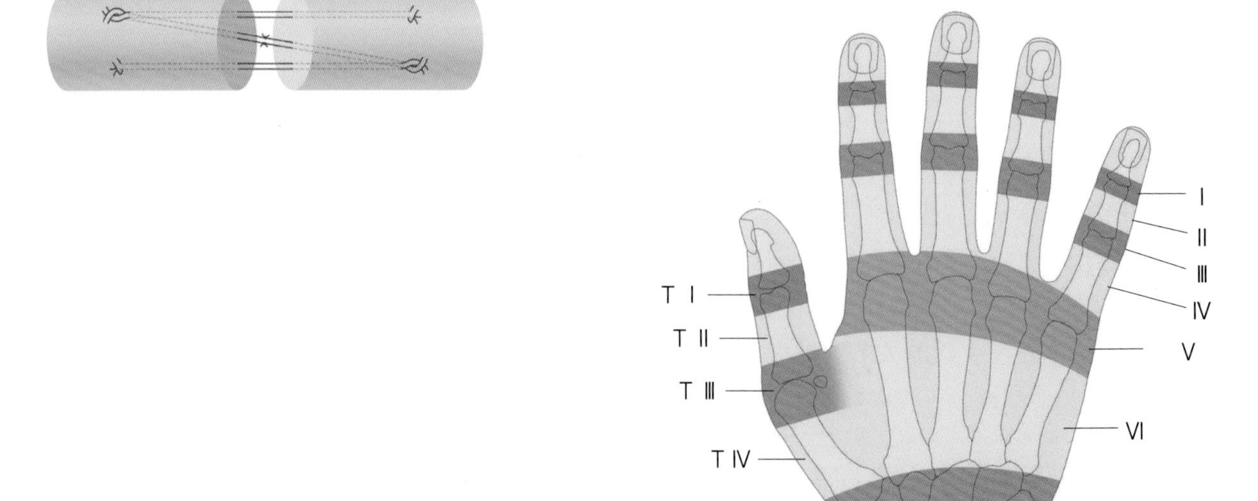

图2　伸肌腱损伤部位的国际分区

手术方法

下面按照伸肌腱损伤部位的国际分区来介绍治疗方法[2, 3, 6]。

Ⅰ区[8]

包括伸肌腱终腱（止点部位）的闭合性断裂、远节指骨背侧基底部撕裂骨折、远侧指间关节（以下简称DIP关节）骨折伴脱位，甚至是切割伤断裂等，因各种各样的原因导致锤状指畸形，大部分为非开放性损伤。

1 闭合性损伤

◆ 腱性锤状指

腱性锤状指（终腱断裂或远节指骨背侧的撕脱骨折）原则上利用保守疗法，笔者使用的是铝夹板的方法（**图3**）。

保守疗法的技巧及注意事项

保守疗法最重要的是让患者严格遵守装卸夹板的方法，如果依从性不高，考虑用克氏针临时固定 DIP 关节于伸直位。去掉铝夹板之后的夜间夹板固定也很重要，需要保护 DIP 关节伸直长达 6 个月。

对于初诊时 DIP 关节伸展不到位、角度大约为 40° 以上的严重病例，为获得更充分的 ROM，可以选择手术缝合断裂的终腱。

◆ 骨性锤状指

骨性锤状指（涉及远节指骨关节面背侧1/3以上关节内骨折）以手术疗法为主，笔者进行的是石黑法。具体内容另稿详述。先进行手法复位、穿针固定背侧较大骨片的坪川法及从掌侧固定DIP关节的方法是应该牢记的实用方法（**图4**）。

图 3　对于肌腱性锤状指，利用铝夹板的保守疗法

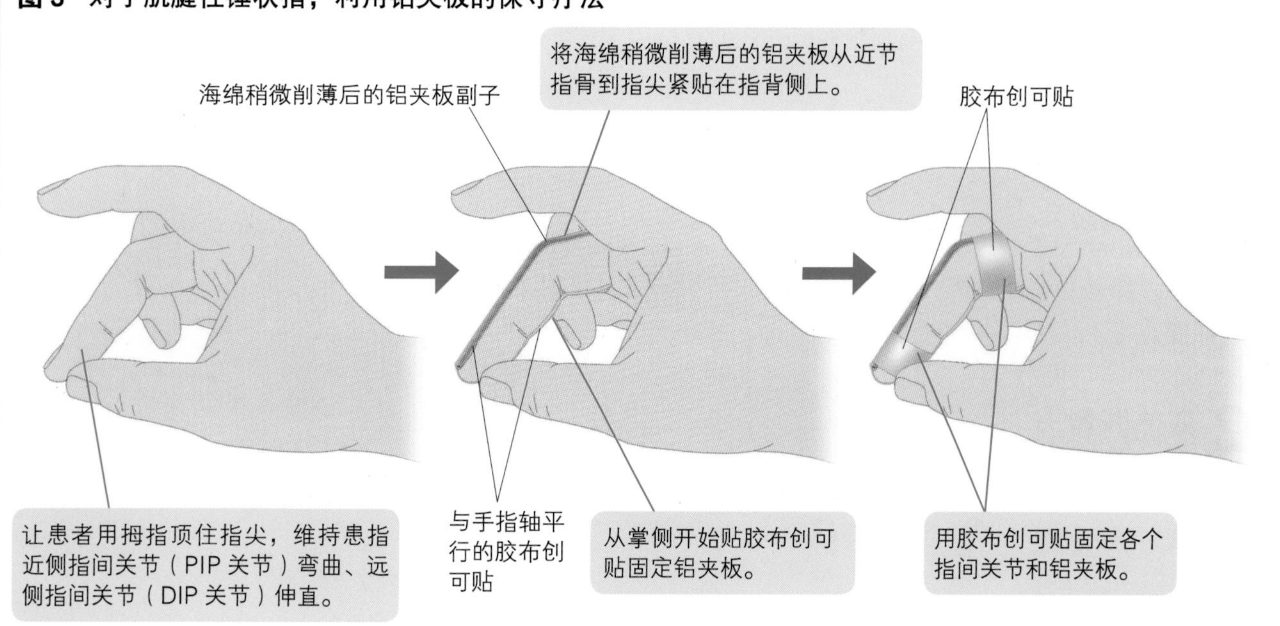

图 4　石黑改良法

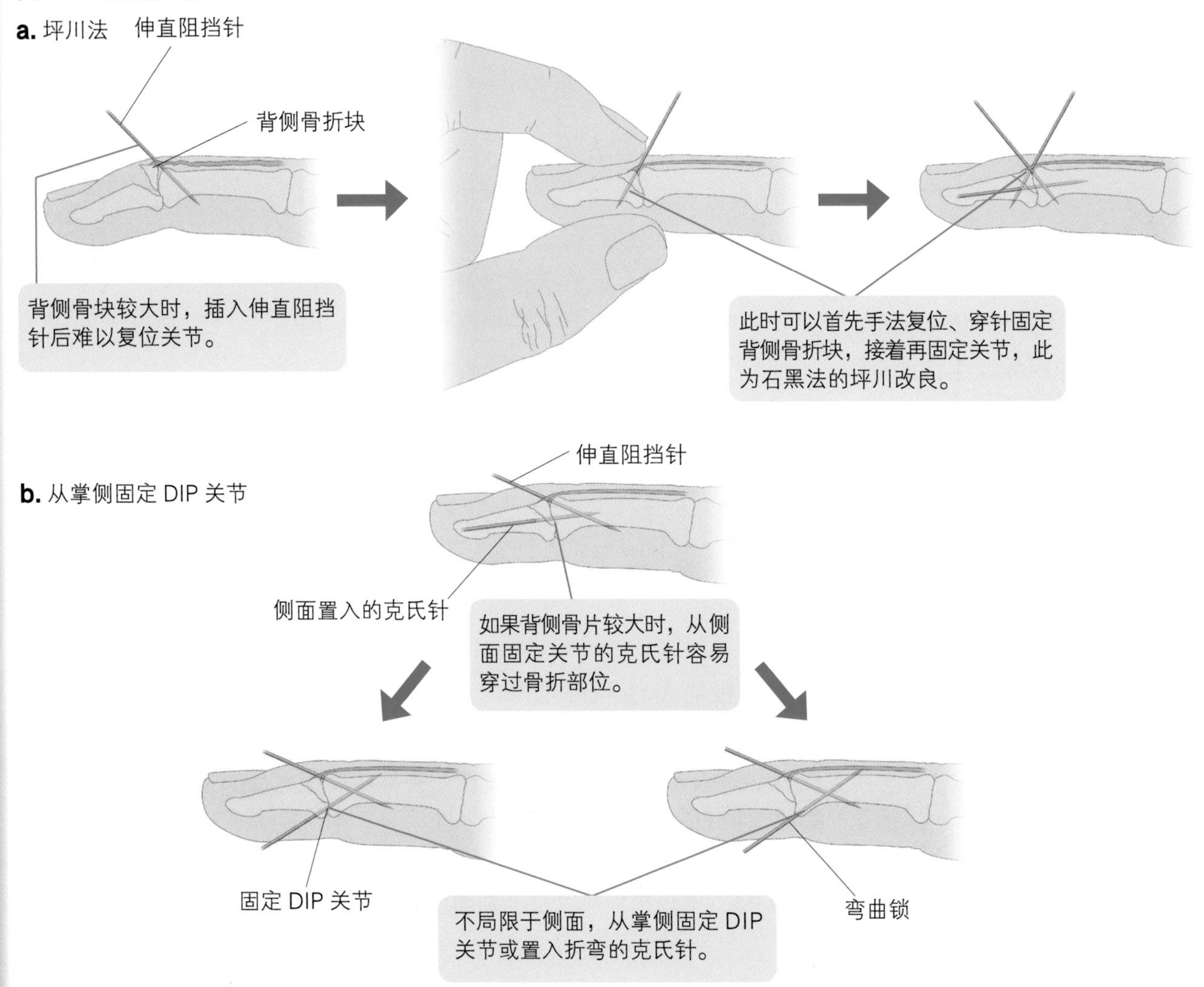

2 开放性损伤

可实行肌腱缝合，但是因末端腱膜非常薄容易撕裂，所以在“8”字缝合或水平褥式缝合后用克氏针临时固定。术后6~8周拔出克氏针，除了进行ROM训练之外，与闭合性损伤同样，晚上利用夹板进行伸直位固定。

Ⅱ区

1 单侧断裂

多为刀伤等开放性损伤。两根侧腱束同时断裂的情况较少，单侧断裂时无须缝合肌腱。

2 双侧断裂

双侧断裂呈锤状指畸形时，与Ⅰ区同样，进行“8”字缝合或水平褥式缝合后用克氏针临时固定。

Ⅲ区

仅是中央束损伤时，因刚受伤时侧束功能完整，所以，常常不会立即出现纽扣状畸形（PIP关节弯曲+DIP关节过伸），很难诊断。

用于早期诊断的Elson检查很有帮助：最大限度地被动弯曲PIP关节后，确认DIP关节是否可以自动伸展（**图5**）[3]。

1 闭合性损伤

仅是中央腱损伤时，中央腱近侧断端通过手指伸肌腱侧腱束（外在肌纤维侧束）及骨间肌侧腱束（内在肌纤维侧束），可以保持与远节指骨的连续性，因此，中央束止点断裂时，不会立即回缩到近侧。所以，闭合性损伤以保守疗法为主，利用夹板固定PIP关节为伸直位，至少要保持5周时间[9]。此时，不固定DIP关节，鼓励主动弯曲DIP关节，促使紊乱的手指伸直结构恢复平衡（**图6**）。取掉夹板后，与锤状指同样，要连续6个月晚上在手指伸直位装上夹板。

2 开放性损伤

即使没有纽扣状畸形，对于Ⅲ区的刀伤，时刻记着中央腱断裂的可能性，需要在手术室进行确认。不仅是中央腱，如果侧束也有损伤时，用“8”字缝合或间断缝合修复。水平褥式缝合时缝合过紧，会引起肌腱短缩，因此不太建议使用。

中央腱从中节指骨底部撕裂时，使用骨缝合锚进行再缝合。如果外固定可靠，不一定非要进行PIP关节的临时穿针固定，如果进行克氏针临时固定，需要在术后5~6周拔出。术后疗法与皮下损伤同样，需要进行ROM训练及晚上用夹板固定。

难点解析

中央索上有缺损，不能缝合!

利用侧索移位或肌腱移植进行重建[4]，同时伴有皮肤缺损的话，利用静脉皮瓣等覆盖（**图7**）。

图5 Elson测试

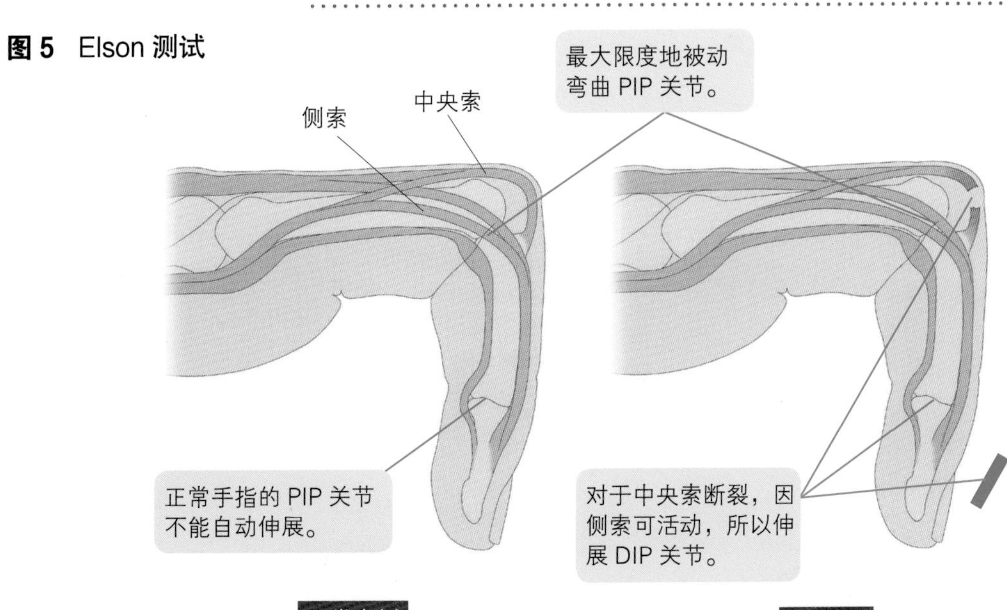

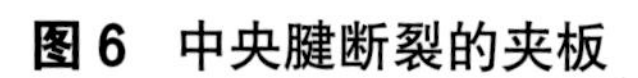

图 6　中央腱断裂的夹板

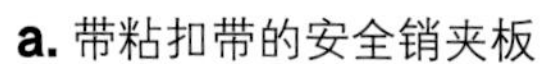

a. 带粘扣带的安全销夹板

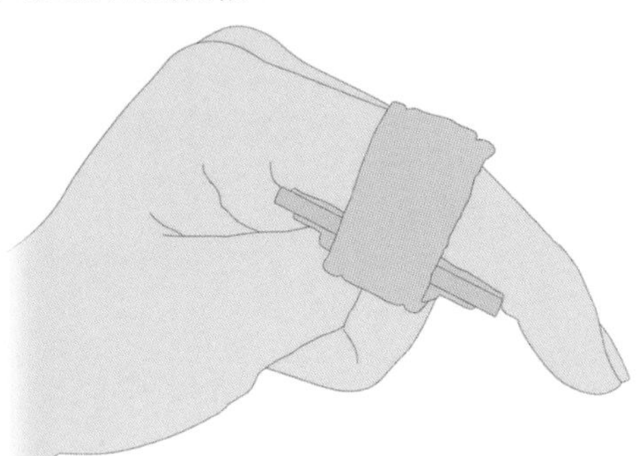

b. 带有弹簧的安全销夹板

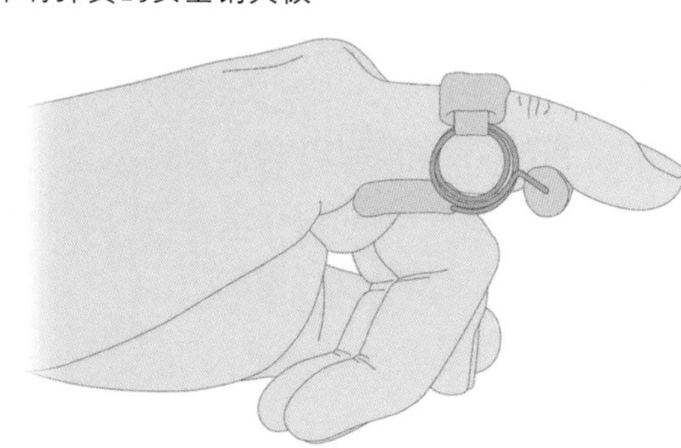

c. Capner 夹板

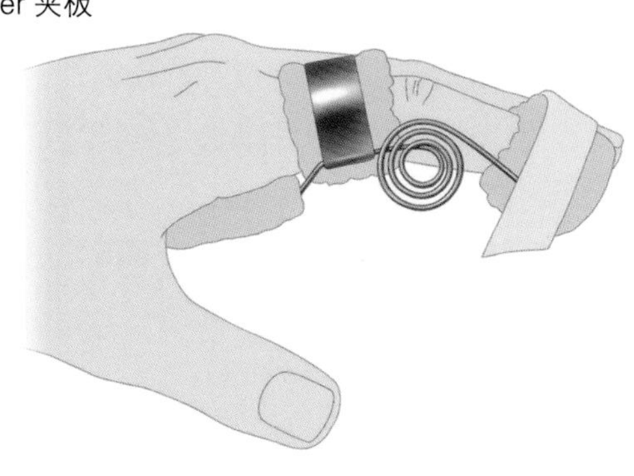

图 7　伴有中央索和皮肤损伤的 Ⅲ 区损伤

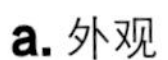

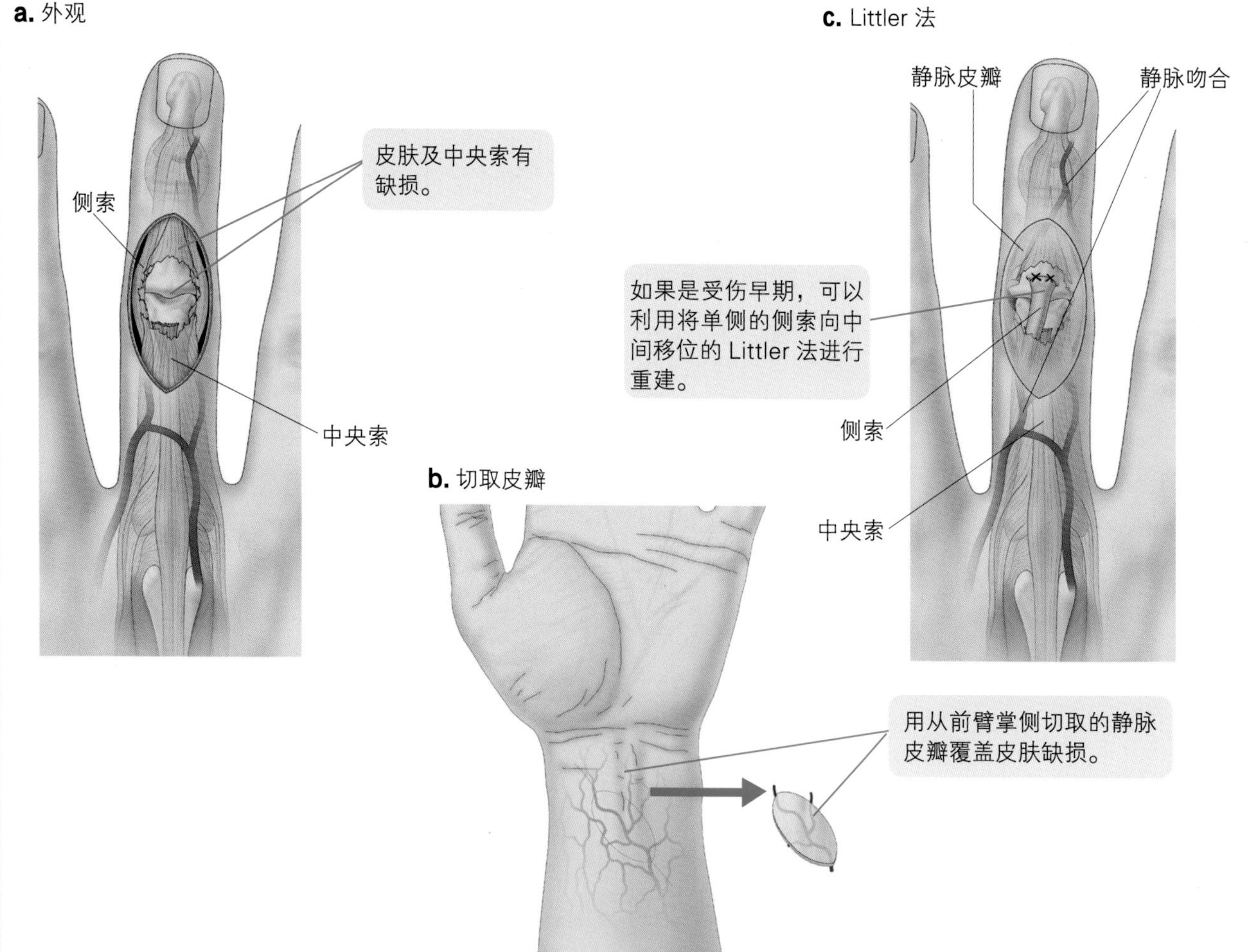

Ⅳ区

1 肌腱缝合和术后疗法

几乎都是开放性损伤，大多并发骨膜损伤，需要分别进行解剖学上的修复。

中央腱进行水平褥式缝合或“8”字缝合，侧束缝合为了避免回缩，对齐断端后利用“8”字缝合或间断缝合进行修复。

手术技巧及注意事项

因粘连发生的概率很大，所以治疗结果不一定好，对于严重挤压伤，可从手背侧切取带蒂脂肪筋膜瓣铺在肌腱缝合部位的下面（**图8**）。

在伸直位，固定PIP关节4周后，开始自动ROM训练，解除固定后也与Ⅰ～Ⅲ区损伤同样，需要在夜间手指伸展体位时进行固定。

2 清创术后的处置

强行拉近并缝合肌腱缺损，可能会导致伸直挛缩，所以，无论是中央腱还是两边的侧束，只要还留有连续的腱束，就不需要缝合修复，缺损部位最好是通过瘢痕组织愈合。

手术技巧及注意事项

中央束断裂部分位于骨间肌肌腱中央束的融合部位近侧时，不会产生纽扣状畸形，所以如果是严重挤压伤，可仅做清创术。

图8　各种蒂状脂肪筋膜瓣的移位

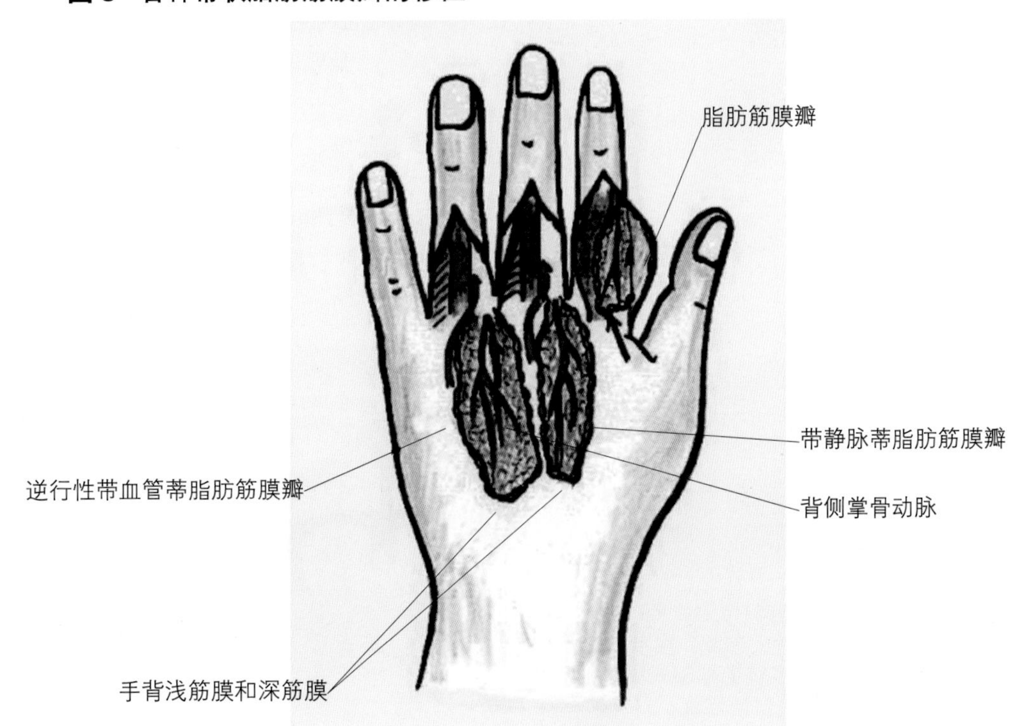

V区

此区是较容易受到外伤的部位，包括刀伤的断裂、咬伤、直接或间接外力导致的伸肌腱滑脱等。此处所说的咬伤及伸肌腱滑脱的详情在其他章节中会加以介绍。

1 肌腱缝合

在这个部位断裂的伸肌腱均可用4股（双锁边缝合法及吉津2法等）缝合，并增加辅助缝合。另外，如果并发有矢状束及关节囊损伤的话，需加以修复。

2 术后疗法

肢体位置固定在腕背屈30°，MP关节弯曲为20°~30°、IP关节伸直为0°。术后疗法有两种：一是在此肢体位置保持4周后，开始自动弯曲及伸直、利用橡胶牵引开始被动伸直的固定法；二是从中立位开始将手腕保持在背屈位的同时，从术后第2天开始MP关节的ROM训练（**图9**）。选择任何一种，都具有相同的远期效果。

图9　V～Ⅶ区伸肌腱损伤的早期运动疗法

a. 手腕中间部位的自动弯曲

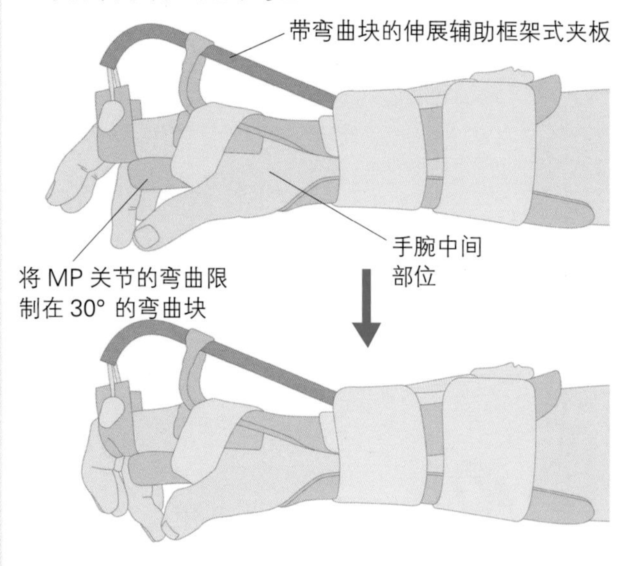

b. 在手腕背屈位的主动屈指

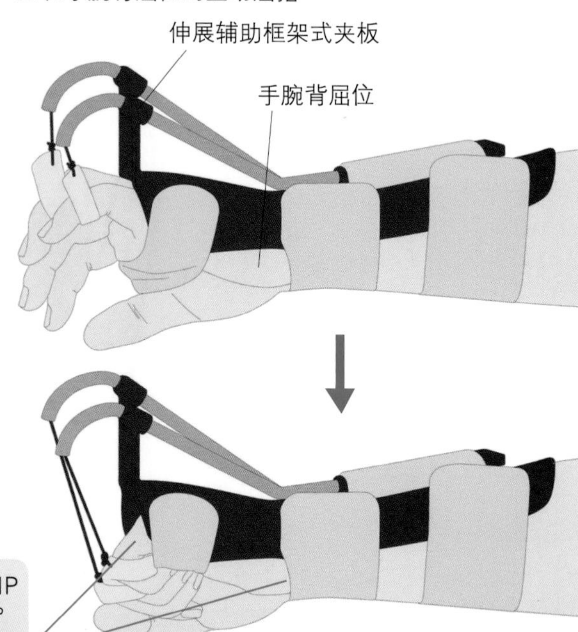

Ⅵ区

很多是开放性损伤，单独损伤时因有腱间连接的存在，所以很少回缩。腱间连接的近侧断裂时，相邻手指伸肌腱的伸展力通过腱间连接传递到患指，可以不表现出伸指障碍。因此，也有被误诊为不全性断裂的情况。

1 肌腱缝合

利用4或6股（吉津1法或三重连续锁边缝合法等）的核心缝合和周边缝合修复断裂肌腱。在多根肌腱同时损伤时，如果残留有完好的连续肌腱，可以将肌腱断端移位到那个肌腱上。外固定及术后疗法与Ⅴ区相同。

2 带血管蒂的肌腱及皮瓣移植

严重挤压伤时，不仅会损伤手背伸肌腱，甚至有皮肤缺损的情况。以往是利用带蒂皮瓣覆盖和肌腱移植进行治疗，但是笔者等为缩短治疗时间及避免粘连，通过在皮瓣远侧端行静脉吻合，防止远侧部位（手指）的肿胀，也有进行带血管蒂肌腱及皮瓣联合移植的情况（**图10**）[1]。

图 10　因严重挤压伤致手背伸肌腱的损伤

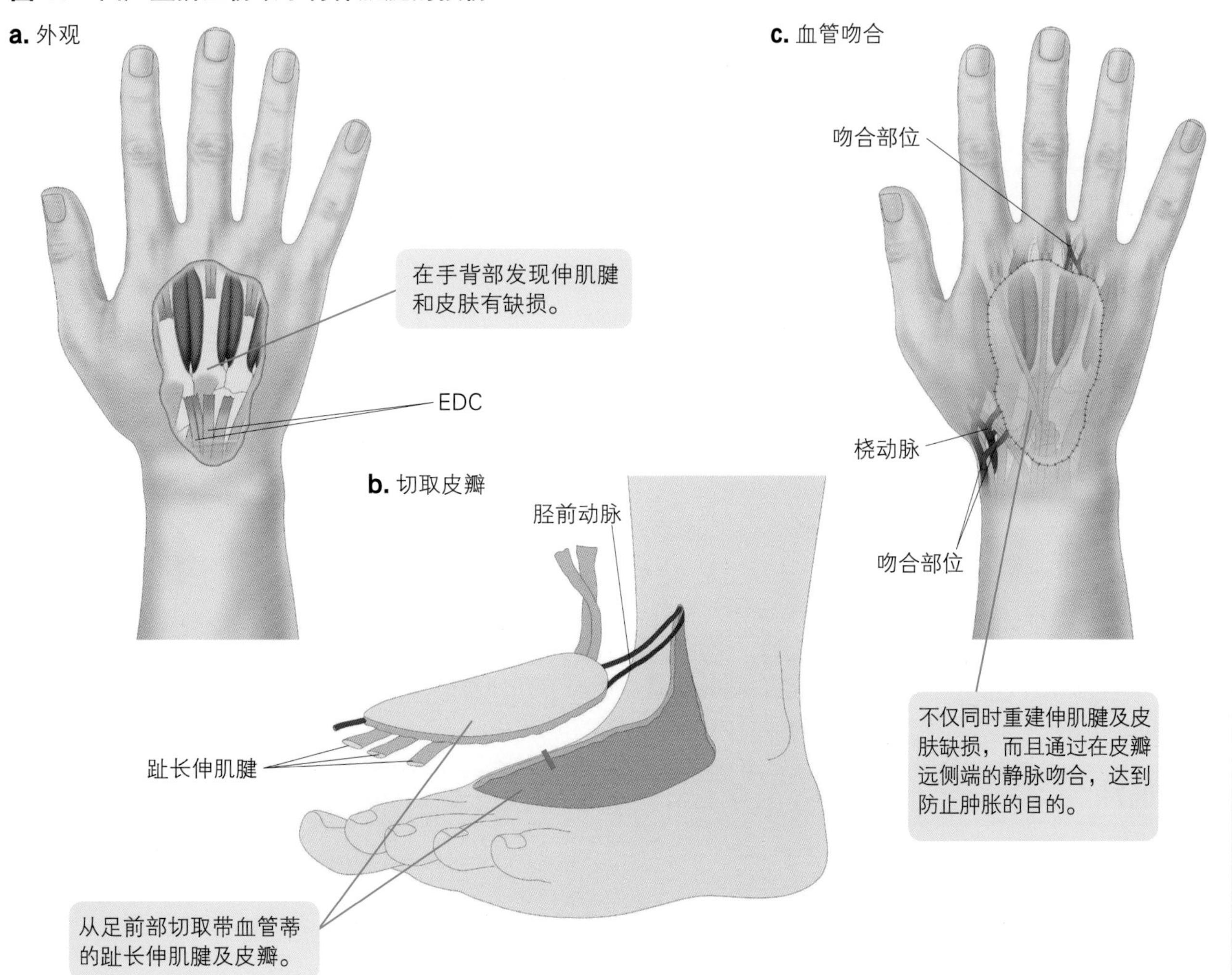

Ⅶ区

在这个区域，如何处理伸肌支持带是个问题。当腕背支持带影响缝合肌腱或移植肌腱的滑行时，可以切除部分伸肌支持带，或者通过“Z”字成形扩大内腔。但是当手腕的ROM不良时，也不必担心产生肌腱绷起的现象，所以此时完全可以切除伸肌支持带。

1 闭合性损伤

◆ 重建伸肌腱功能

患者大多合并有风湿性关节炎（以下简称RA）及远尺桡关节（以下简称DRUJ）畸形等，断裂肌腱因磨损，所以很难端端缝合。具体情况将在其他章节论述，但对于断裂肌腱，可以进行桥接肌腱移植术及将远侧断端缝合到相邻手指的正常伸肌腱上的肌腱移位术，DRUJ如果是肌腱断裂原因的话，可同时实施Darrach手术或尺骨头关节成形术。

◆ 术后疗法

术后疗法为将手腕保持在背屈位、手指通过橡胶牵引保持在伸展位，与此同时，还要进行主动弯曲的早期运动疗法。在手指被动伸展的方法中，肌腱不能有效滑动，所以应该在保持手腕背屈位的同时，增加手指主动伸直运动。

2 开放性损伤

与Ⅵ区同样，利用4或6股肌腱缝合法，术后疗法与Ⅴ区以及Ⅵ区相同。

TⅠ区

与手指的Ⅰ区损伤同样，拇指呈现锤状指畸形。

1 肌腱缝合

大多为开放性损伤，闭合性损伤较为罕见。断裂肌腱为拇长伸肌腱（以下简称EPL肌腱），因为肌腱较粗，有足够的移动性，所以无论是闭合性损伤还是开放性损伤，还是肌腱缝合为好。为骨性损伤，实施石黑法。

TⅡ区

1 肌腱缝合

大多为切割伤。与TⅠ区同样，缝合断裂肌腱。IP关节在伸直0°位，MP关节弯曲0°~10°位固定1周。克氏针的临时固定在术后5~6周拔出。

TⅢ区

1 观察肌腱断裂

RA之外的多为开放性损伤，不仅是EPL肌腱，拇短伸肌腱（以下简称EPB肌腱）也有断裂的可能。EPL和EPB两个肌腱都断裂的话，从受伤开始拇指就不能伸展，但是，到底是哪个受伤，从锤状指（EPL肌腱断裂）及纽扣状畸形（EPB肌腱断裂）等看不到，所以会有误判的情况。因此，即使拇指可以伸展，也要细心观察伤口，如果确认肌腱断裂，需要切实地缝合两种肌腱。

2 肌腱缝合方法以及术后疗法

用2或4股核心缝合和辅助缝合法修复断裂肌腱，术后通过橡胶牵引将拇指保持在伸直位，同时5~6周内进行主动弯曲的早期运动疗法。此时，若为EPL肌腱单独断裂时，手腕体位为背屈30°；EPB肌腱断裂时，手腕背屈为30°，并轻度桡偏。

对于幼儿或理解能力较弱的成人患者，在4~6周石膏固定后，开始ROM训练。

TⅣ区

1 观察肌腱断裂

与TⅢ区同样，因EPL和EPB两个肌腱都有可能断裂，所以，需要注意单独损伤。因为没有腱间结合，所以近侧断端越过伸肌支持带回缩到前臂的情况较多，还有在断裂几天之后难以端端缝合的情况。

2 肌腱缝合、肌腱移植、肌腱移位

原则上是利用2或4股核心缝合和辅助缝合的端端缝合法，当无法直接缝合时，可在EPB肌腱上进行游离肌腱移植术，在EPL肌腱上移位示指固有伸肌腱（以下简称EIP肌腱）。术后疗法与TⅢ区相同。

TⅤ区

1 闭合性损伤

大部分是继发于轻度移位的桡骨远端骨折后，多为Lister结节附近的EPL肌腱发生断裂。

◆ EIP 肌腱移位术

虽然也有进行桥接肌腱移植术的情况，但笔者等最常用的是在局部麻醉下进行EIP肌腱移位术（**图11**）[10]。

利用调配有1%肾上腺素的利多卡因15~20mL局部麻醉后，在示指MP关节上、伸肌支持带远侧、拇指掌骨上切开（**图11a**）。在矢状束近侧切断EIP肌腱，将其从示指EDC肌腱的下面穿过（**图11b**）。让患者在手腕中立位-掌屈20°，用其他手指握住拇指，在EPL肌腱远侧端以接近最大张力编织缝合EIP肌腱（**图11c**）。

采用本法，不仅可以在手术中准确判断移位肌腱的张力程度，还可以确认EIP肌腱向拇指伸肌转换的效果。

◉术后疗法

手术第2天的白天使其戴上手腕30°背屈位的拇指伸展辅助框架式夹板，开始被动伸直运动及主动ROM训练。白天戴的动态夹板需要保持4周，但晚上需要戴6周的手腕30°背屈位拇指伸展位静态夹板。

图 11　EPL 肌腱皮下断裂的 EIP 肌腱移位术

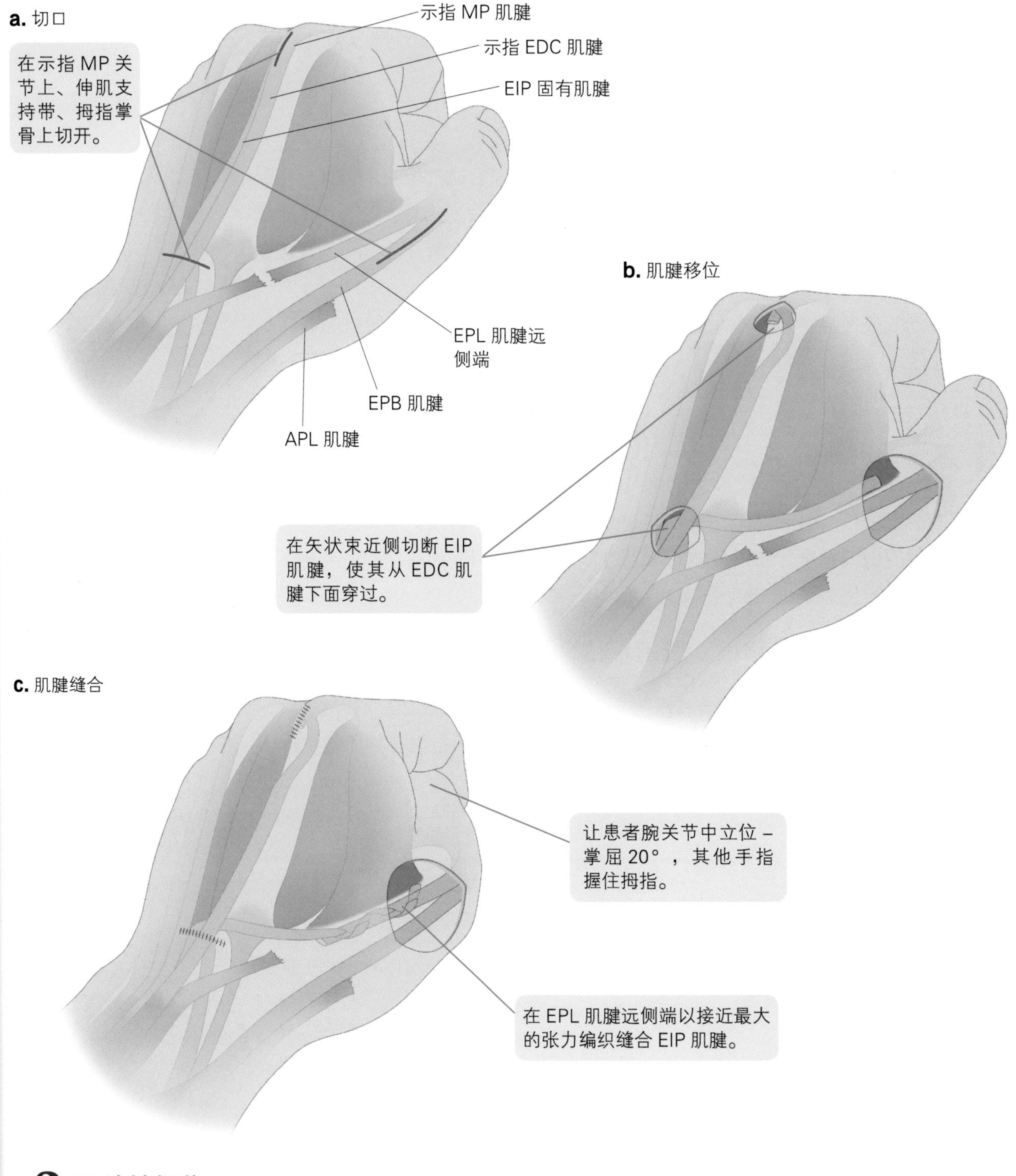

2 开放性损伤

◆ 肌腱缝合

EPB肌腱及拇长展肌（以下简称APL）腱断裂时，切开第一背侧鞘管，利用4或6股核心缝合法和辅助缝合进行端端缝合。

◆ 术后疗法

术后疗法与TⅢ区相同，但手腕的肢体位为背屈30°、轻度桡偏位。EPL肌腱因Lister结节而改变方向，因此，这个部位的缝合不适合端端缝合，适合做桥接肌腱移植术及EIP肌腱移位术。

治疗肌腱损伤的基本原则

由新潟大学田岛达也名誉教授讲述的肌腱损伤的治疗原则，必须时刻牢记于心。

① 早期闭合开放性创面，无菌是修复肌腱之前的首要条件。

② 迫切的不仅是修复损伤的肌腱，还要全面考虑伤情，尽可能使损伤手的综合性功能接近完全恢复。

③ 修复肌腱需要有可靠的缝合材料、无创手术技术、合理并且是切实可行的手术方法。

④ 术后要密切注意监护，如果术后疗法不合适的话，也达不到修复肌腱手术的目的。手术是治疗的第一步而非最终阶段。

●参考文献

[1] 吉津孝衛. 開放性筋・腱損傷 // 骨折・外傷シリーズ No.7 創傷処置のファーストエイド. 東京：南江堂，1987：143-152.

[2] 斎藤英彦. 筋・腱の損傷 // 新图説臨床整形外科講座，第6巻 前腕・手. 東京：メジカルビュー社，1995：152-175.

[3] 草野 望，吉津孝衛. 腱損傷 // 手の外科診療ハンドブック. 東京：南江堂，2004：100-119.

[4] 吉津孝衛. 指伸筋腱損傷 // 上肢の外科. 東京：医学書院，2003：322-325.

[5] NEWPORT M L, POLLACK G R, et al. Biomechanical characteristics of suture techniques in extensor zone Ⅳ. J Hand Surg, 1995, 20-A：650-656.

[6] 金谷文則. 伸筋腱損傷 // 最新整形外科学大系 15A 手関節・手指 1. 東京：中山書店，2007：102-118.

[7] KLEINERT H E, VERDAN C. Report of the committee on tendon injuries. J Hand Surg, 1983, 8-A：794-798.

[8] 森谷浩治. 槌指. 臨床スポーツ医学，2012，29：577-583.

[9] 田島達也. 手指腱損傷とその治療の実際(2). 災外医学，1960，3：519-525.

[10] 森谷浩治，吉津孝衛，ほか. 長母指伸筋腱皮下断裂に対し局所麻酔下に施行した固有示指伸筋腱移行から得た新知見. 日手会誌，2010，26：275-278.

肌腱、神经与血管损伤

通过肌腱移植、肌腱移位，修复陈旧性指伸肌腱损伤

国立金泽医疗中心整形外科部长 **池田和夫**

陈旧性指伸肌腱损伤适合手术的情况

◆指总伸肌腱（以下简称EDC肌腱）

除刀切伤以外，很少见陈旧性指伸肌腱损伤。病程超过1个月的陈旧性损伤病例，因肌肉的回缩和挛缩，很难将损伤的肌腱牵回至原有的位置。因此，如果肌腱损伤时间较长，则需要考虑到肌肉功能失效，建议行肌腱移位术。即使肌腱损伤时间不长，也有术后功能恢复不理想的情况，也需要行肌腱移植术。

远尺桡关节（以下简称DRUJ）畸形及Kienbock病而导致的腕关节骨关节炎是指伸肌腱断裂的常见原因。在DRUJ的畸形中，尺骨头向背侧脱位，EDC肌腱的通道（第四间室）变窄，肌腱多在此处磨损而断裂。Kienbock多见于老年人，患者碎裂的月骨突出于背侧，EDC肌腱多在此磨损而断裂。这种肌腱断裂像是绳索被磨断一样，不能行端端缝合。因此，适合做肌腱移位或肌腱移植。伸肌腱的滑行距离短于屈肌腱，文献报道EDC肌腱滑行距离为45mm，拇长伸肌腱（以下简称EPL肌腱）为28mm[1]。也就是说，指深屈肌腱（以下简称FDP肌腱）为70mm，FPL肌腱为50mm，牵引中间的肌肉、肌腱，可以保证这个滑行距离的话，就可以进行肌腱移植。

进行肌腱移植时，大多数情况下使用的是掌长肌腱（以下简称PL肌腱）。EDC肌腱断裂多发生在小指，而后是环指。此时患者多已来就诊，很少出现中指肌腱断裂的情况。断裂的肌腱断端可回缩到手背中部。

◆EPL肌腱

多为桡骨远端骨折后的并发症，发病率不足1%，较为罕见[2]。好发于老年人，特别是损伤严重、骨块移位较大时。可以后期出现，也可骨折时发生。有学者认为是由于第三间室内的血流不畅而导致。因此很难做端端缝合。可选择肌腱移位术，多数是选择示指固有伸肌腱（以下简称EIP肌腱）进行肌腱移位术。应考虑到EIP肌腱会有缺如的情况，虽然没有准确的发生率统计报道[3]，但与PL肌腱相似，也有3.5%的概率缺如[3]。应在术前确认是否存在EIP肌腱。

图 1 体位

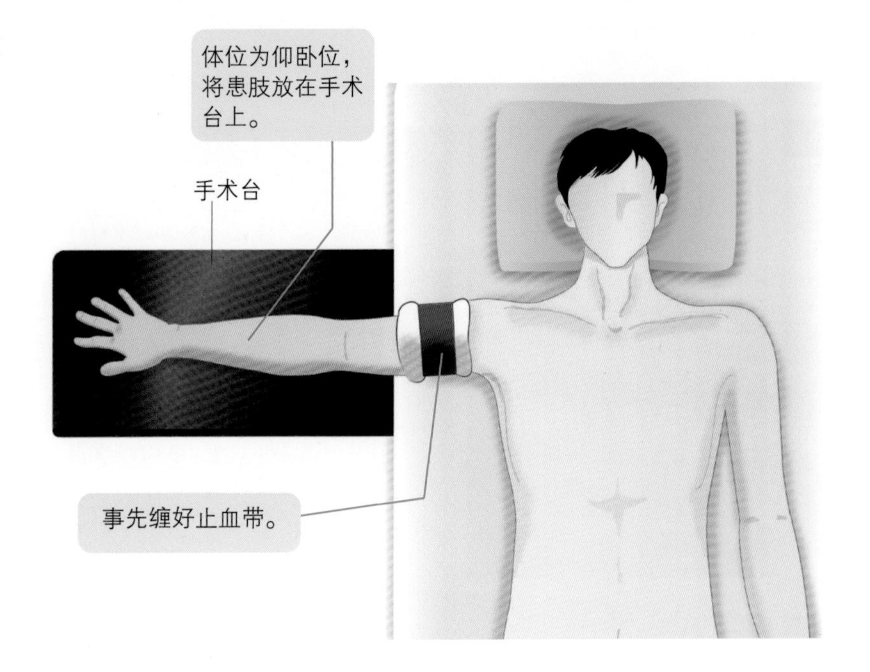

术前再次检查

◆ 体位及麻醉

仰卧位，患肢放在手术台上。事先缠上止血带（**图1**）。

一般选择全身麻醉或局部封闭麻醉。

◆ 手术器械

如有肌腱移位钳可提前准备好，尖头蚊式钳也可替代肌腱移位钳。缝合EDC肌腱所用缝合线为3-0 SURGILON®缝合线，缝合EPL肌腱为4-0 PROLENE®不可吸收缝合线。可以采用肌腱剥离器从小切口切取移植所用的PL肌腱。

处置尺骨头时，可选择尺骨头切除术（Darrach手术），需准备截骨所用的骨锯。若拟行关节形成术（Sauve-Kapandji手术）时，则需提前准备好固定所用的螺钉。

手术概要

1 显露EDC肌腱断裂部位（EPL肌腱断裂时，显露鼻烟窝）

2 辨认MP关节背侧的EIP肌腱及在第四间室的EIP肌腱，并拉出EIP肌腱

3 切取腕掌侧PL肌腱（移植肌腱时）

4 缝合肌腱时检查张力情况及交错缝合

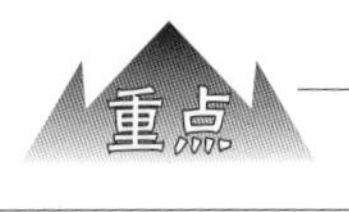

5 清洗、闭合创面，安装固定支具

典型病例图像

【病例 1】**手术病例（术前）**

82 岁，女性。EDC 肌腱断裂。
ⓐ X 线片。发现在远尺桡关节上有畸形表现。
ⓑ环指和小指不能伸直。

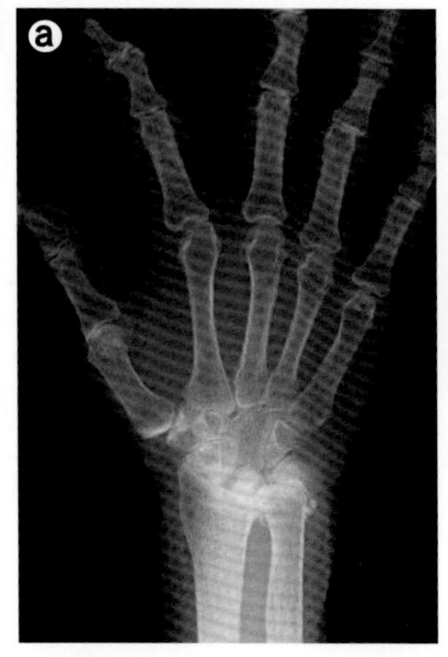

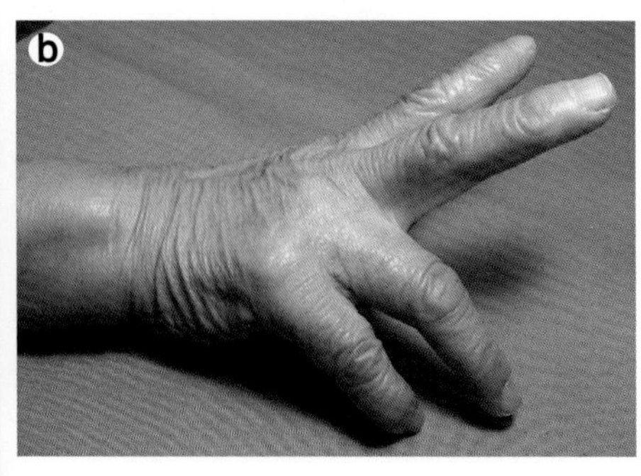

【病例 1】**手术病例（术前）**

67 岁，女性。EPL 肌腱断裂。
ⓐ X 线片。发现桡骨远侧端有骨折迹象。
ⓑ左拇指不能伸直。

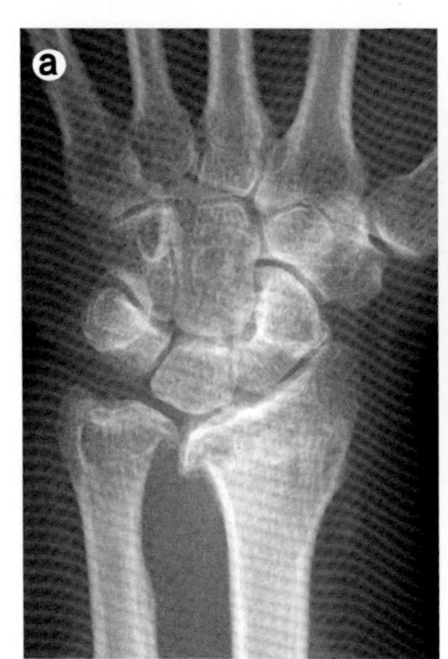

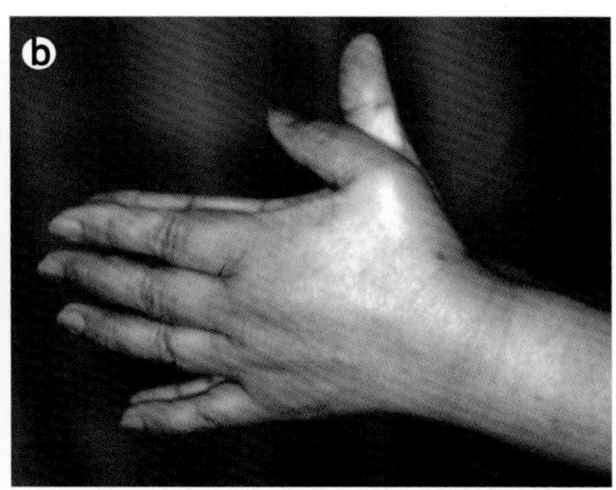

手术方法

1 显露 EDC 肌腱断裂部位（EPL 肌腱断裂时，显露鼻烟窝）

以EDC肌腱的手术技巧为中心，附带讲述EPL肌腱。

◆ EDC肌腱断裂的情况

在手背上纵行向尺侧凸起的弧形切口进入（**图2**）。为了处置尺骨头，可将切口延伸至前臂。皮瓣顶点的血流不畅的话，会造成创面难以愈合，所以不要进行皮下剥离，将脂肪层附在掀起皮瓣的一侧，显露腱膜层（**图3**）。

手术技巧及注意事项

注意不要拿镊子夹住皮瓣的尖端。

将伸肌支持带打开呈“Z”字形，切开第四间室。大多的尺骨头会刺破关节囊而露出（**图4a**）。EDC在环指和小指的末梢端肿胀成棍棒状为新鲜的损伤。首

图 2　切口

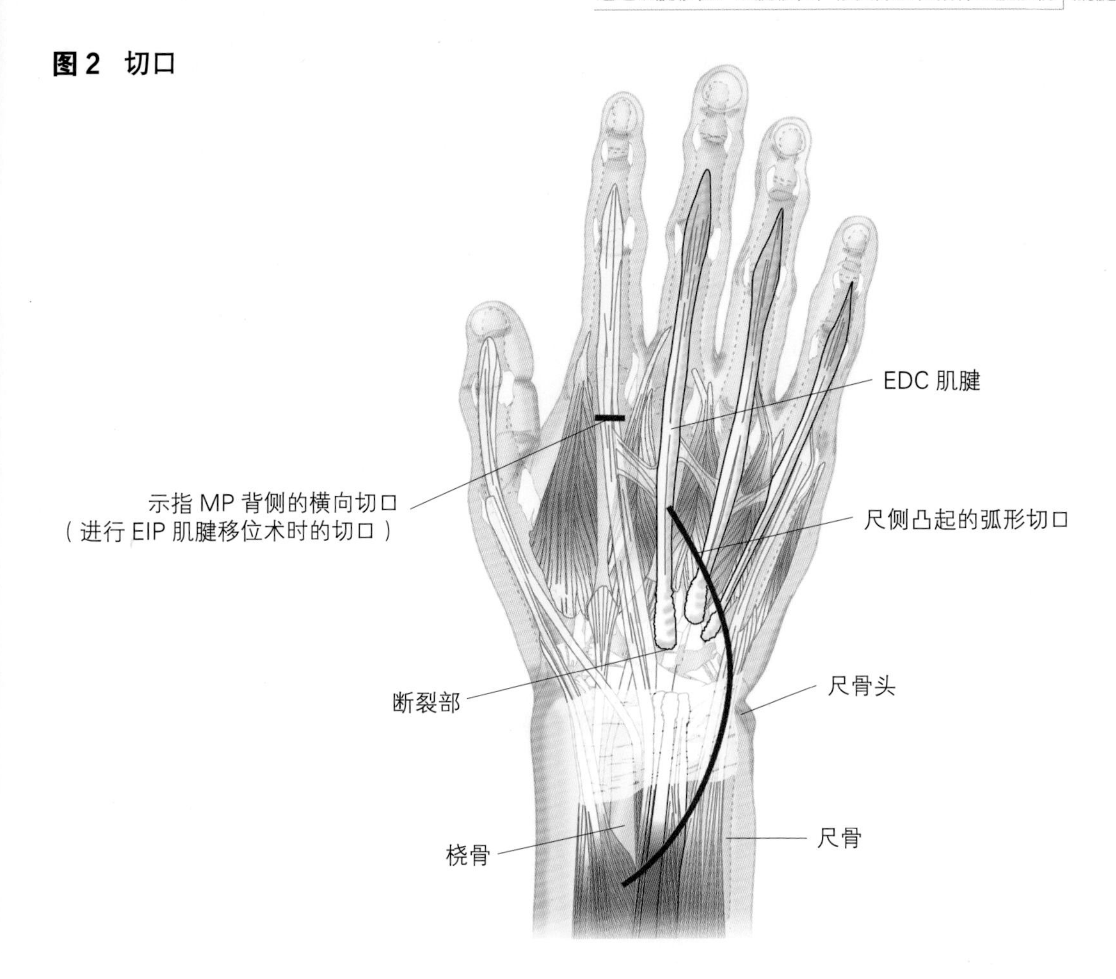
EDC 肌腱
示指 MP 背侧的横向切口
（进行 EIP 肌腱移位术时的切口）
尺侧凸起的弧形切口
断裂部
尺骨头
桡骨
尺骨

图 3　展开

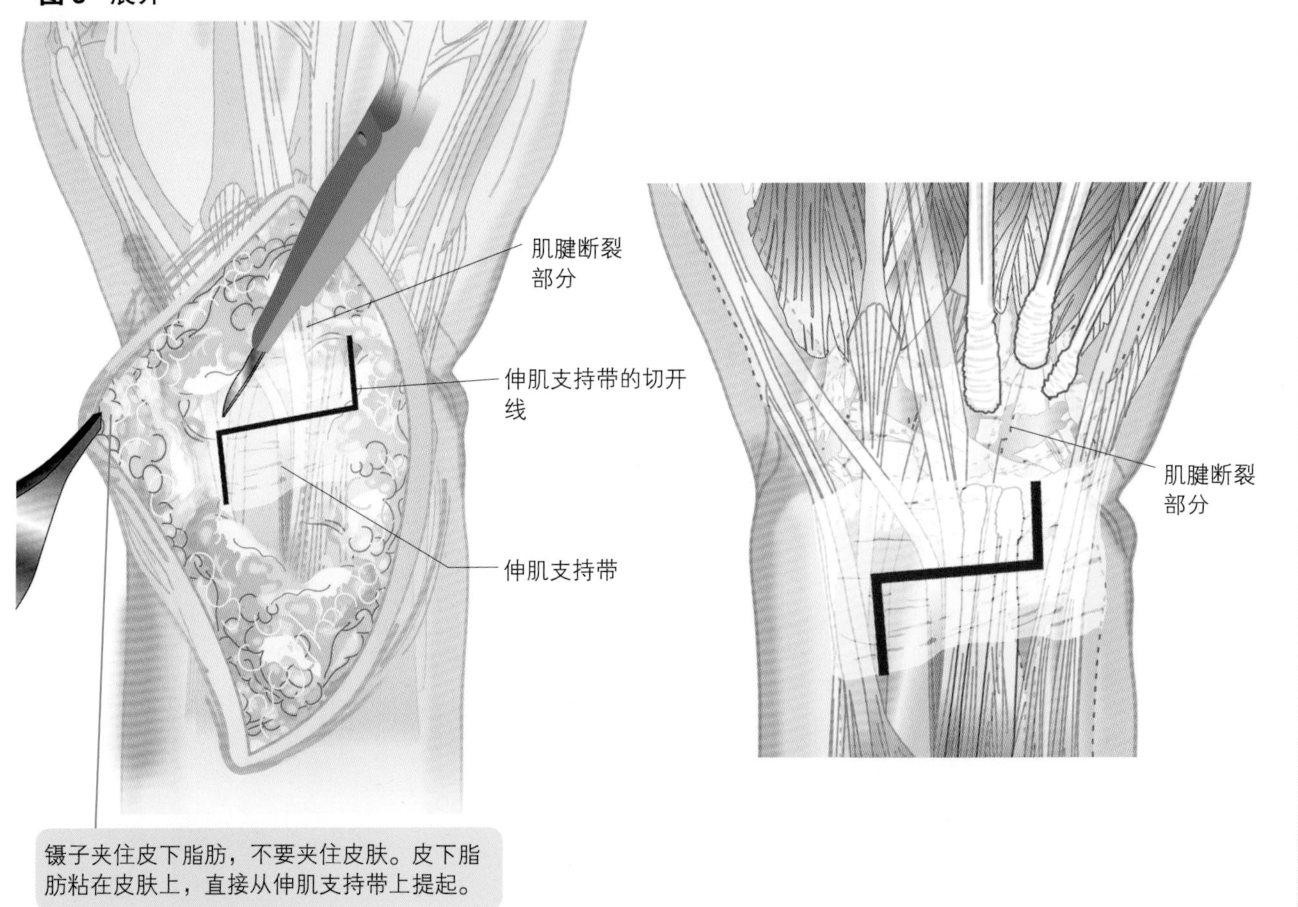
肌腱断裂
部分
伸肌支持带的切开
线
伸肌支持带
肌腱断裂
部分
镊子夹住皮下脂肪，不要夹住皮肤。皮下脂
肪粘在皮肤上，直接从伸肌支持带上提起。

先要处理背侧脱位的尺骨（**图4b**），虽然尺骨头切除术（Darrach手术）比较简单，但若担心以后腕骨尺侧移位，也可选择关节形成术（Sauve-Kapandji手术，**图5**）[4]。

◆ EPL肌腱断裂的情况

EPL肌腱断裂时，在鼻烟窝上做凸向尺侧的弧形切口（**图6**）。EPL肌腱断裂部位虽然是在第三间室，但不需要术中探查，除非有特别的病理需要。

图 4　EDC 肌腱断裂病例

a. 显露

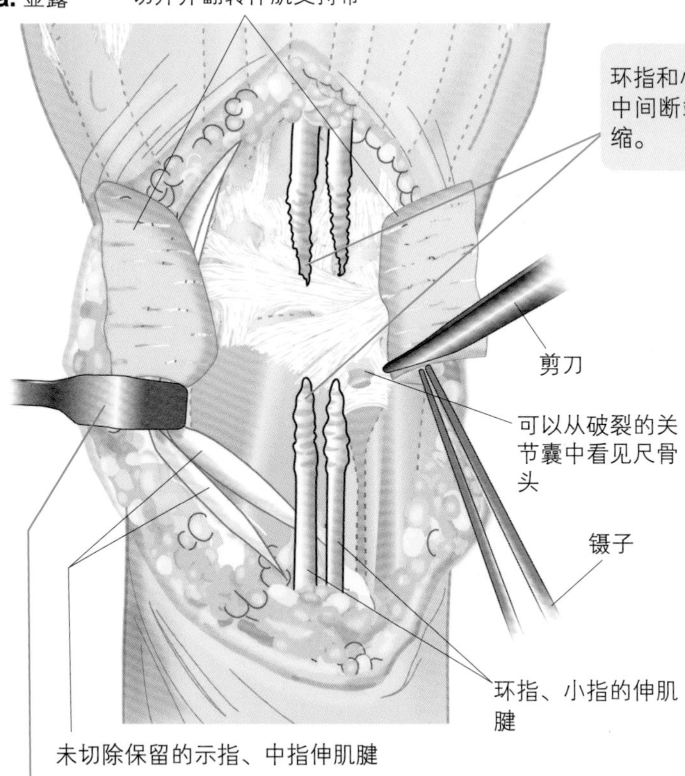

b. CT

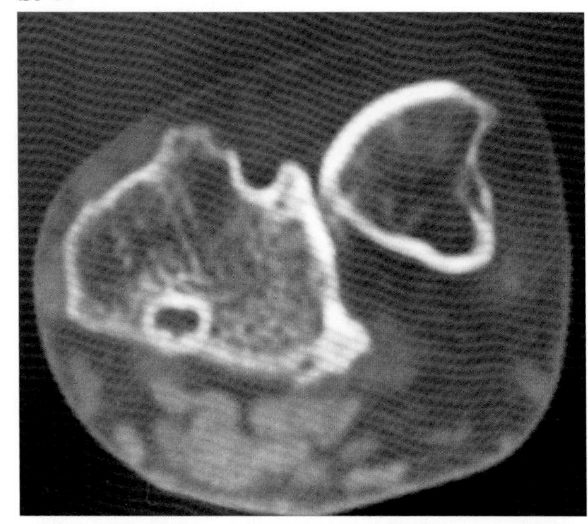

尺骨头向背侧脱位，卡住第四伸肌鞘管内的伸指总肌腱

图 5　关节形成术（Sauve-Kapandji 手术）病例

月骨不仅与桡骨相关节，与尺骨也相关节。这种情况如果仅仅是选择尺骨头切除术的话，日后会发生尺侧偏位。明显与【病例 1】不同。

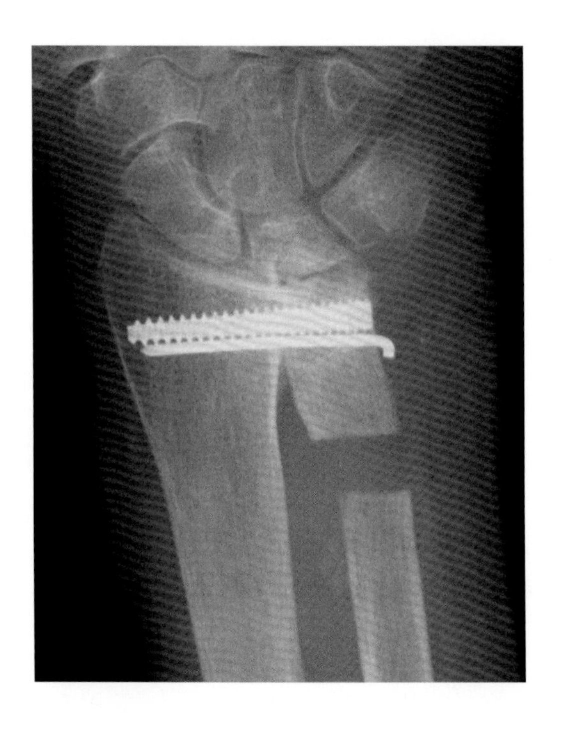

2 辨认 MP 关节背侧的 EIP 肌腱及在第四间室的 EIP 肌腱，并拉出 EIP 肌腱

在示指的掌指关节（以下简称MP关节）背侧，从在掌骨头水平以上5mm的横向切口进入（图**6a**①）。在桡侧有EDC的示指伸肌腱，尺侧有EIP肌腱。用肌腱拉钩拉出EIP肌腱，在皮下用剪刀切断其与EDC示指肌腱的交通支、纤维束（交通纤维）。

在手腕背侧做1cm的横向切口（**图6a**②），向偏向第四间室的桡侧切开。因为可以看到示指EDC肌腱，所以可探查尺侧并确定EIP肌腱。在肌腱拉钩牵引状态下，确认刚才的探查情况是否与MP关节背侧的EIP肌腱相同。如果没错的话，在末梢切断EIP肌腱，拉出至腕部。穿过示指EDC肌腱的下面，从桡侧穿出（**图6c**）。蚊式钳从拇指背侧的切口（**图6a**③）穿过皮下，在手腕背侧的切口部穿出，夹住EIP肌腱，拉向末梢。在此确认张力的同时，在EPL肌腱上进行交错缝合（**图6c**）。交错缝合技术后述。

图 6 EPL 肌腱断裂病例

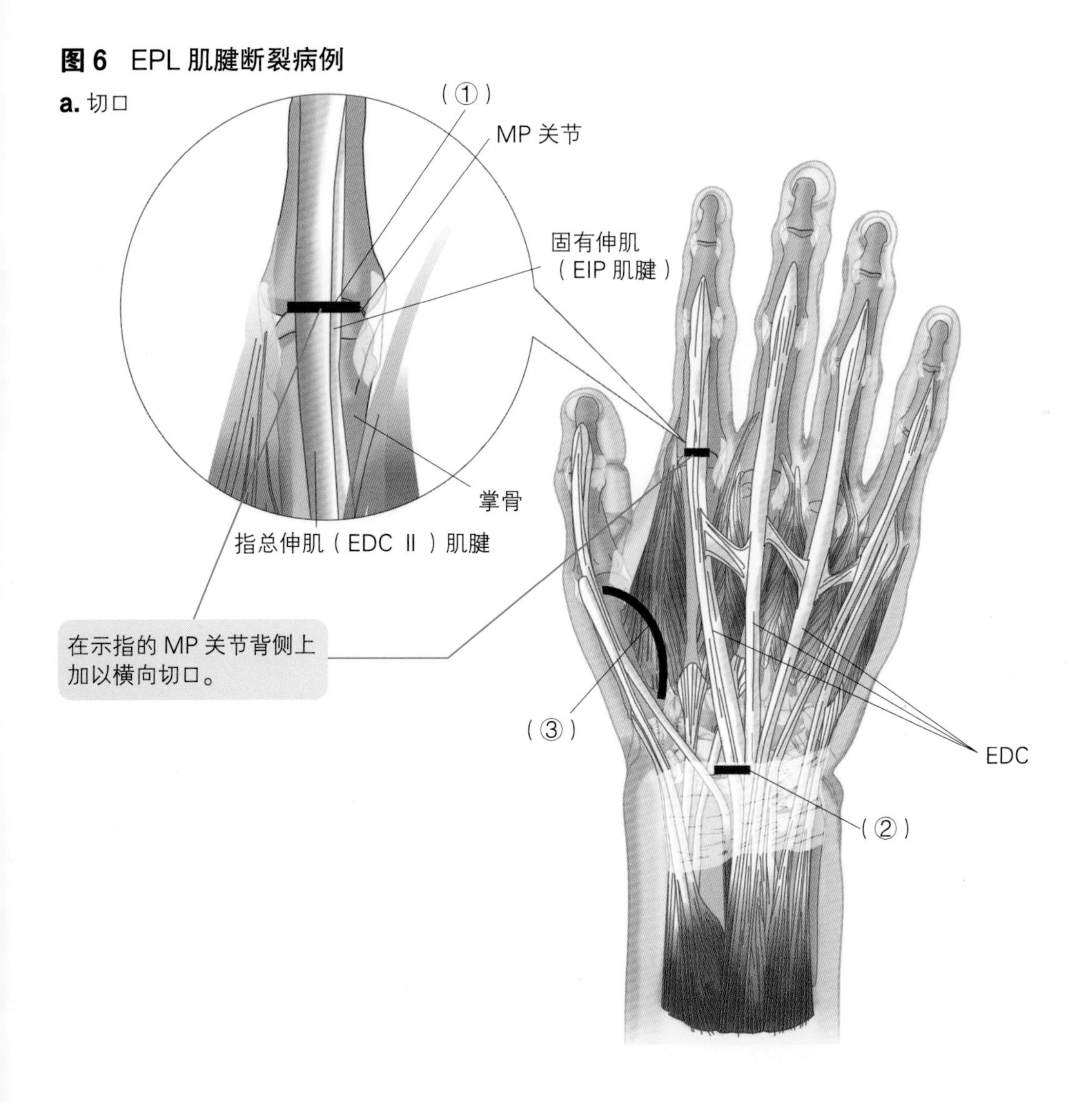

图 6 EPL 肌腱断裂病例（接上页）

b. MP 关节背侧的切口

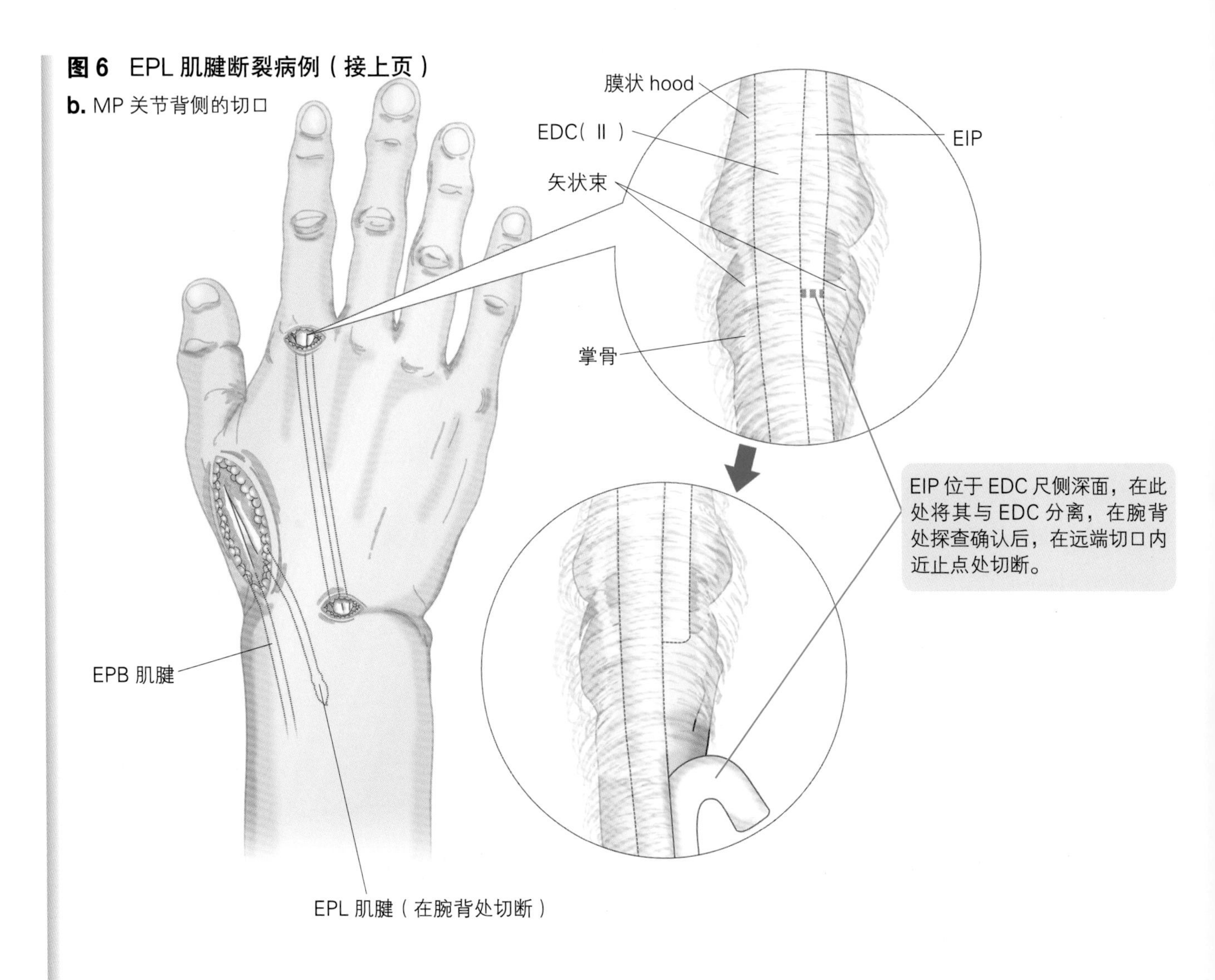

c. 交错缝合

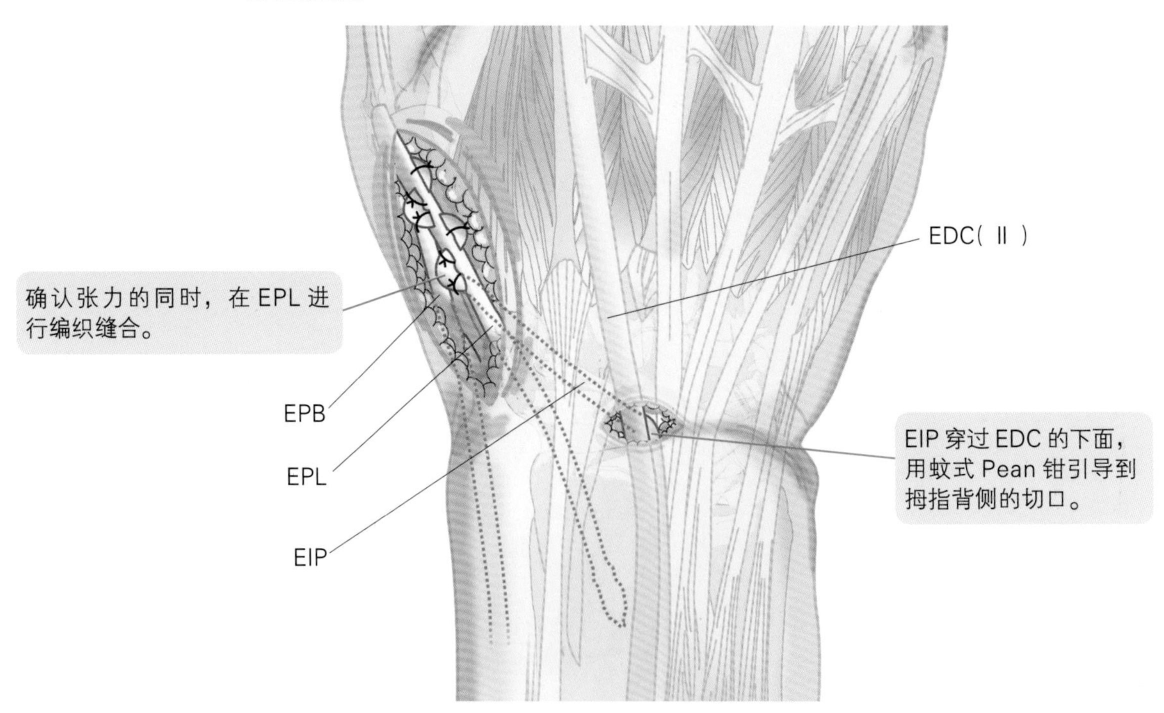

3 切取腕掌侧 PL 肌腱（移植肌腱时）

移植肌腱时，于腕掌侧做切口，确认PL肌腱，用肌腱剥离器剥离（**图7**）。通过这个操作，可从肌肉上仅剥离出肌腱。对于残留在肌腱上的肌肉，用剪刀刃平着削掉即可。

难点解析

找不到肌腱！

找不到 EIP 肌腱时，可利用小指固有伸肌肌腱（以下简称 EDQ 肌腱）进行肌腱移位。若 EDQ 细小，难进行肌腱移位时，也可利用桡侧腕短伸肌腱（以下简称 ECRB 肌腱）移位，但此时需要进行肌腱移植术。

找不到 EIP 肌腱时，可用腕掌侧的 PL 肌腱，或是切取跖肌腱（plantaris）。据说 PL 肌腱有 3.5% 是缺如的[3]。

图 7　切取掌长肌腱（PL 肌腱）

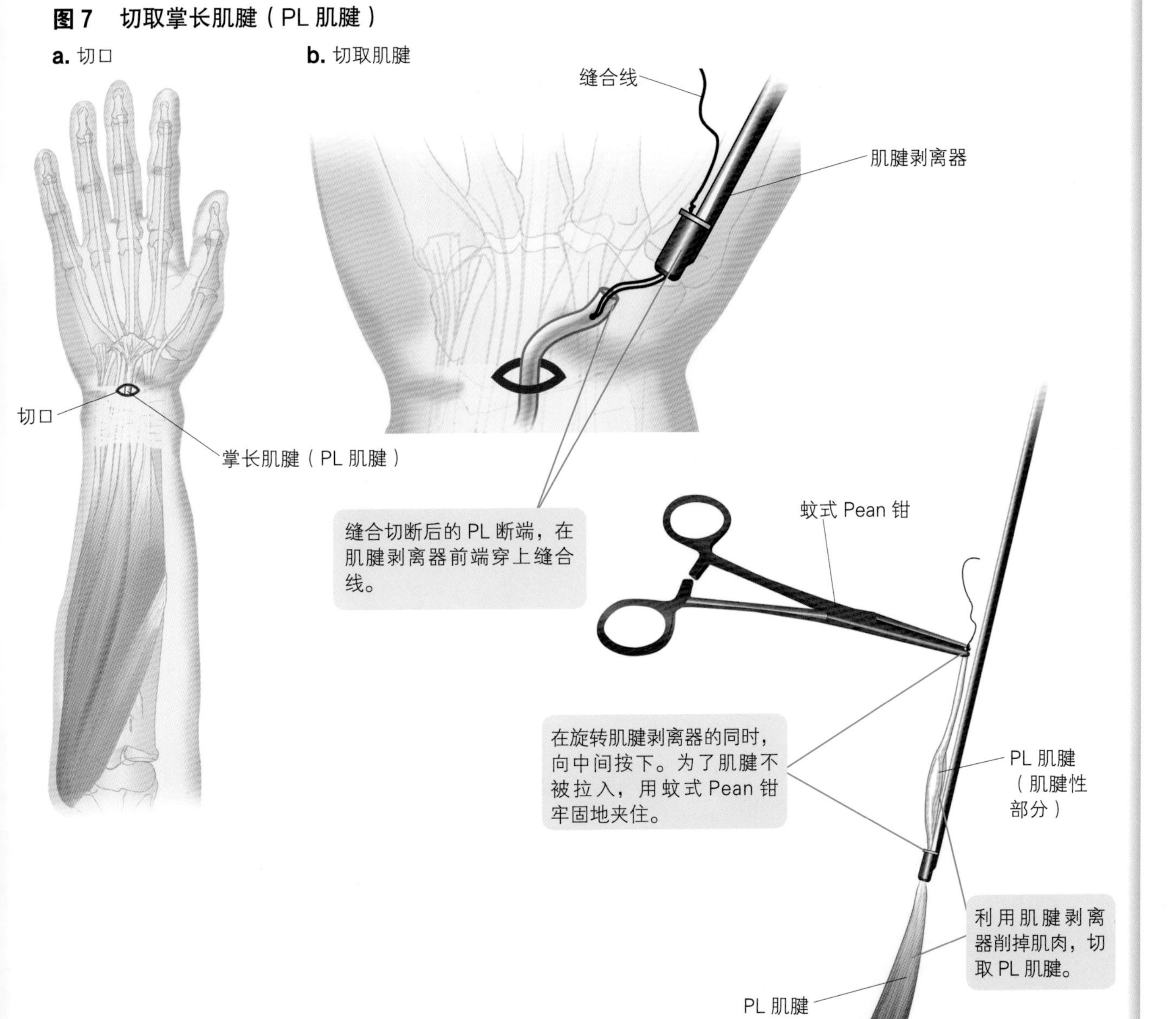

4 缝合肌腱时检查张力情况及交错缝合

◆ 肌腱移位、肌腱移植

常见的是将环指和小指断裂的伸肌腱远断端移位到中指伸肌腱，进行编织缝合（**图8a**）。虽然只有一根中指EDC肌腱发挥力量，但仍可以充分地伸直中、环、小指。如果EDC肌腱断端很远，此时如果在中指EDC肌腱上做端侧缝合的话，肌腱的走向容易形成锐角。此时，不要强行移位到中指肌腱，可以在环指和小指上进行EIP肌腱的肌腱移位（**图8b**）。如果能确认近端肌腱可充分滑动的话，也可以进行肌腱移植。

图 8 各种重建方法

a. 将肌腱移位到中指

b：将肌腱移位到小指

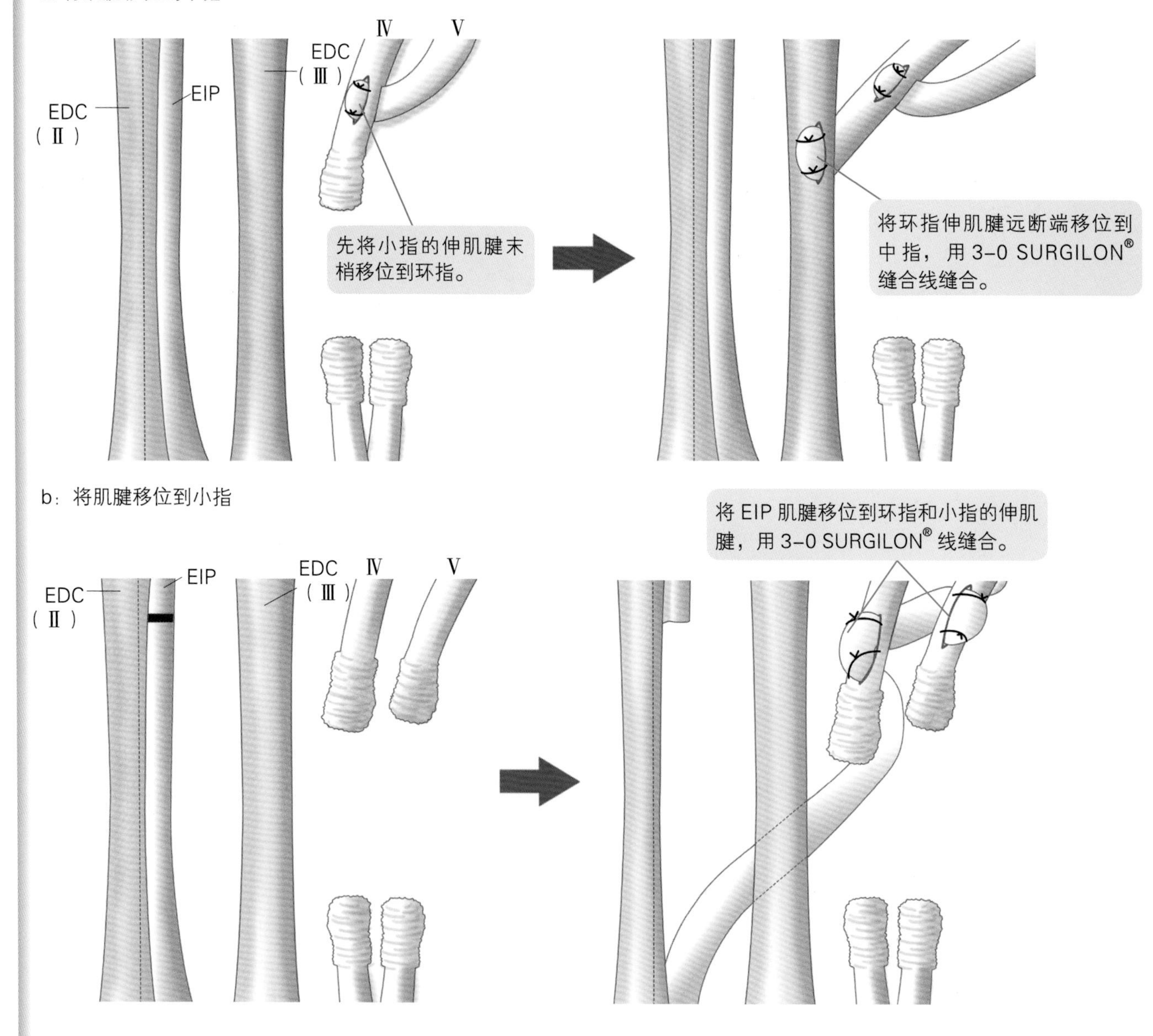

图 9 交错缝合

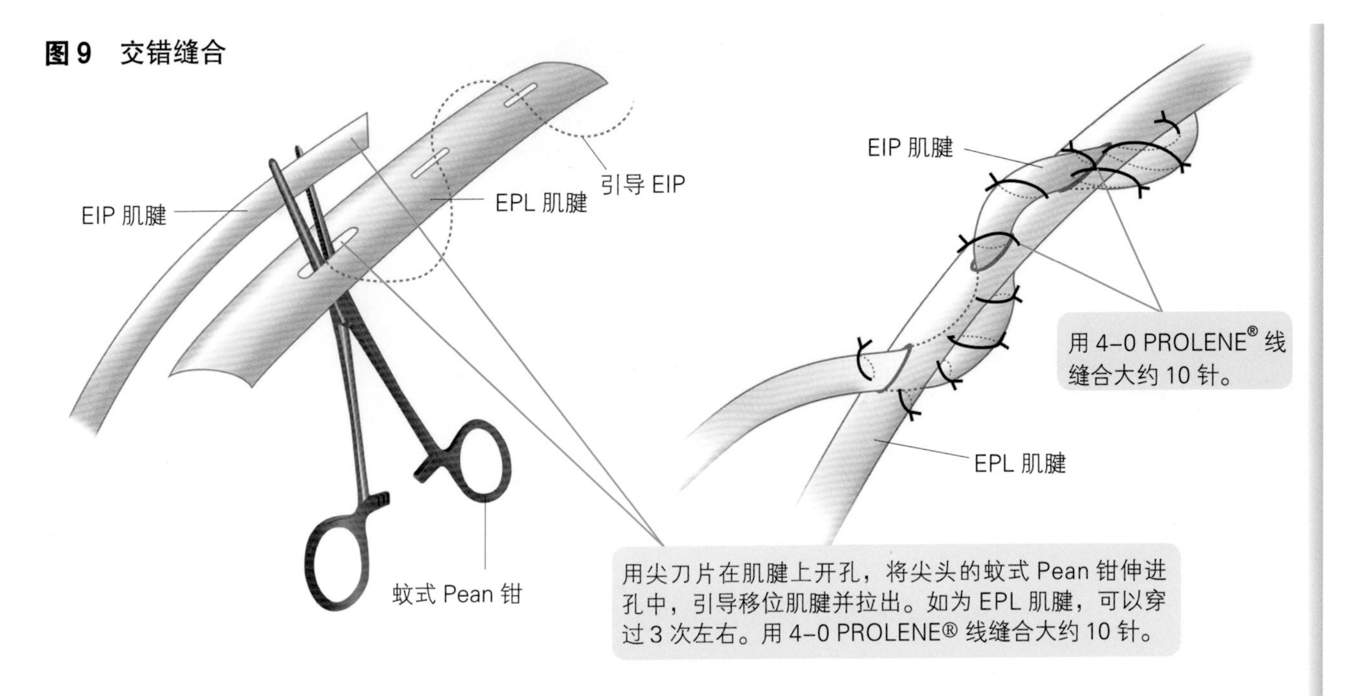

图 10 肌腱移位的张力程度

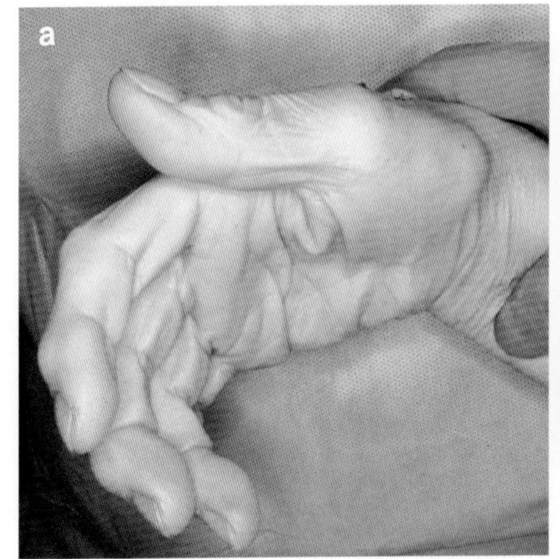

手腕最大屈腕时，拇指 IP 关节可完全伸展。

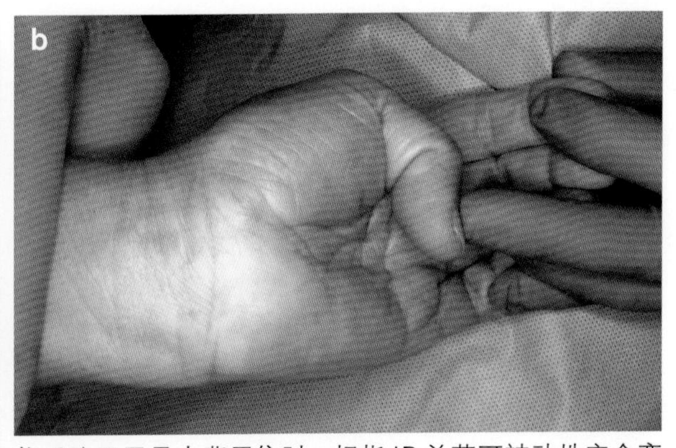

将手腕置于最大背屈位时，拇指 IP 关节可被动地完全弯曲。

◆ 编织缝合

缝合肌腱使用的是编织缝合，所以需要用尖刀在中指EDC肌腱或EPL肌腱上开孔，将尖头蚊式Pean钳穿过该孔，拉出移位肌腱。对于EPL肌腱，可以肌腱交叉3次左右（**图9**）。

大约在两处进行临时缝合。缝合线使用3-0 SURGILON®线，此时确认张力。比起无名指，小指要稍微伸直些。

◆ EPL肌腱的情况

在手腕中立位将拇指的MP关节和指间关节（以下简称IP关节）做最大伸展位，最大张力下牵引EIP肌腱并缝合。这样EIP会比原先的张力稍大一些。

无论如何，张力过大并不会引起拇指弯曲困难。最重要的是，手腕最大屈腕时，拇指IP关节可以完全伸展，以及手腕为最大背屈位时，拇指IP关节可以完全弯曲（**图10**）。有报道还建议：将手腕中立位放置在手术台上时，拇指指尖指甲的中央距离手术台20mm[5]，为浮起状态（**图11**）。

图 11　确认拇指 IP 关节

手腕中立位放于手术台上时，拇指指尖指甲的中央距离手术台 20mm 为浮起状态。

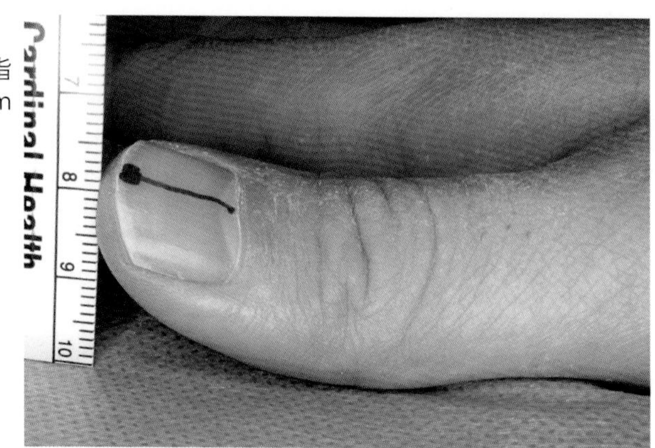

确认张力后，用4–0 PROLENE®缝合线进行3次结节的交错缝合。

手术技巧及注意事项

肌腱缝合部位即使是编织缝合，一般术后也会稍有松弛，所以要在稍有些张力强度下缝合。尤其是缝合 EDC 肌腱时，因为有时仅能有两次交错缝合的情况，所以容易松弛。

5 清洗、闭合创面，安装固定支具

清洗之后闭合创面。在尺骨头操作时，留置引流管。进行EPL肌腱的肌腱移位术时，不用留置引流管。垫上裁剪好的纱布，进行加压包扎法。第2天，减少纱布层数，装上事先准备好的固定支具。

典型病例图像

【病例 1】**手术病例（术后）**

ⓐ 5 周后，环指、小指均能伸展。

ⓑ还可以充分弯曲。

ⓒ术后 X 线图像。桡骨关节面充分覆盖到尺侧，支持整个月状骨，也不用担心尺侧偏位，即使老年人也可以选择尺骨头切除术。

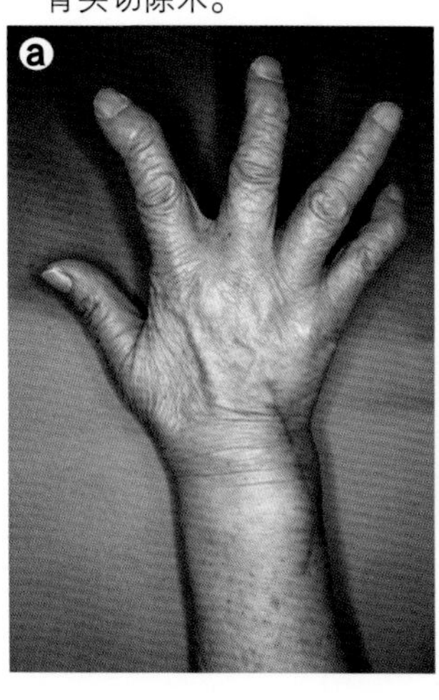

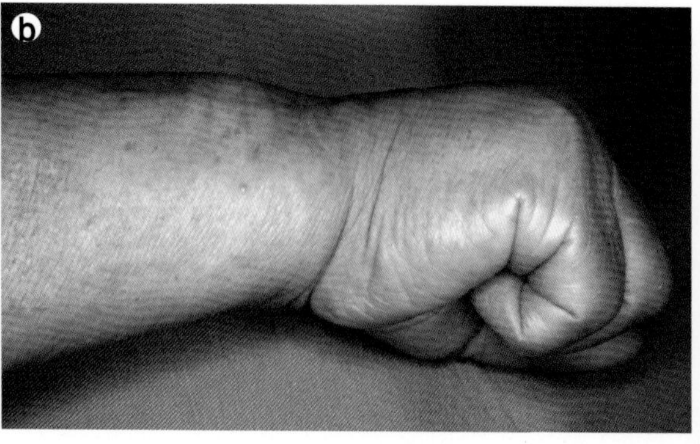

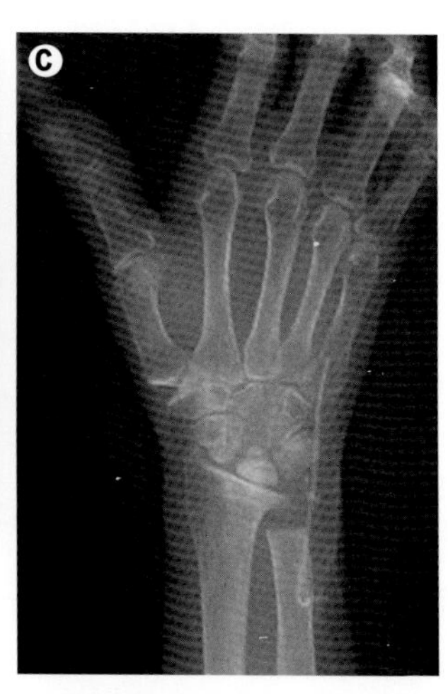

【病例 2】手术病例（术后）

ⓐ 3 周后，拇指可伸展。
ⓑ还可以充分弯曲。

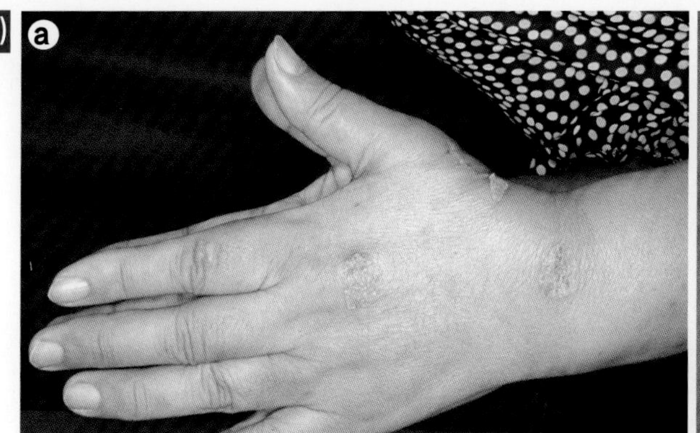

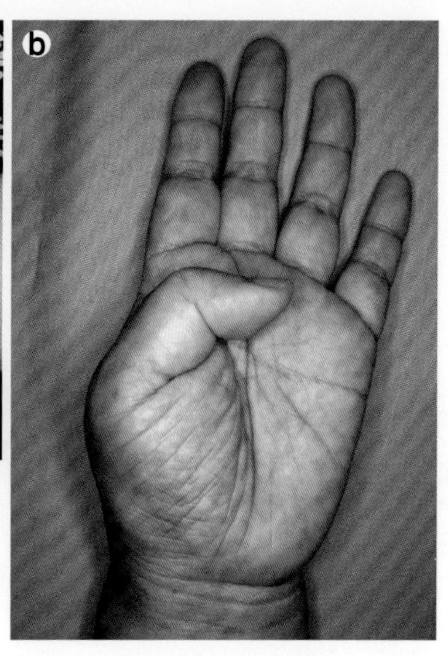

术后并发症及其应对措施

利用EIP肌腱的话，继发示指MP关节不能过伸的情况很多。但在日常生活中并不会注意到。其轻重程度也只是让患者把手指对齐过伸下试试时，本人才会第一次感觉到这种情况（**图12**）。

术后肌腱缝合部位松弛的话，则会产生伸直障碍。但是，其松弛程度也不会造成日常生活的不便，但如果不能伸直的话，则需要再次手术。

术后疗法

术后第2天减少纱布层数，装上术前做好的固定支具（**图13**）。EDC肌腱移位术后，利用活动支具进行早期弯曲练习。还要积极进行内翻、外翻训练。EPL肌腱移位术后，使用拇指伸展、外展位的静态固定支具。

术后2周期间仅在晚上安装固定支具，在术后6周之前控制肌肉抵抗运动。MP关节容易引起伸展挛缩，所以必须多加注意。这是因为过于担心松弛而伸展固定时间过长，没有使其进行弯曲训练，才造成MP关节产生了伸展挛缩。

图 12　过伸
左边示指的 MP 关节不能过伸。

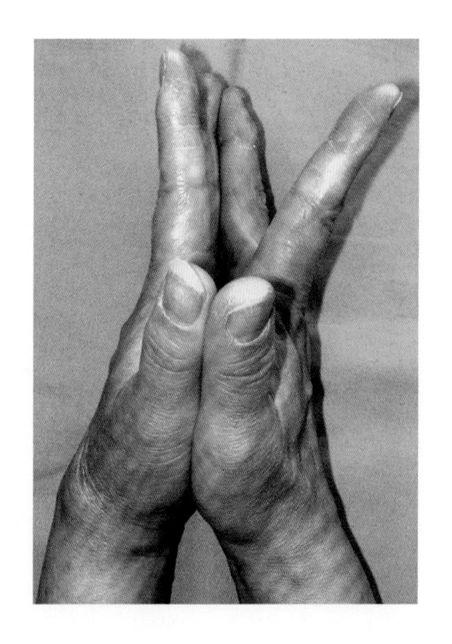

图 13 固定支具

a：EDC 肌腱移位术后的动态固定支具

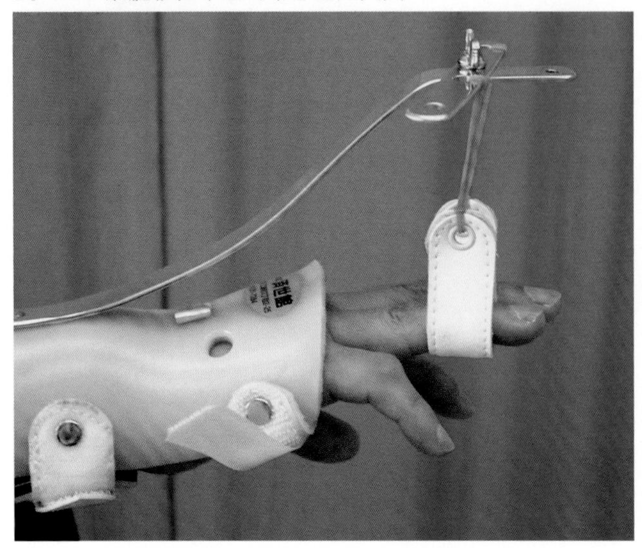

b：EPL 肌腱移位术后的静态固定支具

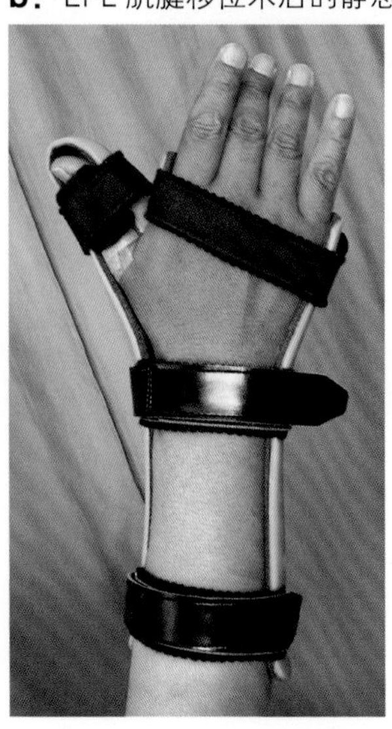

从早期开始将手腕保持在最大背屈位置，松弛肌腱缝合部位的张力，使MP关节被动弯曲。虽然环指及小指没有丝毫的伸直障碍，但是不能弯曲的话，会给日常生活带来不便。

EPL肌腱移位术后几乎不需要康复训练。或许是在大脑中EPL和EIP的运动区离得很近的原因，几乎不用考虑功能，就可以伸展拇指[6]。

●**参考文献**

[1] TUBIANA R. Examination of the hand & upper limb. WB Saunders, 1984 : 28.

[2] COONEY W P. Complications of colles fractures. J Bone Joint Surg, 1980, 62-A : 613-619.

[3] TOUNTAS C P. BERGMAN R A. Anatomic variations of the upper extremity. Churchill Livingstone, 1993 : 141-143.

[4] 津下健哉．伸筋腱の自然断裂 // 津下健哉．手の外科の実際．東京：南江堂，2011 : 336 -339.

[5] 鬼頭宗久，伊坪敏郎，ほか．腱緊張度を一定化した長母指伸筋腱断裂再建術．日手会誌，2010, 26 : 62-64.

[6] 森谷浩治，吉津孝衛，ほか．長母指伸筋腱皮下断裂に対し局所麻酔下に施行した固有示指伸筋腱移行から得た新知見．日手会誌，2010, 26 : 275-278.

肌腱、神经与血管损伤

指伸肌腱滑脱

石岗市医师会医院整形外科部长　石突正文

了解病态

众所周知，风湿性关节炎掌指关节（以下简称MP关节）的滑膜增生，会导致伸肌腱尺侧滑脱。在此阐述的是因风湿性关节炎之外的原因而发病的伸肌腱滑脱。

伸肌腱滑脱多发在中指，是伸肌腱在MP关节背侧滑脱于尺侧的状态。伸肌腱滑脱可分为外伤性滑脱、特发性滑脱、先天性滑脱。

◆ 外伤性滑脱

外伤性滑脱是由于挫伤等强大外力而致MP关节矢状束桡侧断裂而发病。也有由于尺侧矢状束损伤，在桡侧滑脱的病例，但为数较少。另外，挫伤部位在示指背侧及小指背侧时，可能发生示指伸肌腱滑脱及小指固有伸肌腱（以下简称EDM肌腱）滑脱。

◆ 特发性滑脱

特发性滑脱多因弹指、掸掉裤子上灰尘等轻微动作而发病，所以与肿胀及疼痛的外伤性滑脱相比症状较轻。与外伤性滑脱不同，特发性伸肌腱滑脱全部都发生在中指。外伤性滑脱和特发性滑脱损伤部位在解剖学上的差别如**图1**所示。

◆ 滑脱的机制

外伤性滑脱是由于桡侧矢状束断裂，握拳时通过腱间连接在断裂部位产生向尺侧的力量，使肌腱从关节囊的表面滑脱于尺侧。

特发性滑脱是伸肌腱和矢状束的结合破裂，伸肌腱向尺侧脱位。伸肌腱脱位

图 1　MP 关节部位的伸展结构和损伤部位的差异

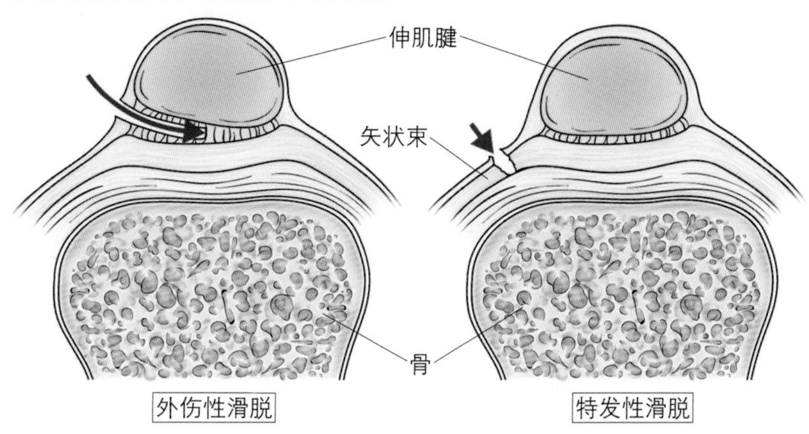

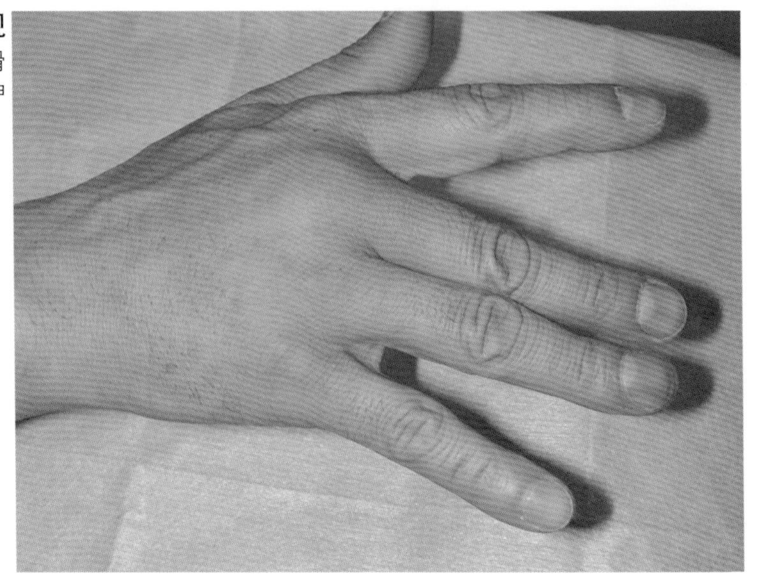

图 2　滑脱病例的外观
可以见到伸肌腱的完全滑脱，手指尺偏，中指的伸直无力。

程度大的话，会陷入MP关节之间的凹处，表现为手指尺偏。滑脱的肌腱变成在MP关节旋转轴的掌侧走行，所以想要伸展手指时，MP关节反而弯曲起来（**图2**）。滑脱的程度无论是很严重还是很轻微，都需要立刻修复[1-3]。

手术适应证

对于因大面积断裂，伸肌腱完全滑脱，MP关节不能自动伸展的病例，应考虑手术。亚滑脱的情况，将全部手指对齐，弯曲MP关节时，没有滑脱，但用力握紧手时，由于内在肌肉的力量，发生尺侧掌骨的下沉（metacarpal descent），因腱间结合作用，伸肌腱被尺侧牵引而滑脱的病例，可做保守疗法。尽管如此，手术本身可以局部麻醉，只切开3~4cm的小切口就能简单地解决问题，切实缝合断裂部位，固定时间较短等，这些优势也足够说服患者接受手术。

另外，如上所述，特发性滑脱是因很小的外力造成的，所以担心先天的伸肌腱和矢状束结合强度较弱。因此比起保守疗法，手术疗法可以加强脆弱部分，笔者认为也是合情合理的。陈旧性伸肌腱滑脱不可能利用保守疗法治疗，绝对适合手术疗法。

先天性伸肌腱滑脱的病例，因并发有关节松弛，所以全部手指伸肌腱都有滑脱的倾向，对于这样的病例，笔者认为不适合手术。

术前再次检查

◆ 再次检查麻醉及体位

局部麻醉，事先戴好止血带。

典型病例图像

【病例1】适合手术（术前、术中）

45岁，男性。

ⓐ右手被汽车引擎盖猛烈撞击，就诊主诉右中指的MP关节背侧疼痛。触及右手时疼痛，中指伸肌腱完全滑脱到尺侧。

ⓑ腱7~8mm桡侧断裂，根据受伤情况及损伤部位诊断为外伤性伸肌腱滑脱。

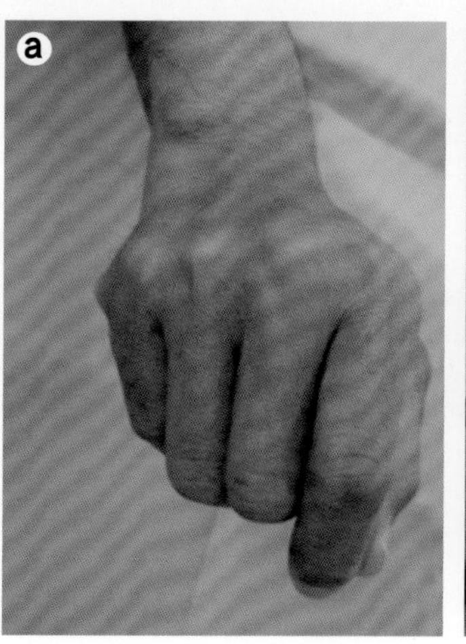

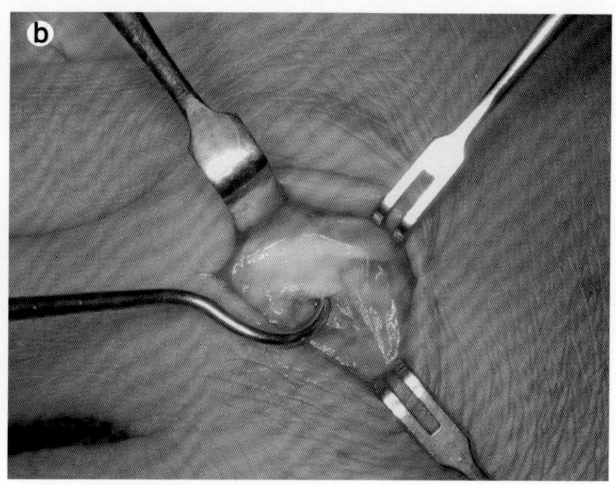

【病例2】手术病例（术中）

27岁，女性。

因弹指的动作在右中指MP关节背侧感到疼痛。手指做抓握动作时伸肌腱滑脱到尺侧。手术可见离伸肌腱很近的桡侧矢状束和伸肌腱的连接断裂，伸肌腱的掌侧和矢状束的结合脱离，利用肌腱拉钩很容易看到伸肌腱向尺侧的滑脱。根据受伤情况及损伤部位，诊断为特发性伸肌腱滑脱。

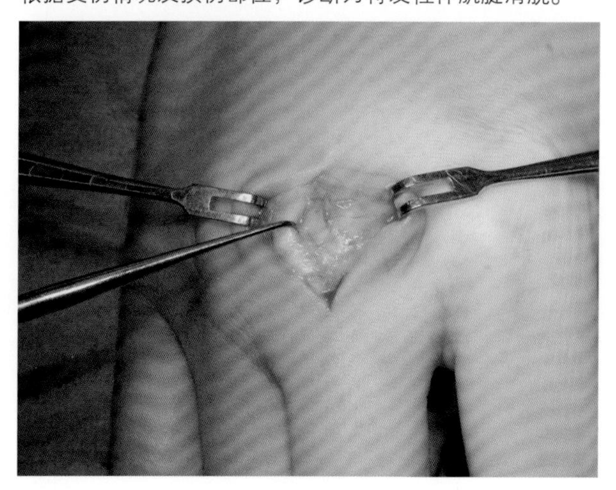

【病例3】手术病例（术中）

74岁，女性。

因脑梗死有右半边麻痹病史。时常会摔倒，大约2年前右手尺侧3根手指发生了尺侧偏位。没有关节肿胀等，也没有风湿性关节炎。手术时所见为桡侧的矢状束松弛，诊断为陈旧性伸肌腱滑脱。

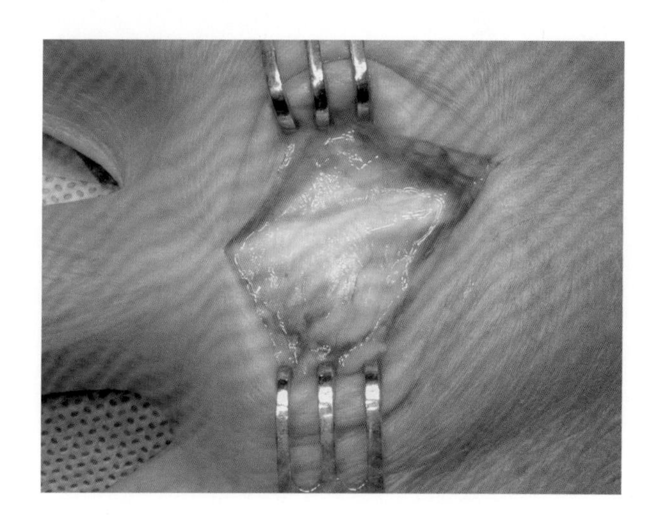

手术方法

1 外伤性伸肌腱滑脱的手术

在MP关节背侧切开一个3~4cm的切口（**图3**）。分离皮下组织，显露伸肌腱及矢状束（**图4**），用5-0尼龙线修复桡侧的矢状束的损伤部位（**图5**）。

清洗创面后闭合。

图 3　切口

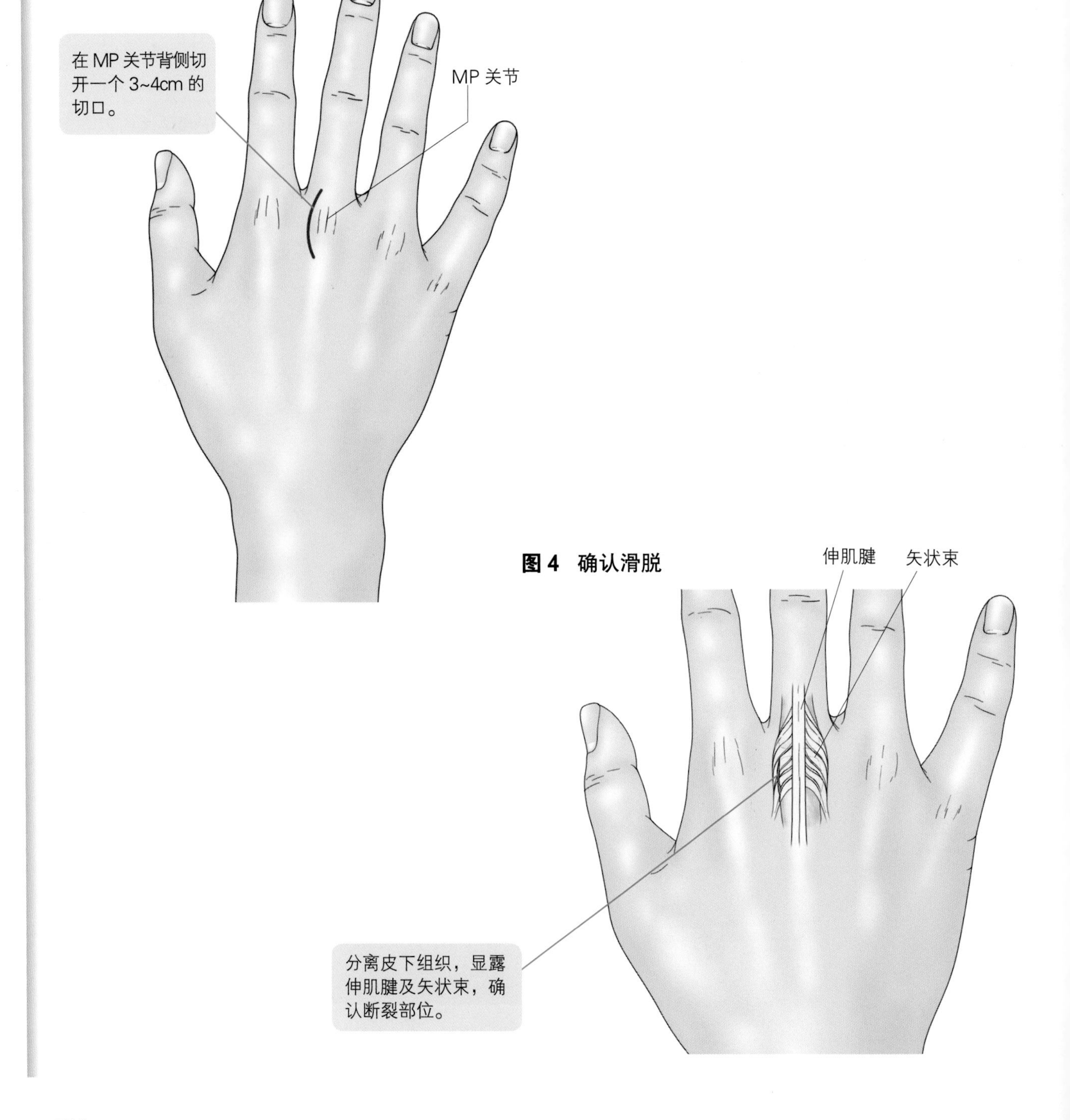

图 4　确认滑脱

图5 修复断裂部位

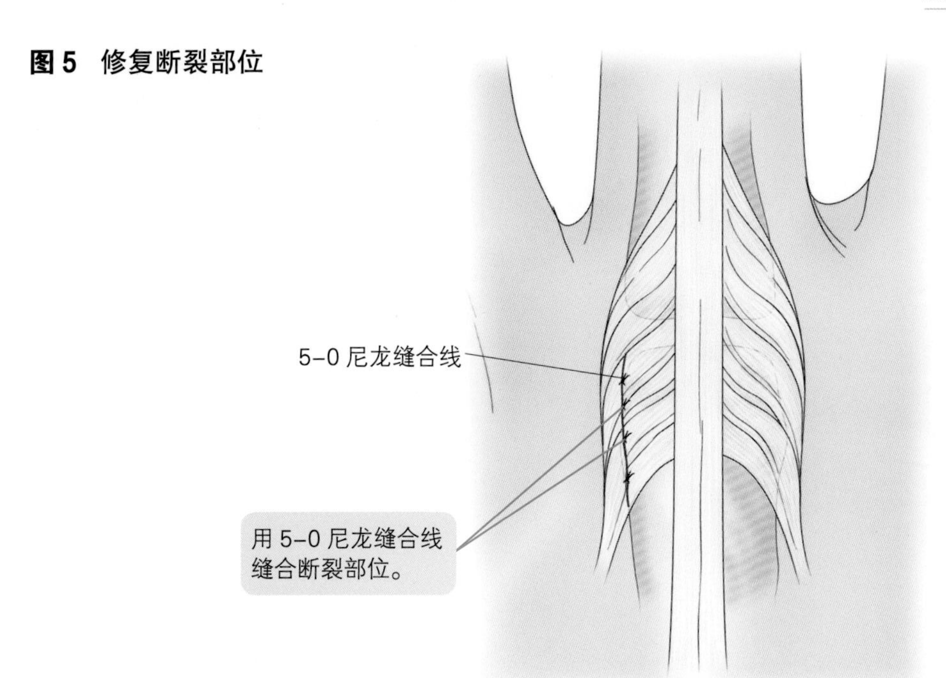

图6 展开

图7 缝合破裂部分

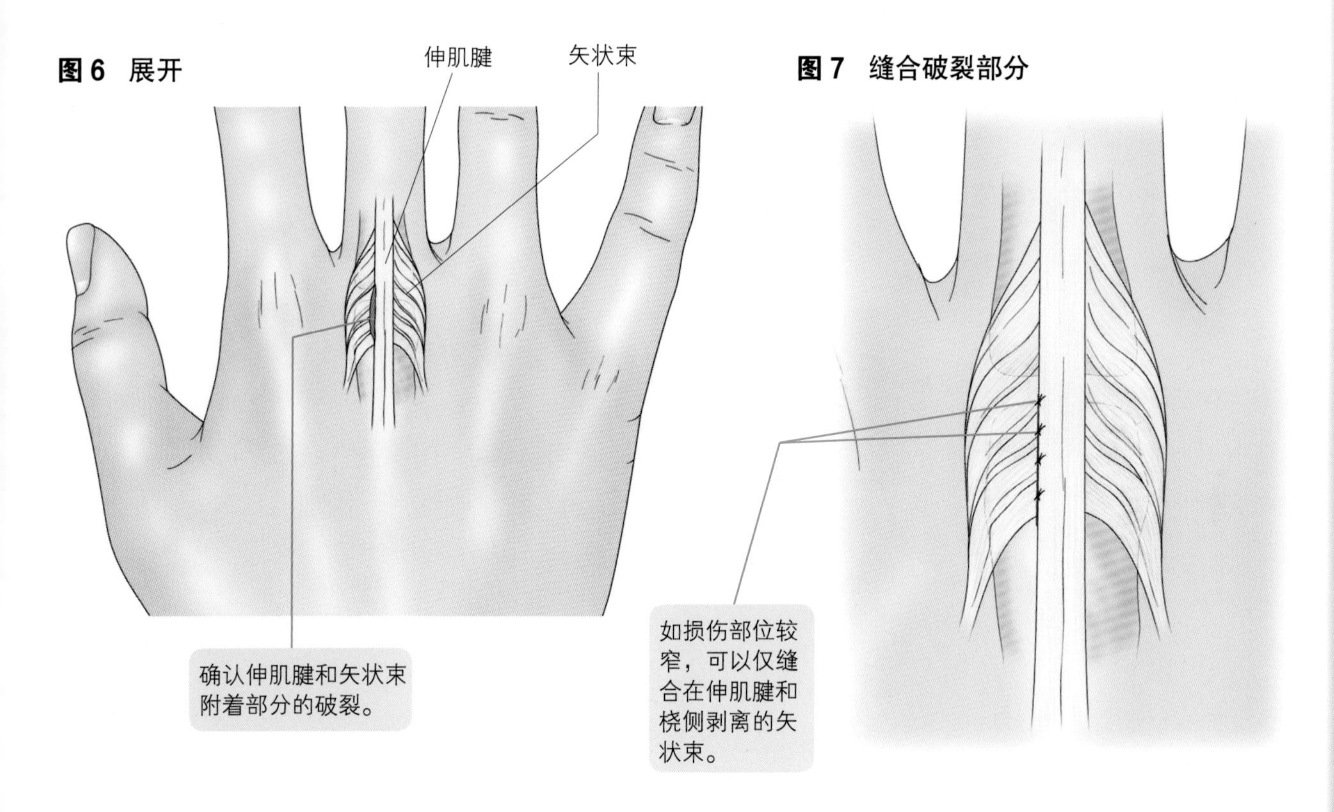

2 特发性伸肌腱滑脱的手术

在MP关节背侧切开一个3~4cm的切口（**图3**）。拨开皮下组织，显露伸肌腱及矢状束。

伸肌腱桡侧与矢状束的连接断裂，不仅是桡侧，伸肌腱的掌侧也与矢状束的结合断裂（**图6**）。

如果损伤范围狭窄的话，如【**病例 2**】所示，可以仅缝合在伸肌腱和桡侧剥离的矢状束（**图7**）。纵向的损伤范围很大时，或者天生所形成的矢状束很薄，认为伸肌腱与矢状束的结合较弱的病例，为了安全起见，不仅是在桡侧，还要在与伸肌腱掌侧和剥离的矢状束上缝上一两针（**图8**）。

图 8　缝合至伸肌腱掌侧

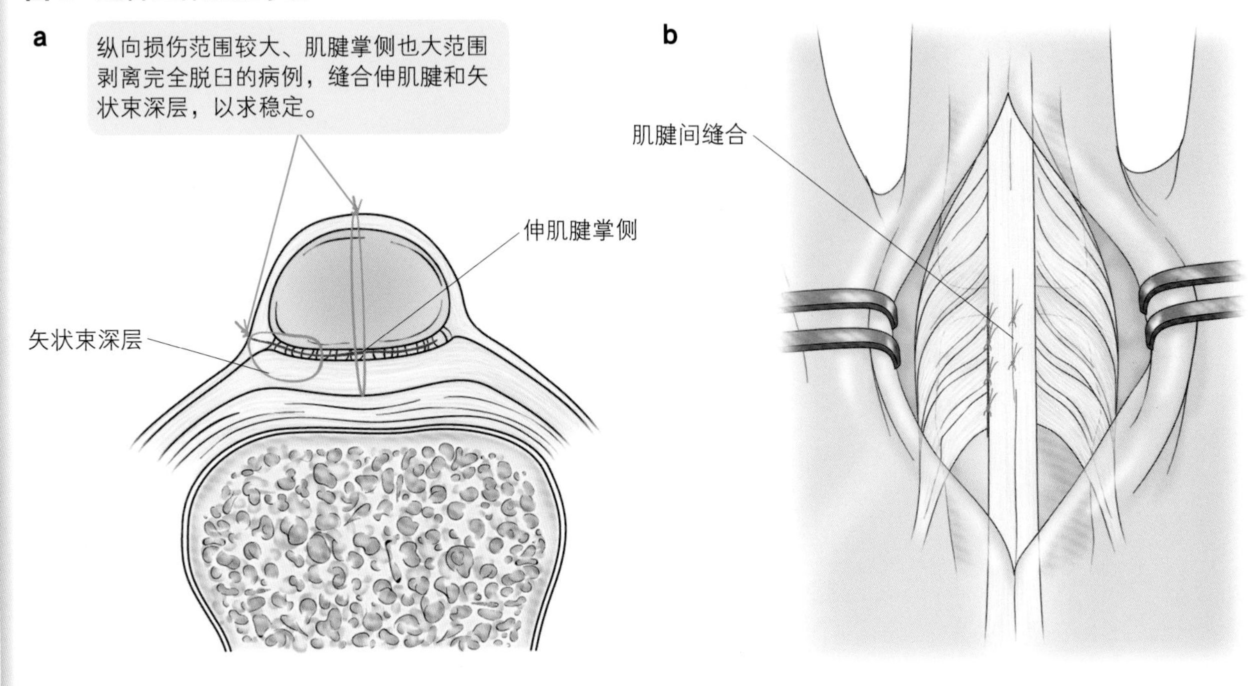

图 9　伸肌腱和腱间结合的关系

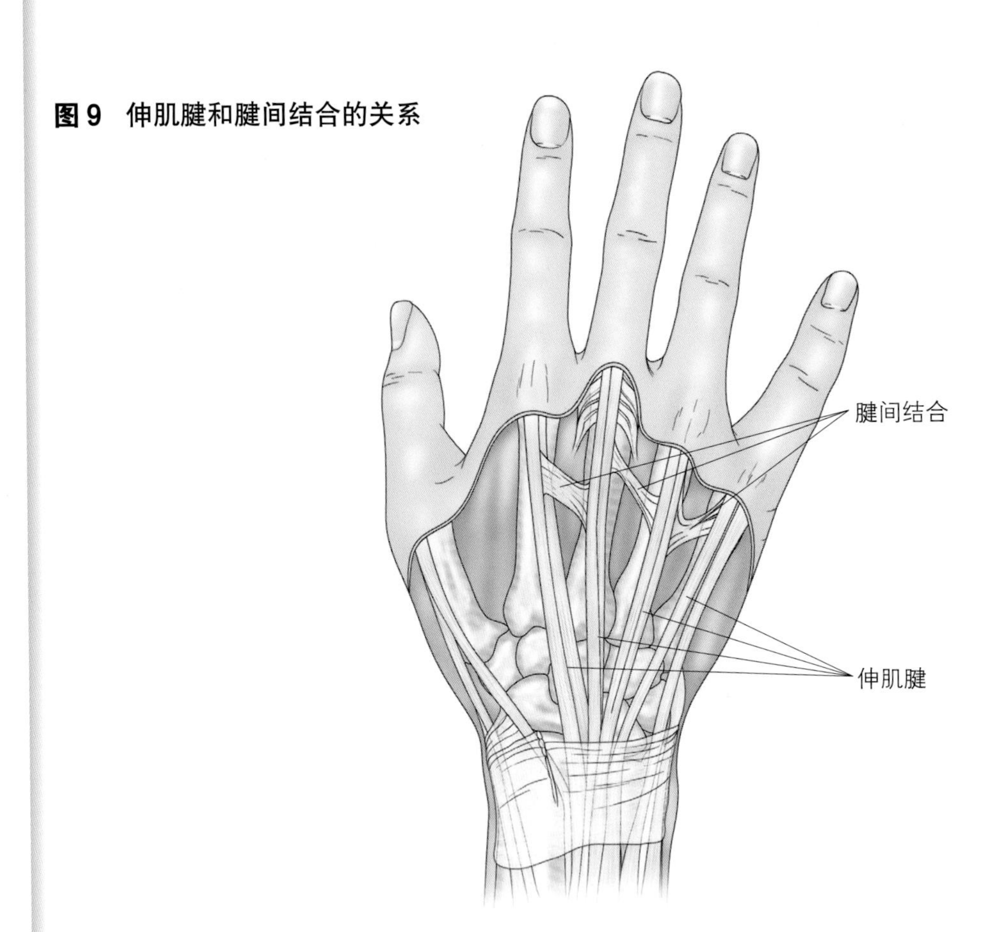

3 陈旧性伸肌腱滑脱的手术

通过MP关节背侧的切口进入（**图3**），紧缩缝合松弛的矢状束。对于陈旧性病例，为了加固还要利用尺侧的腱间结合。

中指与环指之间的腱间结合为斜向排列（**图9**），所以在近侧延长切口，最大限度地分离环指伸肌腱（**图10a**）。将分离的腱间结合翻转到桡侧上，加固桡侧的矢状束（**图10b**）[4]。

图 10　利用腱间结合的加固术

a：分离腱间结合

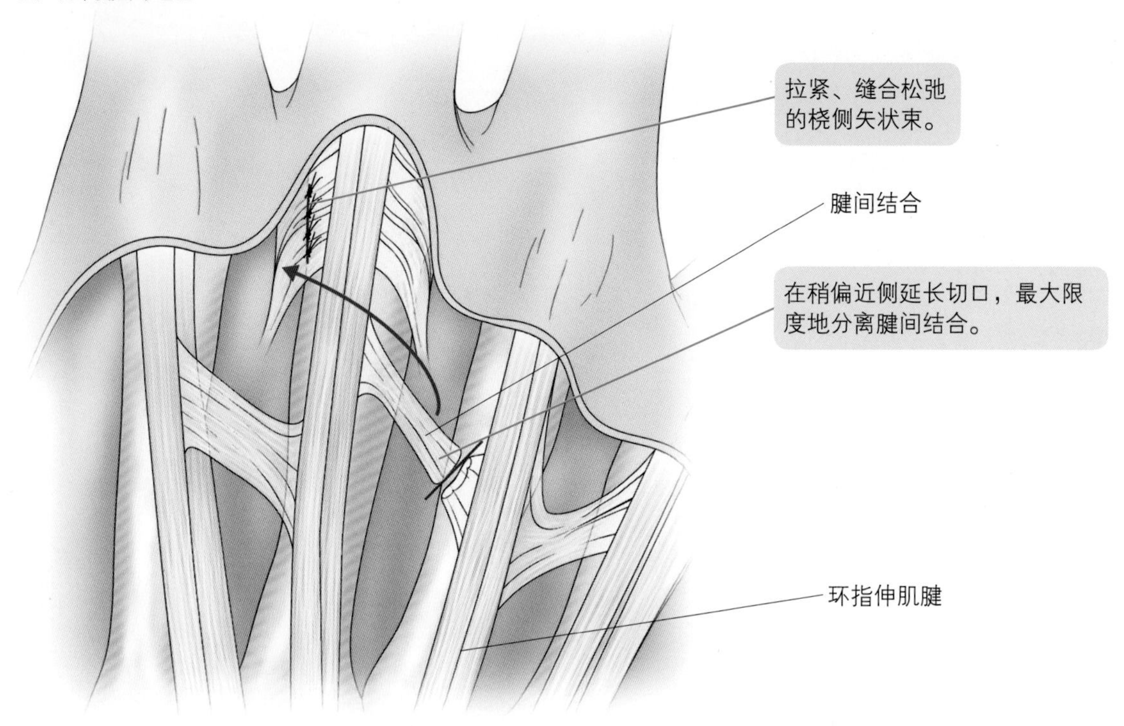

b：加固缝合

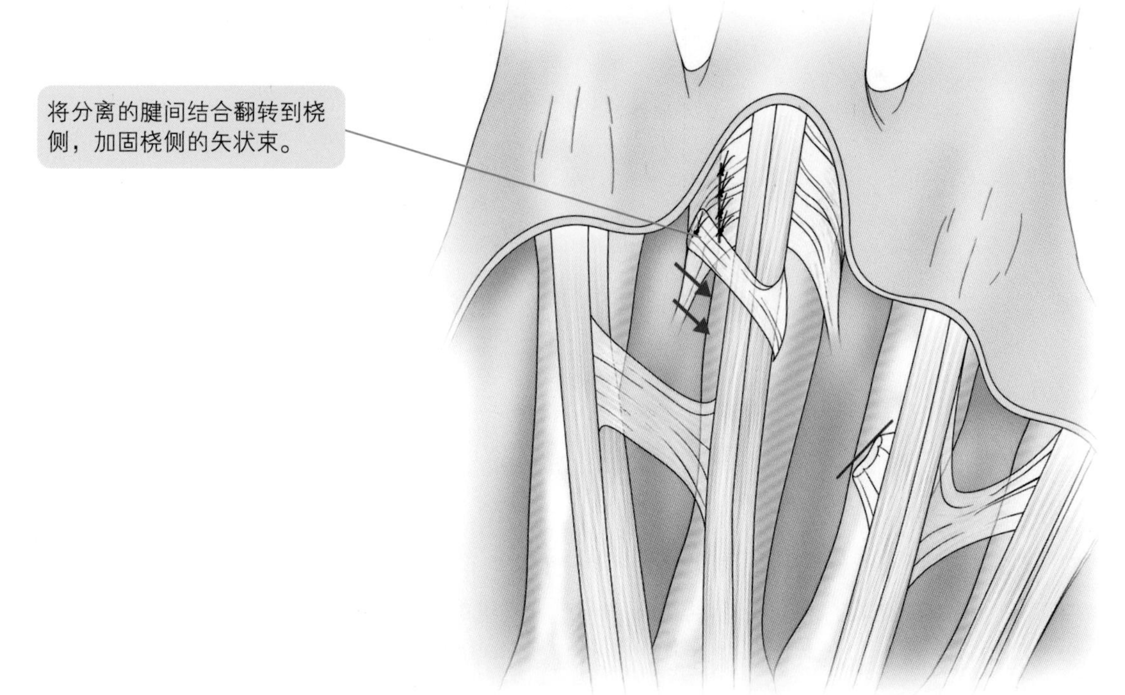

典型病例图像

【病例 1】手术病例（术后）

用 5-0 尼龙线缝合该部位。

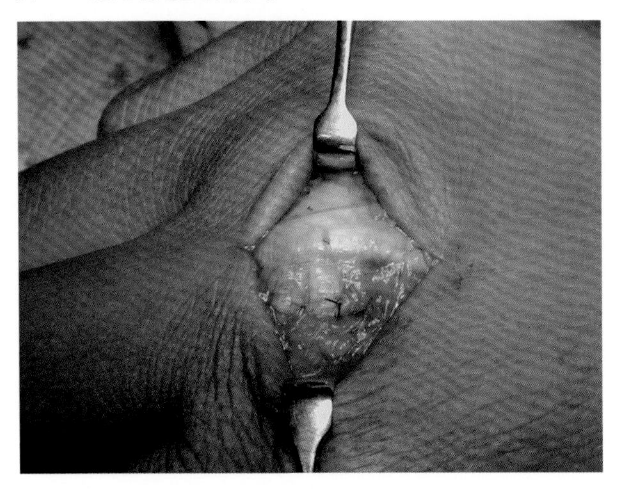

【病例 2】手术病例（术后）

缝合矢状束的桡侧和伸肌腱，稳固伸肌腱。

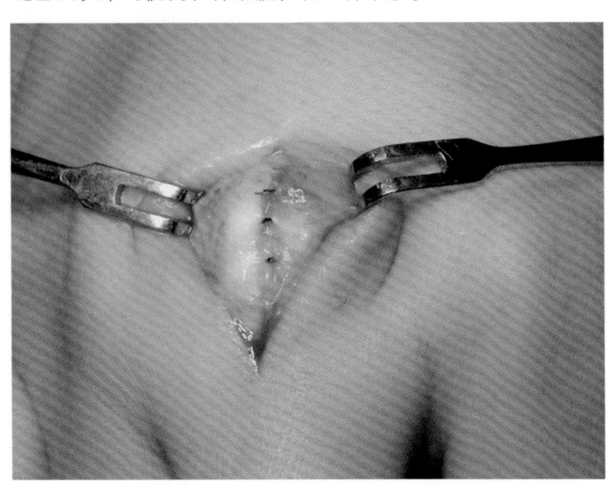

【病例 3】手术病例（术后）

ⓐ收缩、缝合该部位，将分离的尺侧的腱间结合翻转到桡侧。

ⓑ在矢状束上缝合、加固。

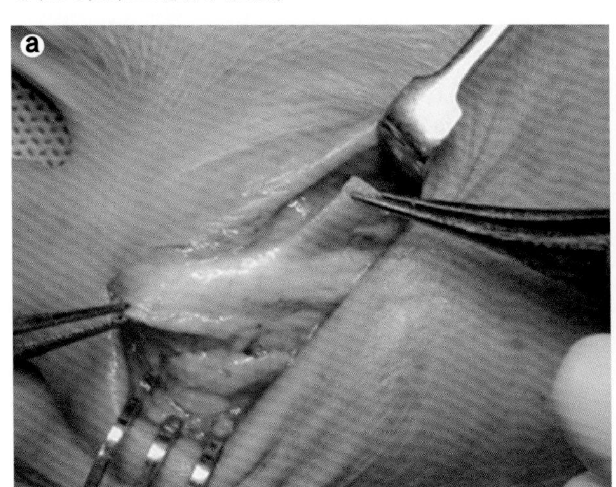

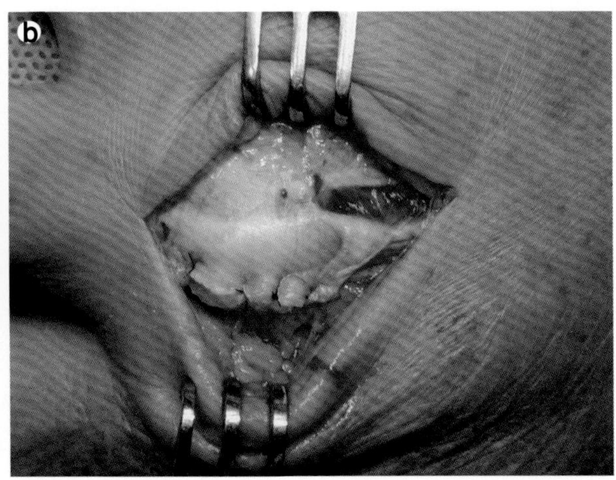

术后疗法

◆绷带固定

重要的是要限制受伤手指（大部分为中指）MP关节的大幅度弯曲。在MP关节掌侧装上Alfence夹板，将弯曲限制在30°~40°。通过绷带的缠绕方式可以限制MP关节的弯曲，犹如仅捧起中指那样，将伸缩绷带从背侧在近节指骨的掌侧缠绕后挂上去那样固定绷带（**图11**）。笔者认为固定4周已足够了，过了这个时期，也严禁抓握动作[5]。

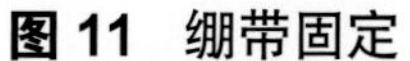
图 11 绷带固定

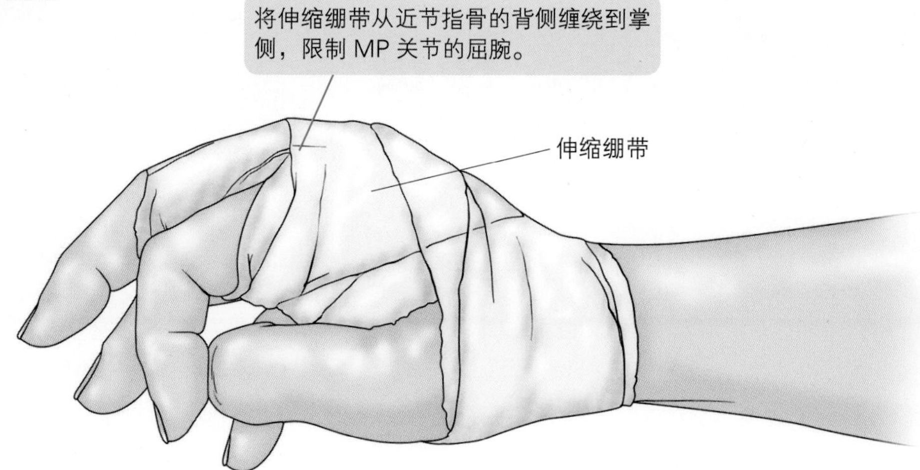

◆ 预防掌骨下沉

抓握动作、书写动作及使用筷子吃饭动作会使尺侧手指的内在肌肉收缩，引起掌骨下沉。由于掌骨下沉，在腱间结合的中指伸肌腱上的牵引力会加到尺侧上，所以要向患者说明，受伤手指为右手时，用力不要过猛。对于理解能力较差的患者，较为安全的方法是利用夹板固定。

●参考文献

[1] 石突正文，ほか．手背腱膜構造と伸筋腱外傷性脱臼について．日手会誌，1985，2：97-100.

[2] ISHIZUKI M. Traumatic and spontaneous dislocation of the finger. J Hand Surg, 1990, 15-A：967-973.

[3] 石突正文，ほか．指 MP 関節部伸筋腱および伸展機構のスポーツ外傷．関節外科，1994，13：1591-1593.

[4] WHEELDON F T. Recurrent dislocation of extensor tendons in the hand. J Bone Joint Surg, 1954, 36-B：612-617.

[5] 石突正文，ほか．MP 関節部における伸筋腱脱臼．関節外科，2010，29：76-81.

肌腱、神经与血管损伤

陈旧性损伤的神经移植

名古屋大学大学院医学研究部手外科　**山本美知郎**
名古屋大学大学院医学研究部手外科教授　**平田　仁**

本手术方式的特征

截止到2012年，日本已进行了人工神经的临床试验。

今后将能看到有关适合人工神经移植的讨论，但是在此仅论述自体神经移植手术。

手术适应证

间隙很大，不能端端缝合的情况，可以进行神经移植。

挤压伤，受伤早期已经做了缝合的情况，因陈旧伤在近侧断端上形成了神经瘤后切除的情况，均需要进行神经移植。

因此，即使是新鲜病例，也要时常考虑到神经移植的可能性，有必要将治愈的希望寄托在手术上。

切取神经部位

根据神经损伤的部位及缺损长度、宽度等，决定切取神经的部位。对于指神经损伤，大多使用的是在上臂远侧的前臂内侧皮神经及骨间后神经的关节支。

在手腕水平的正中神经损伤及尺神经主干的损伤等，需要多个神经束时，选上臂近侧的前臂内侧皮神经及最长可切取接近40~50cm的腓肠神经。

术前准备

◆ 术前评价

除了评价感觉运动之外，对于有无神经支配区域的出汗、皮肤萎缩、痛觉超敏等也要进行充分的评价。满足CRPS诊断标准时，严格进行术前后的疼痛管理措施。实际上，从术前开始就需要在麻醉科的配合下进行普瑞巴林、三环类抗抑郁药的给药及术后持续神经封闭。

◆ 影像检查

MRI和超声波检查很实用。术前明确了解断端状态及缺损长度，有利于制订手术计划。

手术方法

以下讲述关于手腕部位的正中神经断裂陈旧性损伤病例的腓肠神经移植。

1 体位

仰卧位。在切取神经一侧的臀部下垫上枕头（**图1**）。因需要在小腿后方显露腓肠神经，所以下半身为半侧卧位。事先在患侧上肢和下肢缠好止血带。

2 显露腕掌侧

沿着手掌的皮纹从近侧的切口进入，避免损伤正中神经掌皮支。从上次的手术创面及瘢痕部位的近侧切开，切开的程度为能在近侧辨别正常的正中神经为宜（**图2**）。

图1 体位

图2 切口

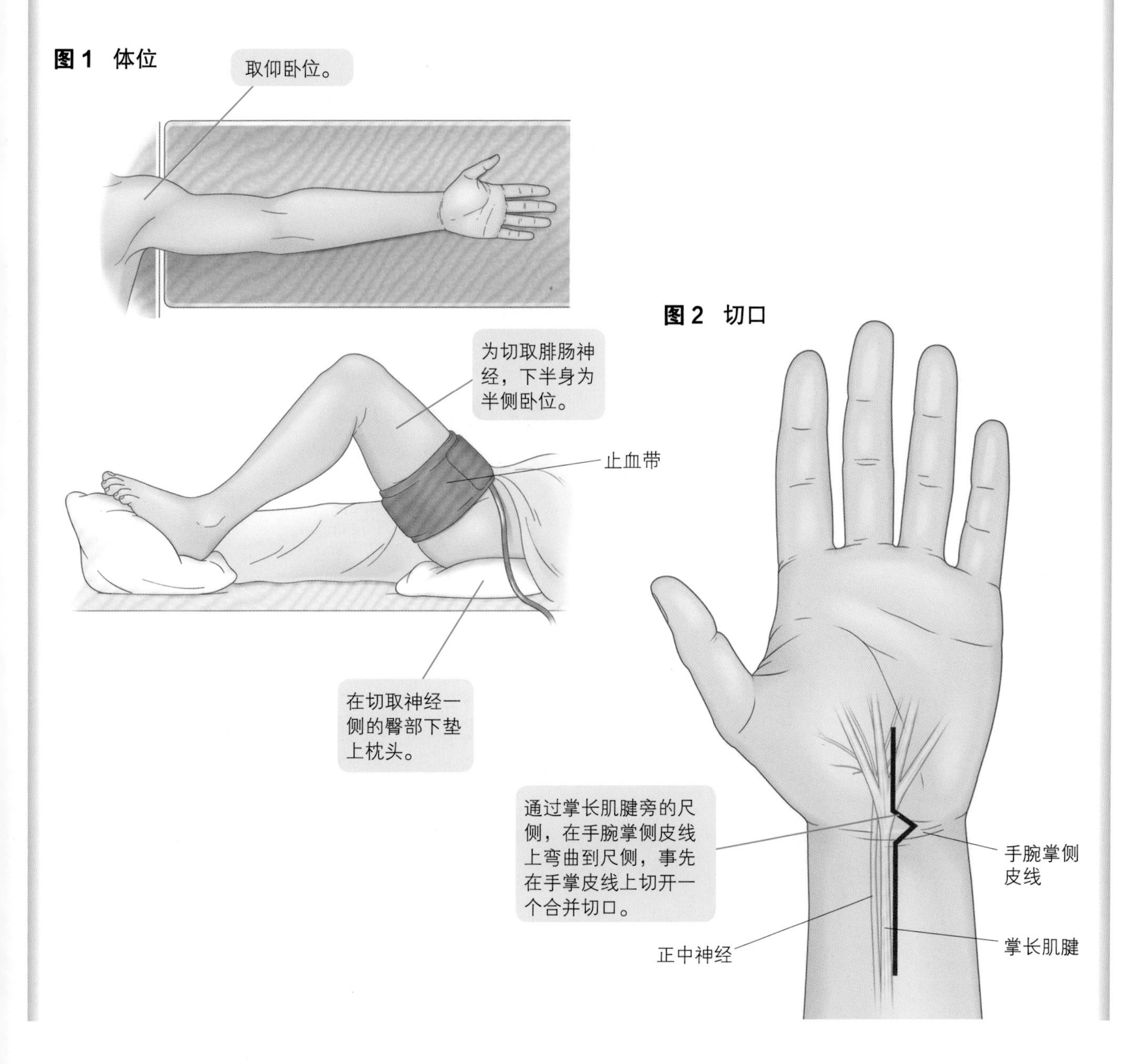

腕管切开后，在显微镜下探查正中神经断裂及高度粘连部位，正中神经的远侧断端粘连在残留的屈肌支持带的桡侧底面。从近侧到远侧进行分离时，通过钩骨钩确认腕管尺侧边缘，沿尺侧边缘切开屈肌支持带（**图3**）。

3 神经断端的新鲜化

◆ 受伤时间及断端新鲜化

受伤后即使是早期，伴有神经断端的挤压时，需要将神经断端新鲜化。受伤经过2~3周后，即使是尖锐的离断伤，尤其是在近侧，因为能看到神经膨大，所以必须做新鲜化。此时，比起用剪刀，使用锋利的手术刀更容易使断端整齐（**图4**）。

对于受伤后经过1年的病例，因近侧断端神经内高度瘢痕化，即使新鲜化了10mm左右，神经近侧断端仍然是硬的，需要20mm左右的新鲜化。将两断端新鲜化，在手腕中间位置测量间隙的距离为35mm。

图3　展开腕管

图4　正中神经的新鲜化

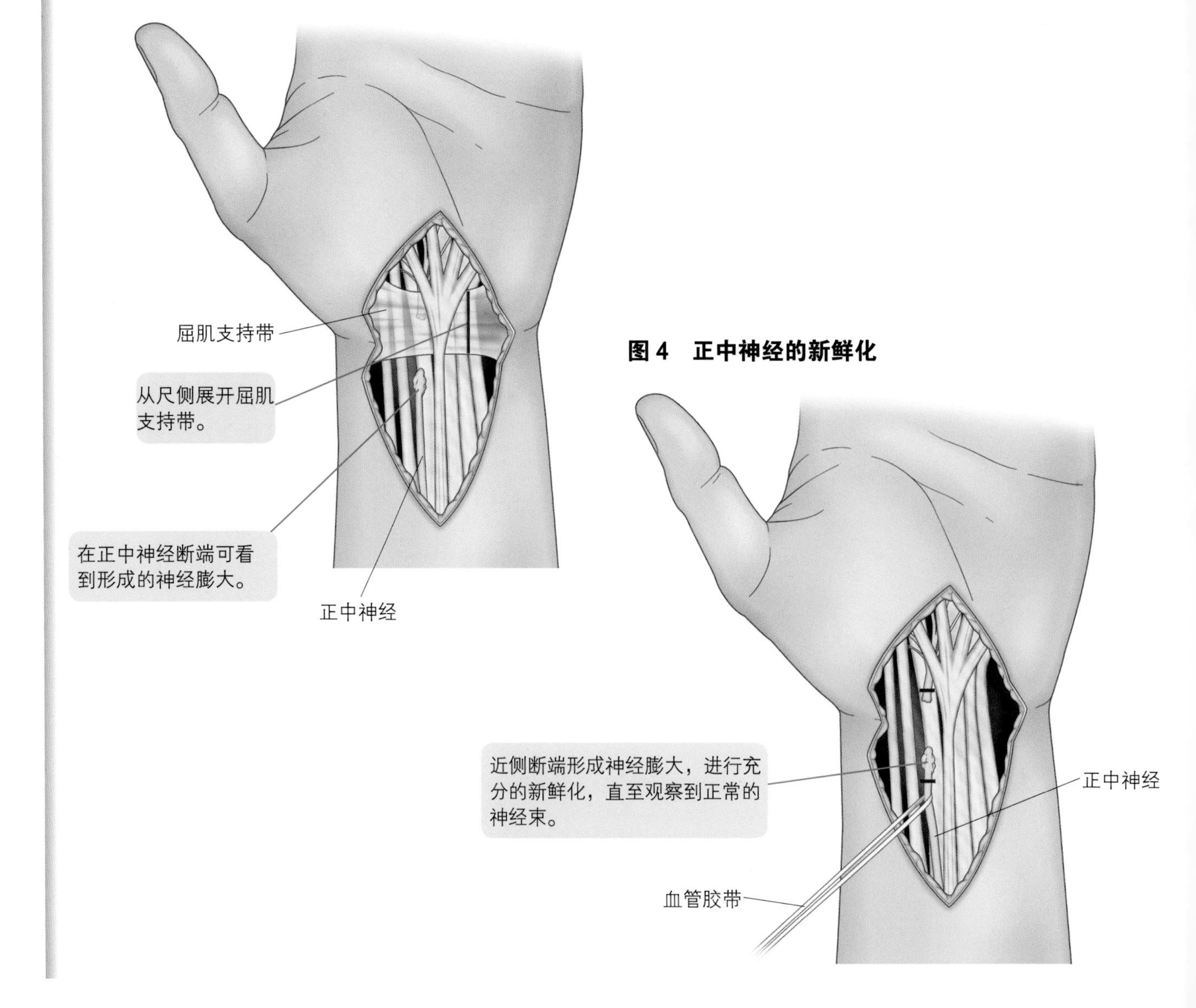

◆ 移植神经前确认断端

手腕弯曲及神经断端游离时，可直接进行神经缝合，但是手腕弯曲角度超过30° 时，不要强行缝合而需要做神经移植。

仔细观察正中神经断端，确认需要几根神经束，以此决定需要切取腓肠神经的长度。在手腕水平上一般是将4~5根移植神经结为一束进行电缆式神经移植。因此，有35mm的间隙时，所需的移植神经长度为17.5cm，但是为了在缝合前可以调整长度，需要留出些富裕，一般是40mm × 5根为20cm。

4 腓肠神经切取

驱血情况下，在足外踝后方切开一个斜向切口，确认腓肠神经（**图5a**）。在神经上缚上血管胶带，轻轻地抬高，确认后向近侧神经排列的同时，每隔大约5cm切开一个斜向切口，切取所需的长度（**图5b**）。已熟悉的情况下，也可以沿着神经走行纵向切开。

再者，近年也有利用肌腱剥离器[1]及在内视镜下切取腓肠神经的报道[2]。不管是哪一种切取方法，最重要的一点是必须保护性切取腓肠神经，移植之前不要使其干燥，妥善地保管。

图 5　切取腓肠神经

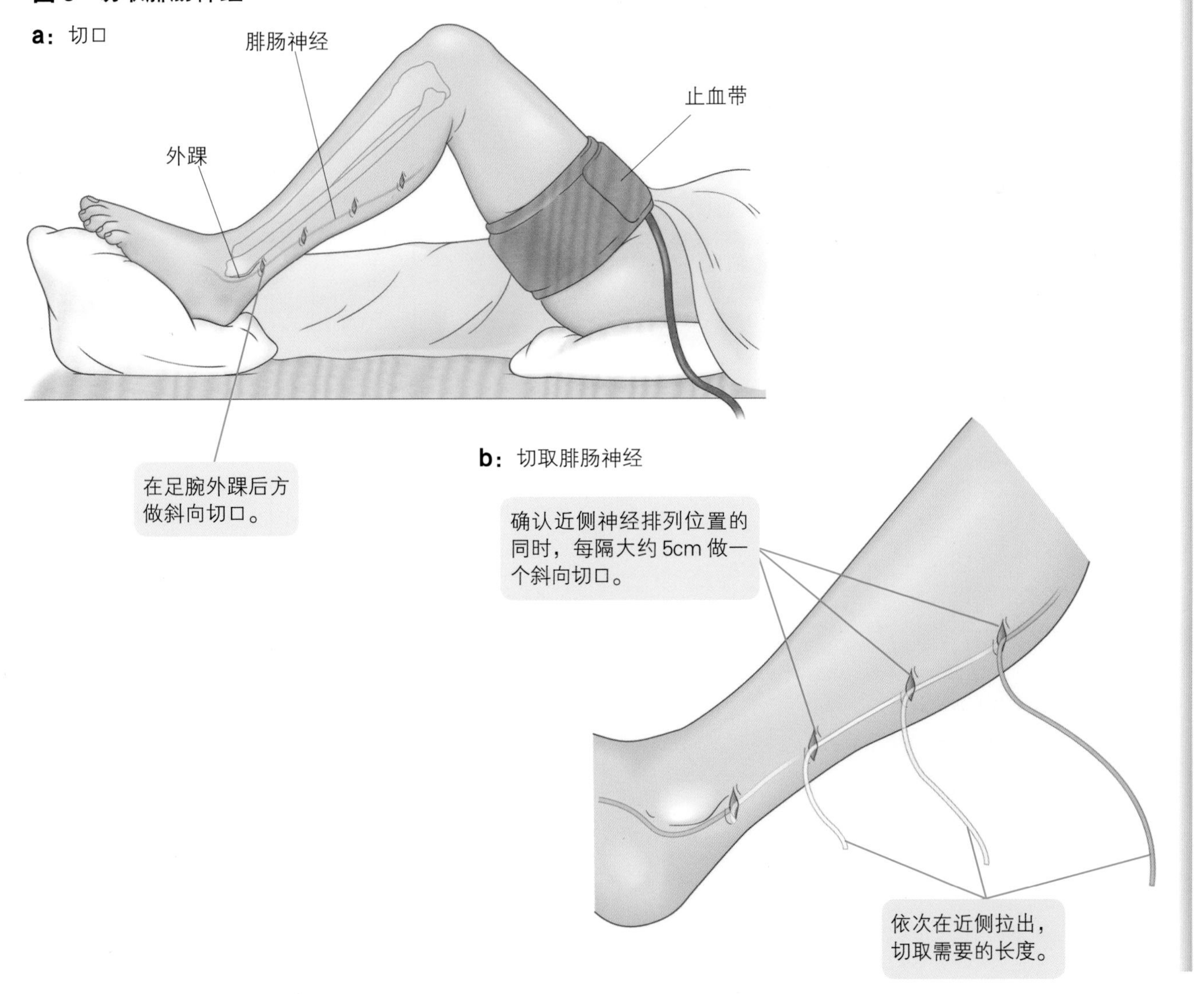

5 神经移植术

◆ 形成移植神经

将切取的神经剪断为4cm的长度，5根结为一束。把绿色或蓝色手术用手套裁剪为边长为5cm的正方形，作为底布，将神经放在底布上编织缝合（**图6a**）。

手术技巧及注意事项

笔者是将移植神经的方向与原来的腓肠神经相反向进行移植。这是因为腓肠神经从近侧到远侧的神经纤维是分离的，相对于同向连接时神经纤维的脱落，逆向连接时神经纤维不会减少。

与正中神经断端吻合，让助手保持近侧为圆形、远侧为稍微扁平形的同时，用纤维蛋白胶固定。抹上纤维蛋白胶后，立刻卷起底布，等待其凝固（**图6b**）。

为了切除多余的纤维蛋白胶，可用手术刀将移植神经的两个断端修整齐（**图6c**）。

图 6　形成移植神经

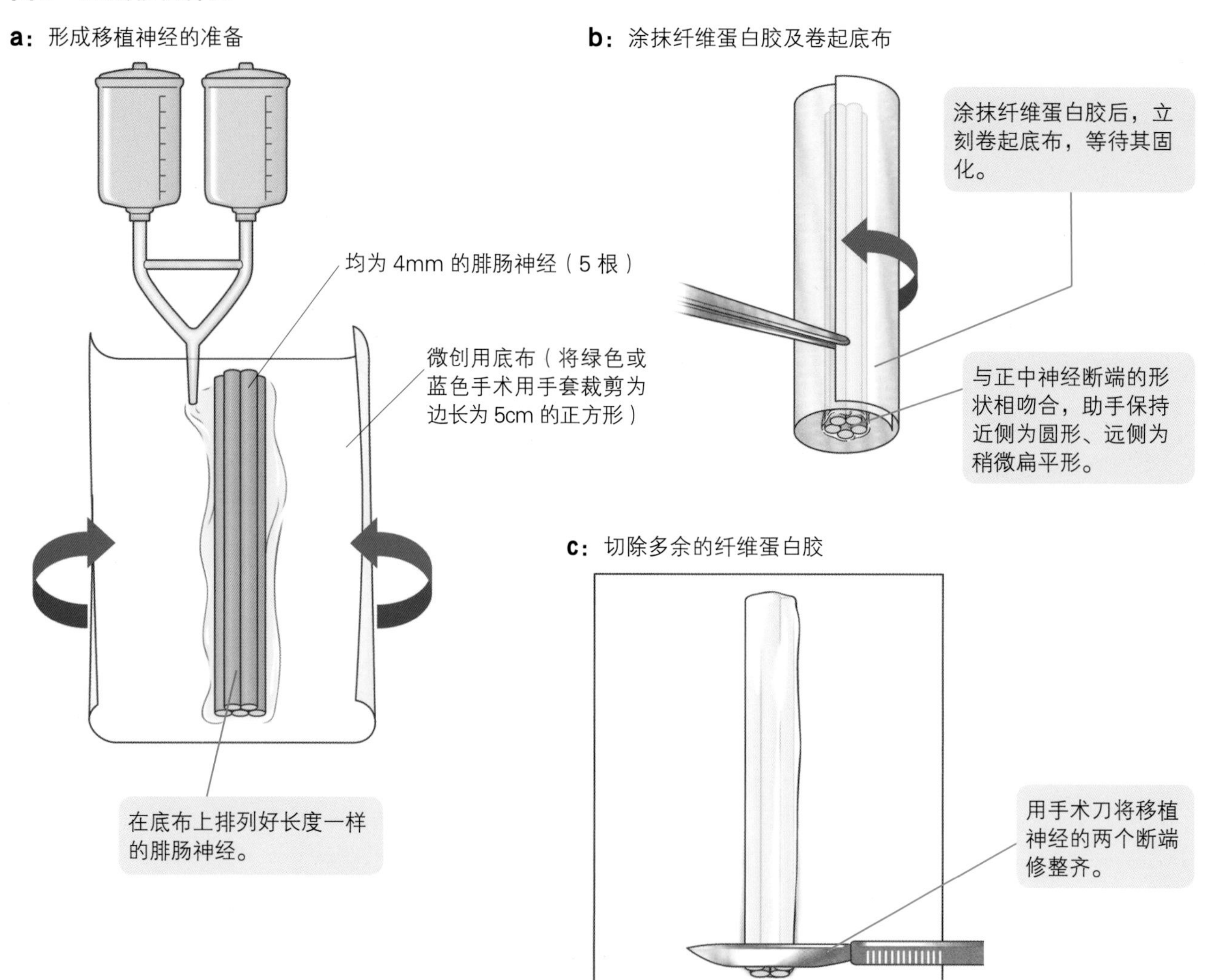

图 7 神经移植术

a：神经移植

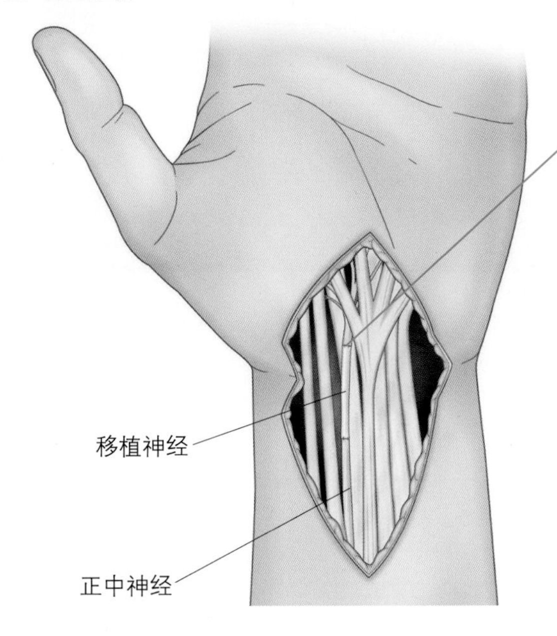

b：近侧移植部位的扩大图

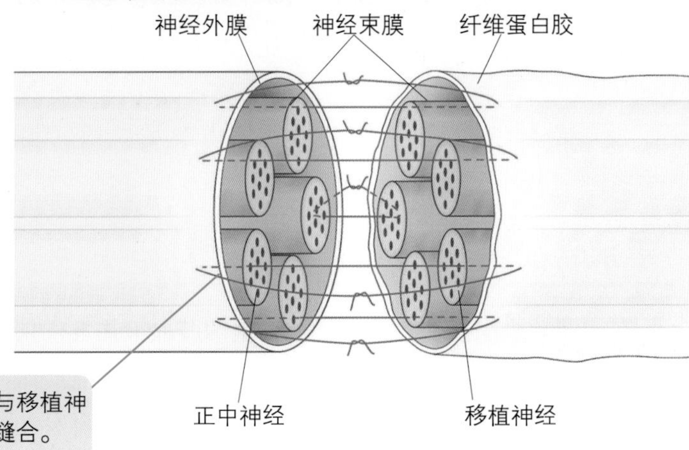

◆ 缝合移植神经

利用7-0或8-0的尼龙线在显微镜下尽快缝合移植片（**图7a**）。神经缝合法有神经束支缝合、神经外膜缝合、神经束组缝合，各有所长，由于不同的缝合法没有差别，因此，神经的外膜、束膜均要与移植神经的蛋白胶层、束膜缝合（**图7b**）。

缝合后，确认手腕即使稍有弯曲也感觉不到张力后，闭合创面。

术后疗法

为了防止缝合部位在术后再次断裂，将手腕于中立位或轻度屈腕位进行大约3周的前臂石膏固定。从第2天开始积极进行手指的主动屈伸运动。通过让屈肌腱滑行，预防神经和肌腱粘连。3周过后，取掉石膏夹板后，逐渐进行手腕屈伸运动。

恢复神经功能

如果是在手腕部的正中神经直接缝合的话，术后功能恢复良好，但是进行移植神经时，需要长时间恢复。相对于1年后才能开始看到鱼际肌的运动恢复，实用性感觉的恢复需要2年以上[3]。这种情况需要在术前向患者详细说明。

●参考文献

[1] KIM E D, SEO J T. Minimally invasive technique for sural nerve harvesting : technical description and follow-up. Urology, 2001, 57 : 921-924.
[2] LIN C H, MARDINI S, LEVIN S L, et al. Endoscopically assisted sural nerve harvest for upper extremity posttraumatic nerve defects : an evaluation of functional outcomes. Plast Reconstr Surg, 2007, 119 : 616-626.
[3] 平田　仁. 手関節部での正中神経損傷の治療 // 別府諸兄. 整形外科医のための新マイクロサージャリー Basic to Advance. 東京 : メジカルビュー社, 2008 : 15-27.

肌腱、神经与血管损伤

血管损伤的显微手术

手术技巧和静脉移植术

圣隶浜松医院手外科及显微手术中心 **神田俊浩**
圣隶浜松医院手外科及显微手术中心负责人 **大井宏之**

手术特征

在四肢软组织损伤中，时常会产生四肢血液循环功能受损，需利用显微手术重建血液循环。如果是锐性损伤，通过将断裂的血管端端吻合，可以重建血液循环，但如果是钝性损伤及挤压伤，经常需要进行静脉移植。另外，陈旧性动脉损伤重建时，大部分情况也需要静脉移植。

对静脉移植有顾虑而强行端端吻合的话，由于吻合血管的张力过大，会产生血栓[1-2]，勉强吻合的血管也会闭塞，则重建的血液循环会以失败而告终。在此，讲述对四肢血管损伤的显微手术技巧，以及静脉移植术中移植静脉的选择、切取方法等。

手术方法

1 显露损伤血管

根据不同的血管损伤而选取不同的体位，如果是上肢动脉损伤，则采取仰卧位（**图1**）。肘部远侧的血管损伤，需要使用止血带。

图 1　体位

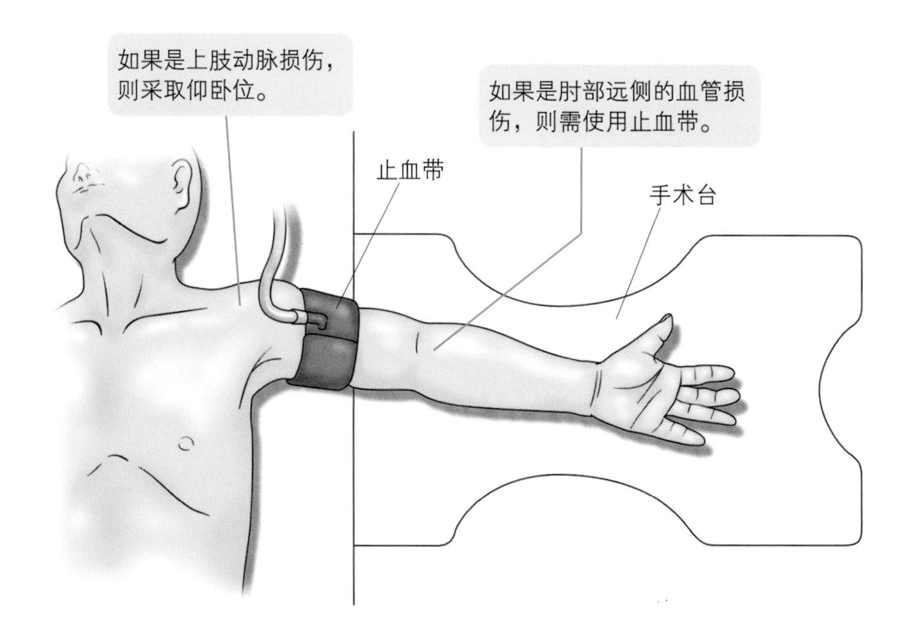

显露血管时，所显露出的长度要有足够长度以放置血管夹。显露桡动脉及尺动脉等大直径的血管时，可仅用头戴式放大镜；显露指动脉等小口径血管时，从开始即可用显微镜。

2 血管吻合时的血管显露（预备）

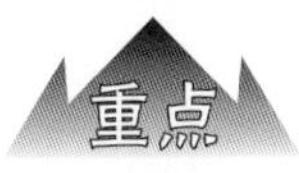

在此讲述端端吻合。首先在显微镜下用各种双夹型血管夹夹住血管的两个断端而进行固定（**图2a**）。此时，如果张力过大，则更换为静脉移植术。

切除血管损伤部分，从断端确认内腔。确认内腔时，注射肝素加生理盐水的同时，用显微血管钳或显微镊子边扩大内腔边进行确认（**图2b**）。需要切除附着在断端上的软组织及多余的外膜，因为有可能在吻合时将其带入血管内（**图2c**）。

图 2　血管的预备

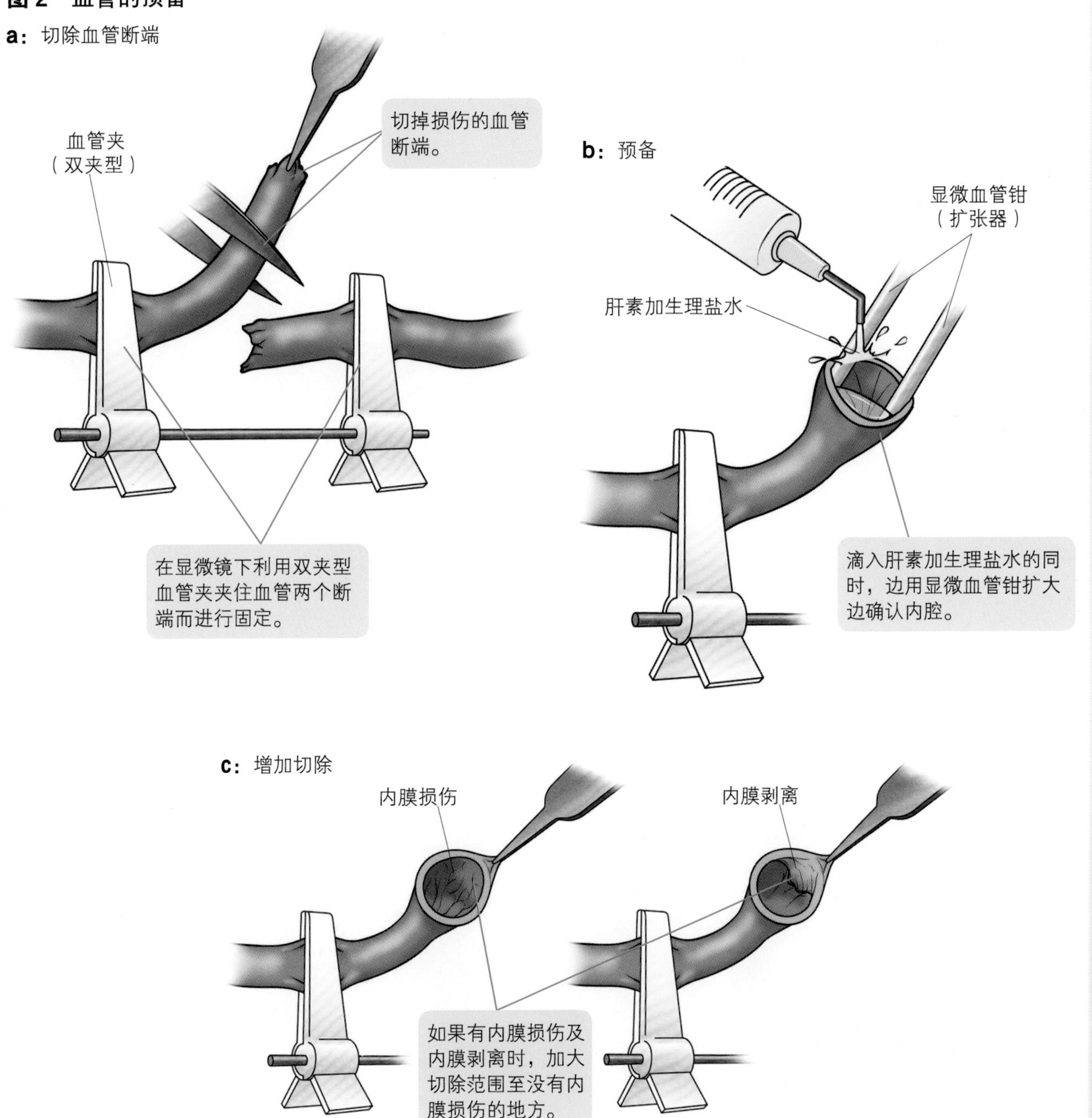

将血管夹之间的距离调节为血管断端刚好能接触到的程度，然后进行血管吻合。此时，需要再次确认张力，张力仍然较大的话，则更改为静脉移植术。

手术技巧及注意事项

血管吻合能否成功，由吻合技术及吻合血管的各项准备操作而决定。完全切除有内膜损伤部分、消除血管的翻转[3]、切实去掉带入血管内的组织，以及判断是否需要静脉移植等都是极为重要的。

3 血管吻合

首先是缝合，笔者推荐在远离术者侧的部位缝上一针，然后在术者侧的部位缝上一针，进行这样180° 的荷包缝合（**图3a**）。虽然有很多报道推荐科贝特（Cobbett）120° 缝合的偏心荷包缝合[4]，但直径不同时，很难知道哪些位置应该是120°。无论哪种方法，最好是使用手术医生最习惯的方法。

缝合之后，缝合前壁，翻转血管夹和血管，再次确认内腔，缝合后壁，完成血管吻合（**图3b、c**）。

图3　缝合及血管吻合

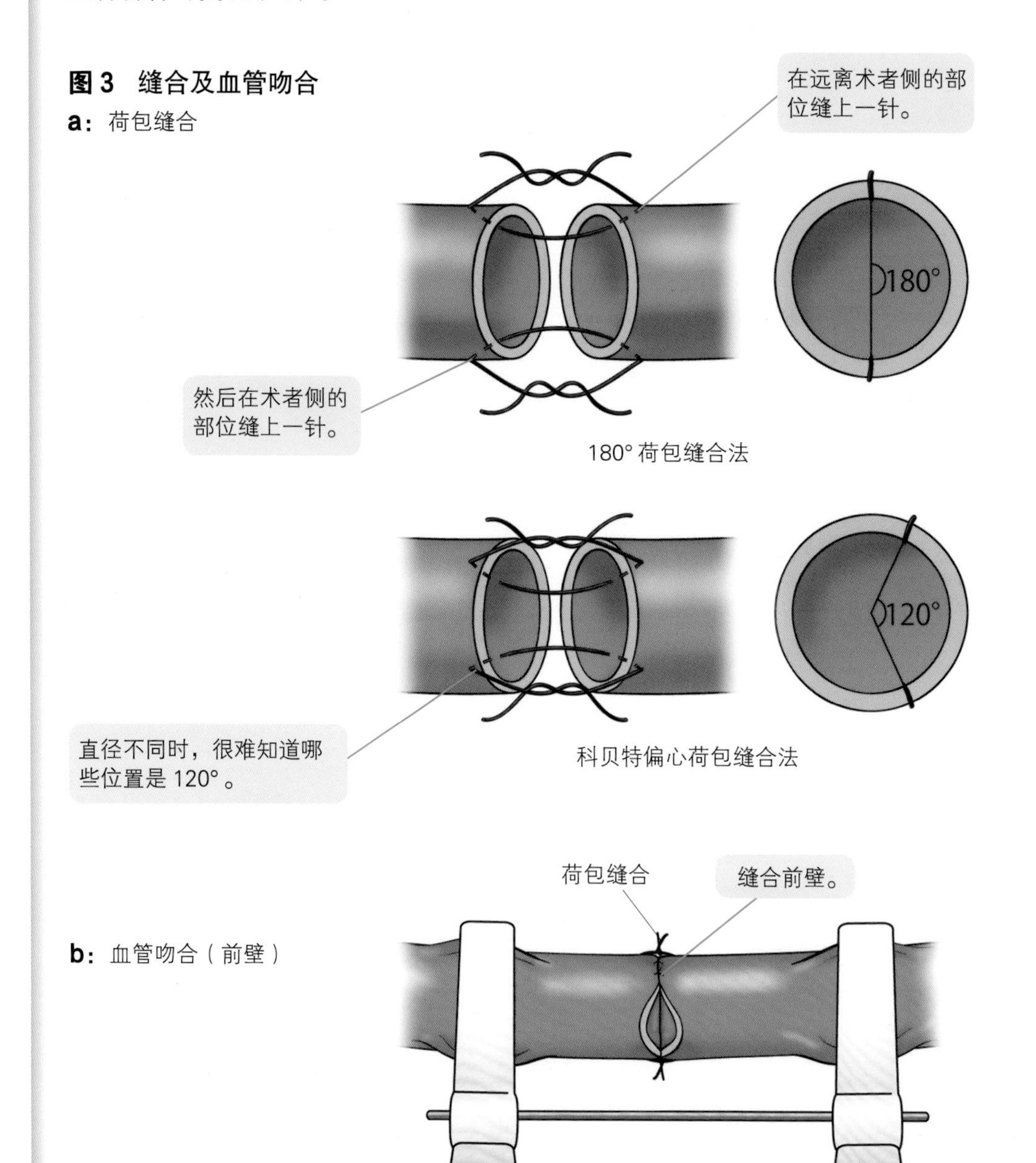

图 3　缝合及血管吻合（接上页）

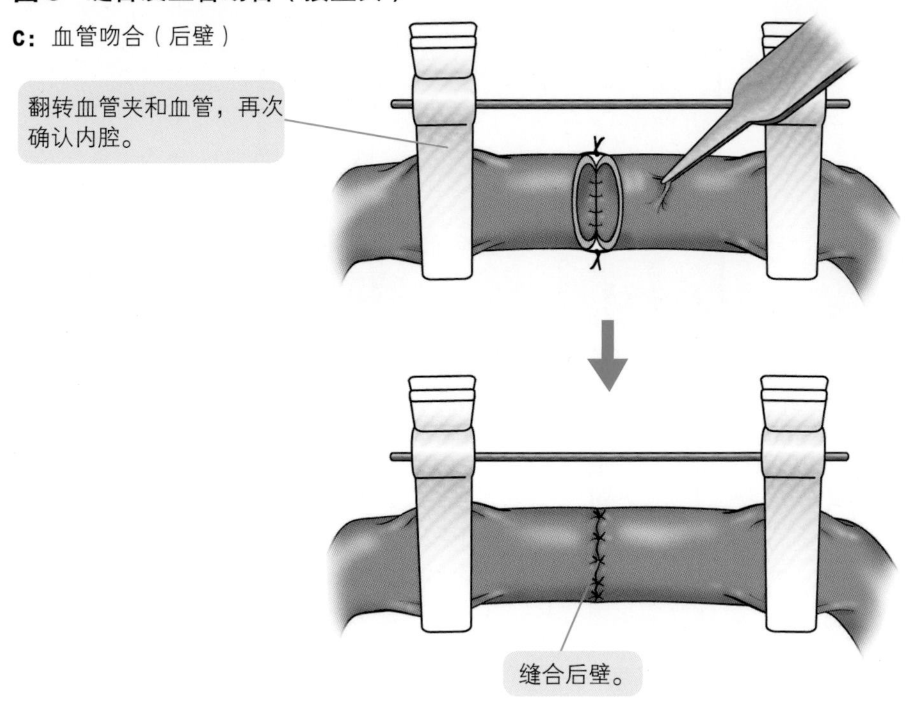

4 选择需要移植的静脉（图 4）

对于玉井分类[5] Ⅲ、Ⅳ区的断指再植中的静脉移植，切取患侧前臂远侧掌侧的皮静脉。需要切取数根时，可将健康一侧的前臂及足背作为切取部位。

对于手指远节断指再植中的静脉移植，有报道建议从鱼际肌切取移植静脉[6]，即使从前臂远端掌侧选择细小静脉的话，吻合也完全没有问题。

重建桡动脉及尺动脉时，切取前臂的桡侧皮静脉、尺侧皮静脉或小腿的小隐静脉。重建上臂动脉及腘动脉等直径较大的动脉时，使用大隐静脉[7]。

5 切取静脉的方法

◆ 确认静脉

利用低压加压空气止血带，使静脉怒张，给切取静脉做标记，其后，放松空气止血带。然后，利用止血带去除血液后，给空气止血带加压后止血。在不除去血液的情况下应用止血带，从外观上容易确认静脉，但与切口同样，血液会使人看不清楚术野，给切取造成困难。

◆ 切取静脉

剥离静脉时，尽量不要附着周围的软组织（**图5a**）。另外，结扎或者电凝移植静脉发出来的细小分支后进行切断，分离静脉的同时，将静脉的深层组织作为剥离时的把持部分（**图5b**）。在结扎、切断两端之前，将哪一侧作为切取静脉，是远侧还是近侧等，都需要做上标记之后再进行切取（**图5c**）。

图 4　切取移植静脉的部位

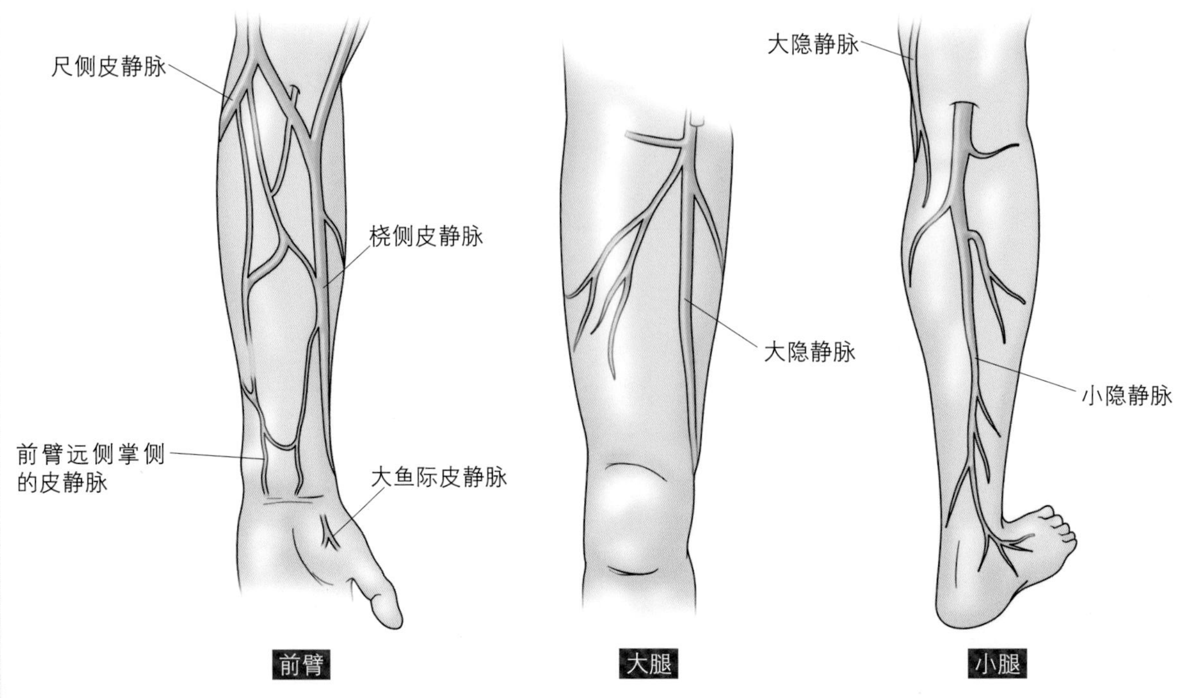

图 5　移植静脉切取法

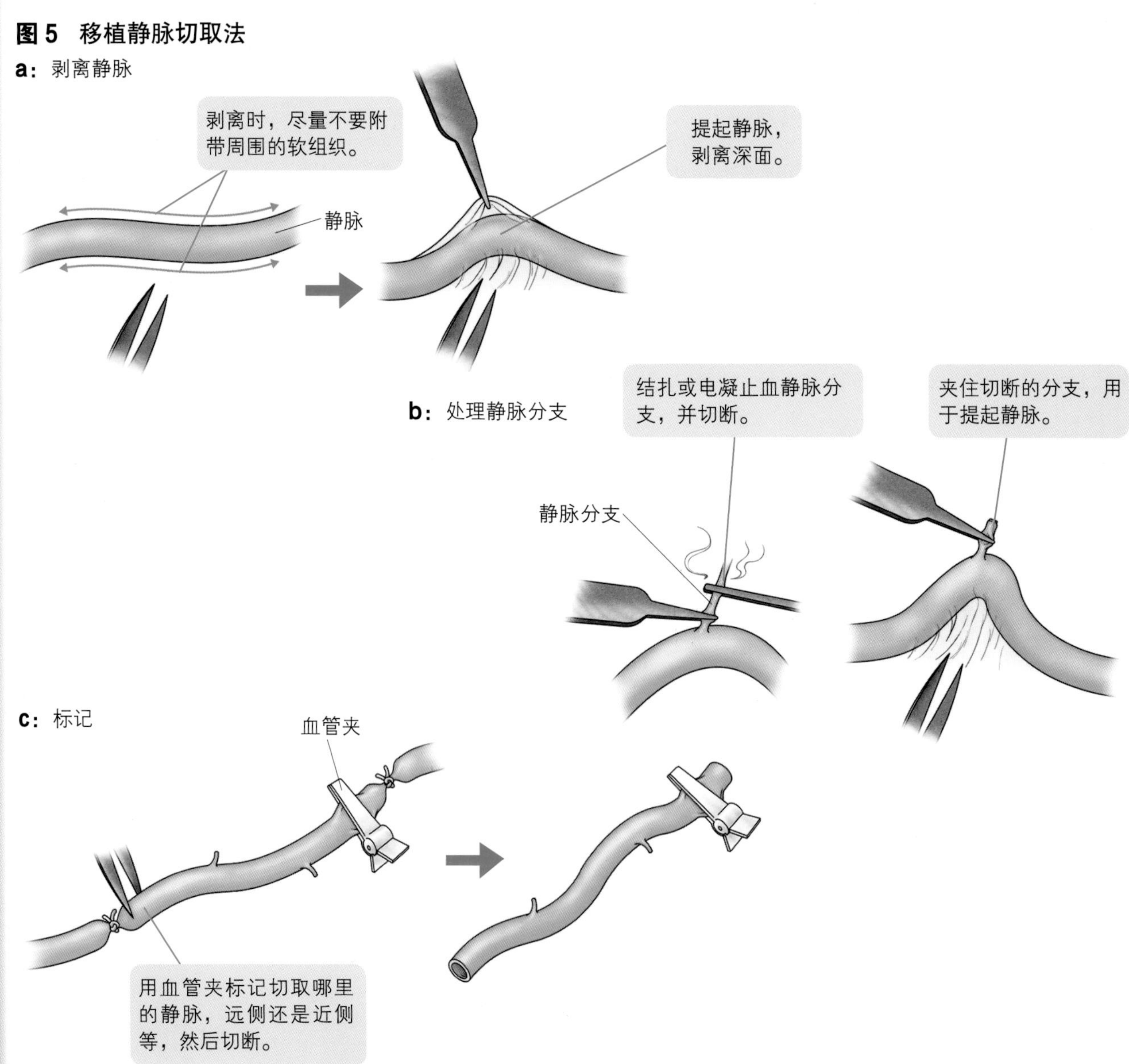

◆移植静脉

静脉因为有瓣膜，相对于动脉在移植时要以翻转的方向移植。

必须考虑到移植静脉的扭曲、长度等，长度过短、吻合部位的张力过大的话，静脉移植则无意义。另外，过长、扭曲的话，会造成闭塞。

术后疗法

术后需要卧床静养大约1周。在1周期间静脉滴注24万/d的尿激酶及120μg/d的前列腺素E_1。对于挤压伤，使用1万~2万单位/d的肝素。

●参考文献

[1] 森　清，ほか．吻合血管の回旋および緊張が血行障害発生とその時期に与える影響について－（第１報）吻合直後の血流の変化－．日本マイクロ会誌，1990，３：105-106.

[2] 森　清，ほか．吻合血管の回旋および緊張が血行障害発生とその時期に与える影響について－（第２報）静脈移植および剥離血管長の差による血流量の変化－．日本マイクロ会誌，1990，３：267.

[3] 森　清，ほか．吻合血管の回旋および緊張が血行障害発生とその時期に与える影響について－（第３報）静脈における回旋の影響－．日本マイクロ会誌，1991，４：58-59.

[4] COBBETT J. Small vessel anastomosis. Brit J Plast Surg, 1967, 20：19.

[5] 玉井　進．切断手指の治療．整形外科 MOOK，1980，15：159-171.

[6] 坂本相哲，服部泰典．ほか．指尖部切断再接着における静脈移植の有用性．日手会誌，2009，25：738-740.

[7] 河村健二，村田景一．上腕動脈損傷の検討．日手会誌，2008，25：274-277.

骨筋膜室综合征

Volkmann 挛缩的手术治疗

广岛大学大学院医齿药保健学研究院综合健康科学部门整形外科学　**四宫陆雄**
广岛大学大学院医齿药保健学研究院应用生命科学部门上肢功能分析控制科学教授　**砂川　融**

本疾病的特征

骨筋膜室综合征是根据临床症状进行诊断的，尤其是与损伤程度不相称的剧烈疼痛或由于肌肉的被动牵拉而引起的疼痛等是本病的早期表现，也可以通过测量骨筋膜室内压进行确诊。

本疾病的治疗方针

治疗时尽可能早期切开室内压增高的筋膜间室。但是，如果在急性期不能正确诊断、治疗时，组织内压升高会导致肌肉内微小循环障碍，引起肌肉缺血、坏死，进而发展到Volkmann挛缩。津下分类将其分为如下几类：

轻度：病变局限于部分深层肌肉。

中度：深层肌肉的严重变性和病变危及部分浅层肌肉。

重度：深层肌肉、浅层肌肉均有严重变性。

津下分类对于慢性前臂Volkmann挛缩的治疗具有非常实用的指导意义，笔者也是根据此分类选择手术方式。

手术适应证

对于轻度病变，去除坏死组织，进行肌腱延长术或者肌腱移位术；对于中度病变，进行肌肉下移术或者肌腱移位术；对于重度病变，则适合行肌腱移位术或者功能性游离肌肉移植术。另外，对于局限于手部的Volkmann挛缩，由于手部内在肌肉挛缩，手指呈现特有的内在肌阳性征、拇指呈现内收挛缩的现象。对于轻度病变，可通过松解挛缩肌肉的方法进行治疗，但是对于严重的挛缩，则需要做手内在肌切断手术等。

手术方法

急性骨筋膜室综合征筋膜切开术

1 前臂筋膜间室的显露

◆掌侧入路

于前臂掌侧切开一个波纹状切口，切开掌侧浅、深筋膜（**图1a**）。从肘关节内侧沿肱骨内上髁弧形切开并延长至前臂远端，直至切开腕管。

◆背侧入路

背侧骨筋膜室需要减压时，在指总伸肌腱-桡侧腕短伸肌腱（以下简称EDC-ECRB肌腱）之间纵行切开，切开背侧及外侧骨筋膜室的筋膜（**图1b**）。近端自肱骨外上髁远端1cm，在EDC-ECRB之间纵向切开，直至桡骨的Lister结节。

手术技巧及注意事项

为了防止造成进一步的循环障碍，应避免不必要的皮下剥离。

图1　前臂筋膜间室的显露

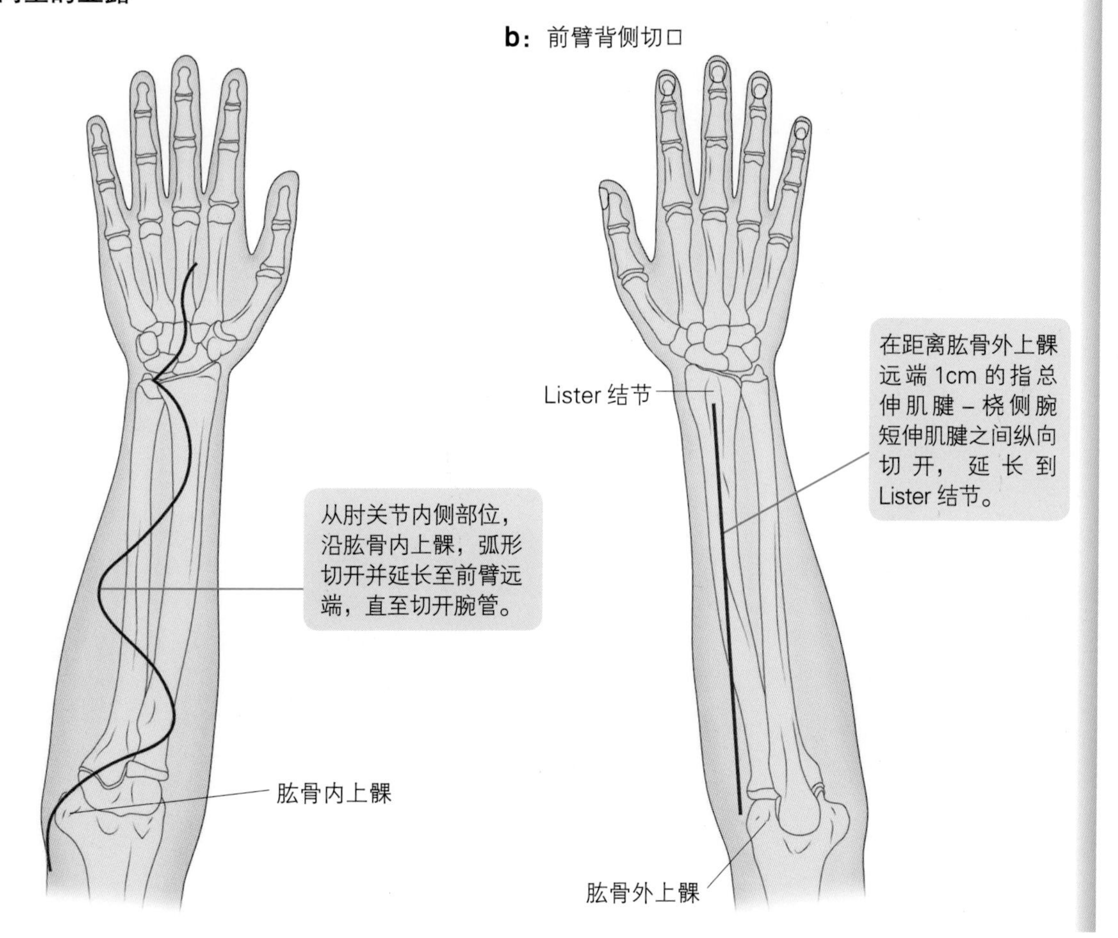

◆切开前臂筋膜

掌侧切开是指在尺侧屈肌部位切开掌侧浅筋膜，自尺侧腕屈肌腱和指浅屈肌腱之间进入，切开掌侧深筋膜（指深屈肌腱、拇长屈肌腱）（**图1c**）。从EDC-ECRB之间对前臂外侧及背侧筋膜间室进行减压。

手术技巧及注意事项

注意不要伤及掌侧深筋膜浅层的正中神经、尺神经及尺动脉。

2 手部筋膜间室切开减张

纵向切开第二、四掌骨背侧皮肤，以及在大鱼际、小鱼际分别切开皮肤（**图2**），分别切开4个背侧骨间肌、3个掌侧骨间肌、拇内收肌的筋膜间室。

图1 前臂筋膜间室的显露（接上页）

c：切开前臂筋膜

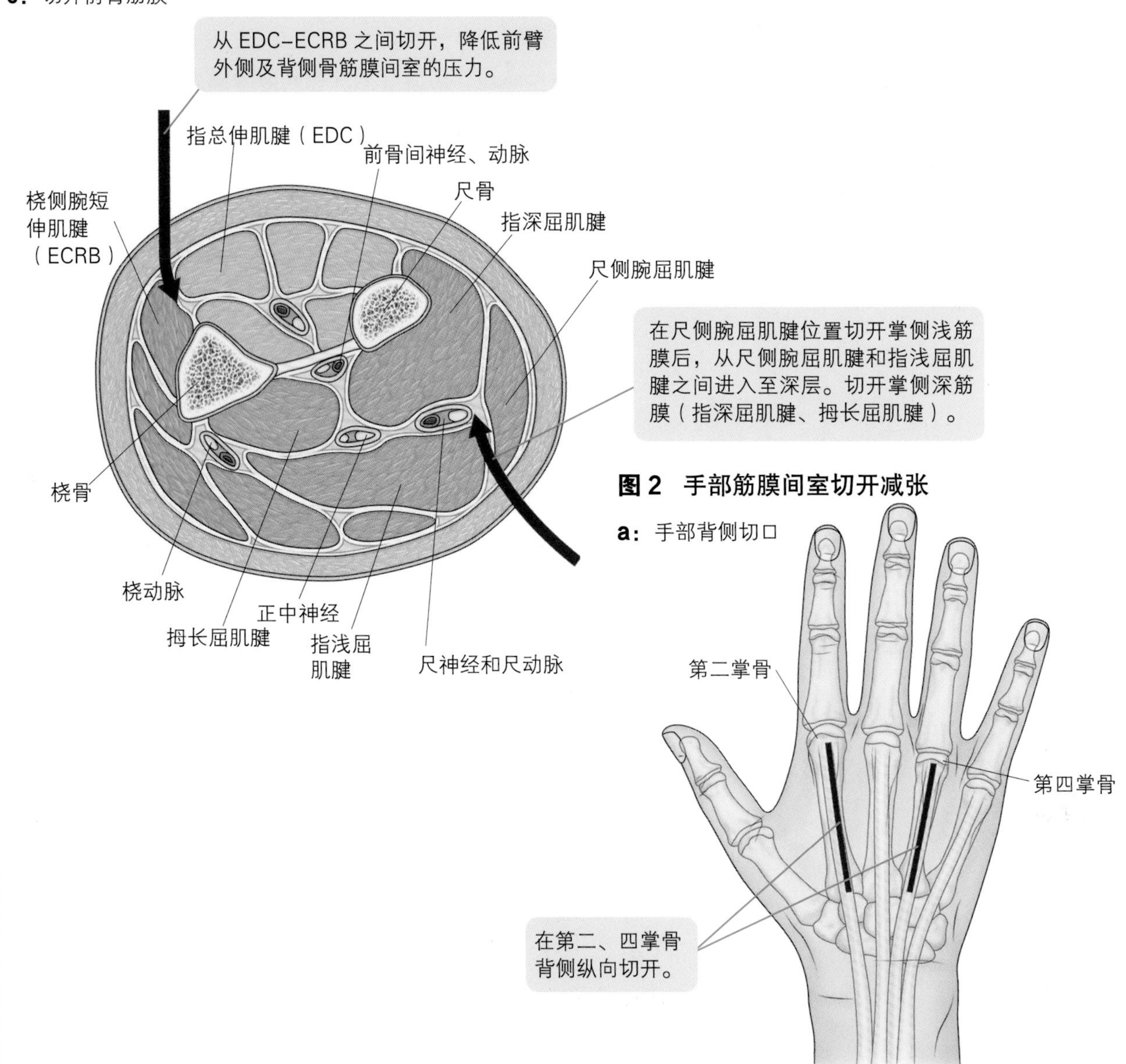

图2 手部筋膜间室切开减张

a：手部背侧切口

图2　手部筋膜间室切开减张（接上页）

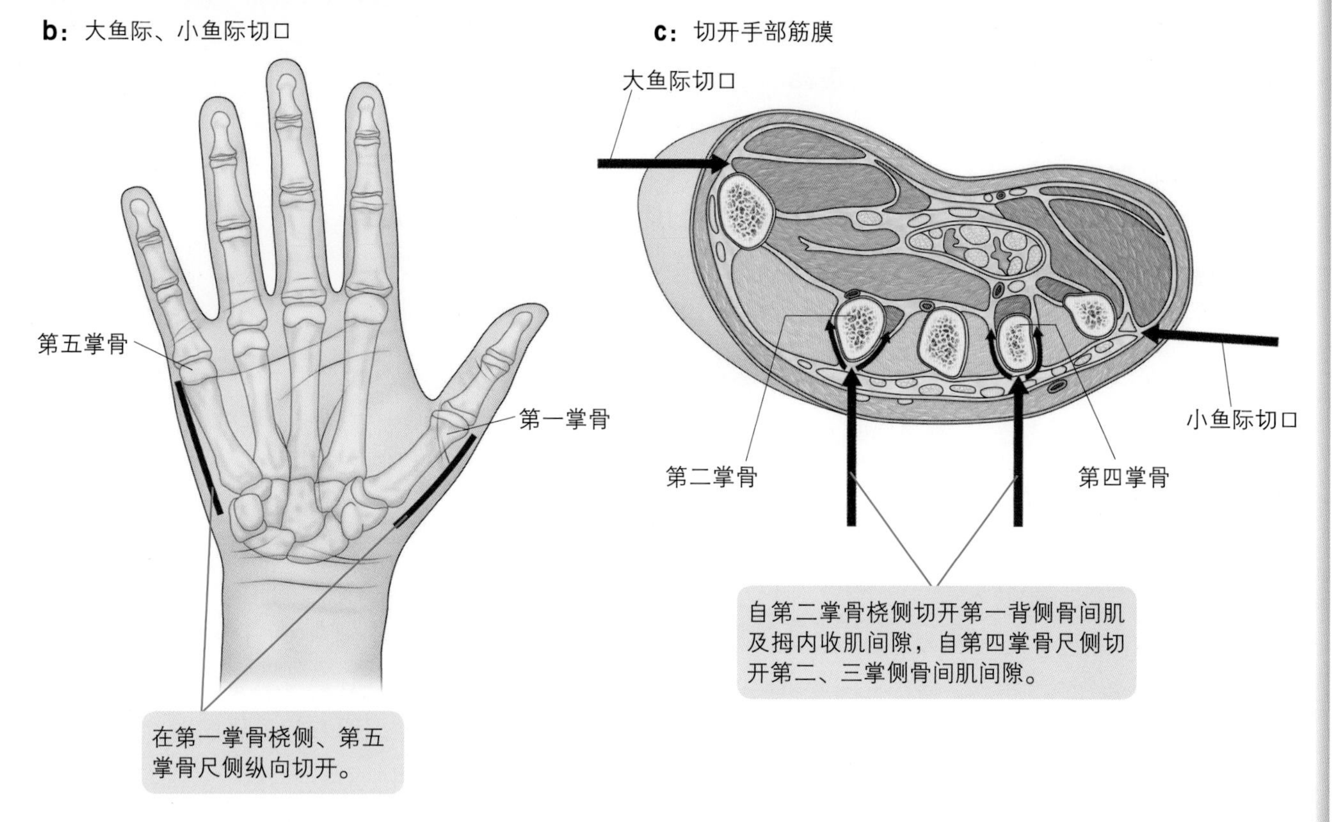

前臂Volkmann挛缩的手术方法

1 显露

显露方法与急性骨筋膜室综合征相同（**图1a、b**）。

2 亚急性期的手术疗法（发病后 3~6 个月）

正中神经、尺神经麻痹恢复不良时，需要进行神经松解术（有时需要神经移植术）。大多数情况下，正中神经多在旋前圆肌及指浅屈肌起点部位存在压迫。另外，对于物理疗法无效的高度屈曲挛缩病例，需要切除纤维组织及坏死肌肉组织。

慢性期的手术方法（发病6个月以后）

1 切除坏死组织、肌腱延长术

局限于1~2指的轻度屈曲挛缩的病例，可选择切除坏死组织及肌腱延长术。

2 肌肉下移术 

轻度病变（3指以上的多个手指受累的病例）及中度病变适合此手术。将包括旋前圆肌的屈肌自肱骨内上髁、尺骨、骨间膜、桡骨从骨膜下剥离，整体向远端下移。

◆ 松解尺神经

保留伴行血管，将尺神经松解至尺侧屈腕肌支发出的部位，彻底松解尺神经，并松解内侧肌间隔部位的尺神经近端（**图3a**）。

◆ 尺侧屈肌群下移术

将尺侧腕屈肌腱尺侧头自鹰嘴向远端剥离，并将其深层的指深屈肌沿着尺骨主干向远端剥离、下移（**图3b**）。将屈肌-旋前圆肌从肱骨内上髁向桡侧远端剥离、下移。应注意分离旋前圆肌时，要事先分离确认肱动脉和正中神经的位置。

手术技巧及注意事项

剥离屈肌 – 旋前圆肌时，注意不要损伤肘关节内侧的侧副韧带。

◆ 桡侧屈肌群下移术

将肱桡肌牵向桡侧并保护，从桡骨附着部位分离旋前圆肌。然后从桡骨起点处分离，并且分离、下移拇长屈肌（**图3c**）。

手术技巧及注意事项

保护分离肱桡肌时，注意不要损伤桡神经浅支；从桡骨分离旋前圆肌、拇长屈肌时，注意不要损伤桡动脉；分离、下移指深屈肌和拇长屈肌时，注意不要损伤骨间前动脉及神经。

图 3　肌肉下移术

a：松解尺神经

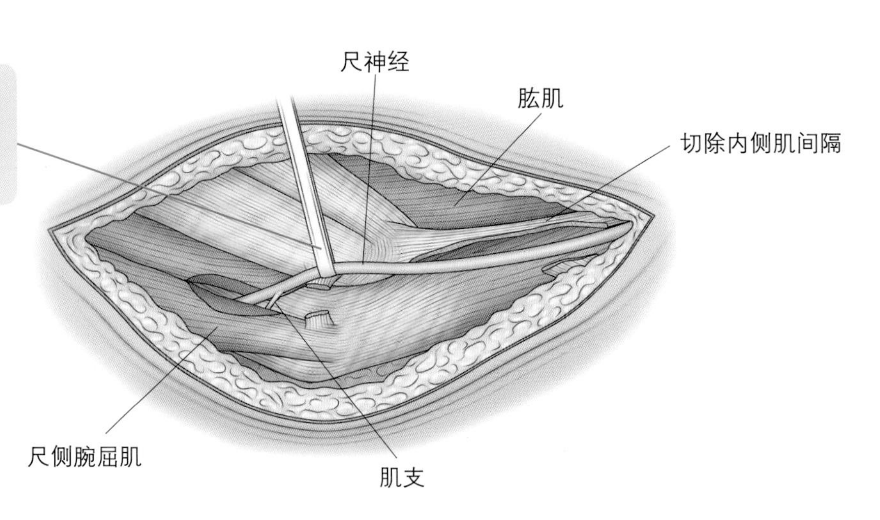

b：分离、下移尺侧屈肌群

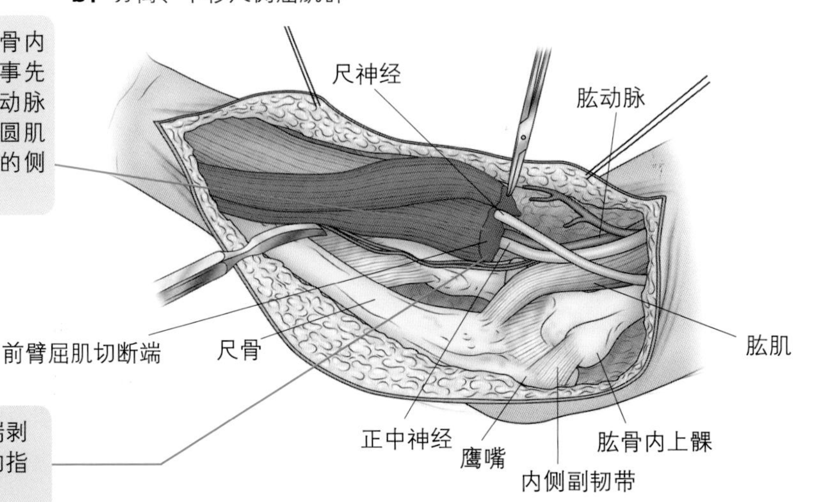

图3 肌肉下移术（接上页）

c：下移桡侧屈肌群

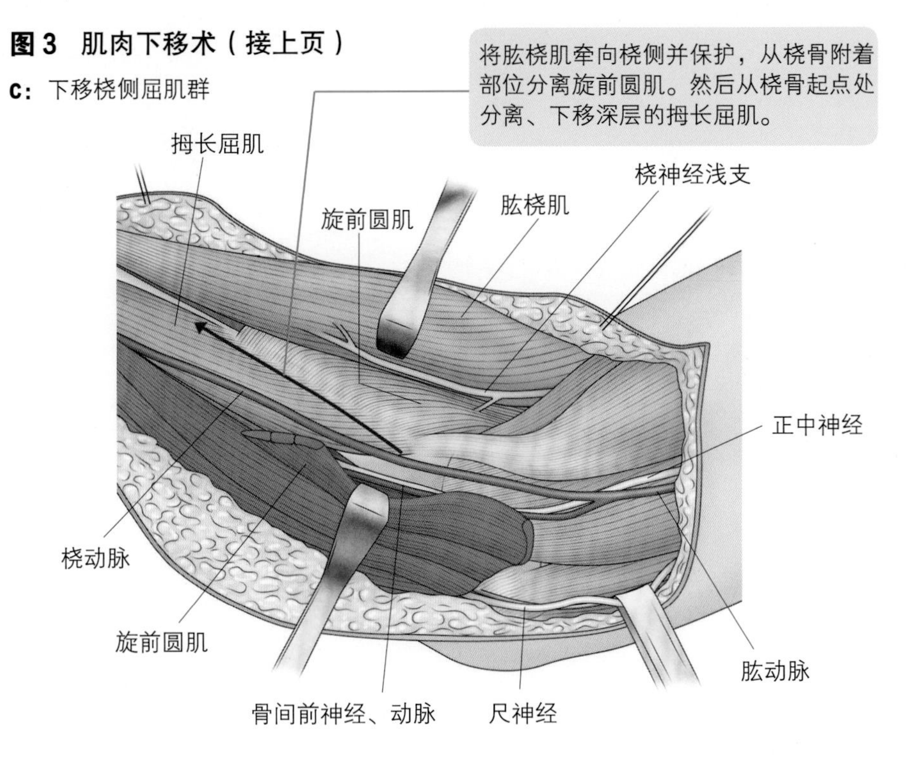

d：整体肌肉下移

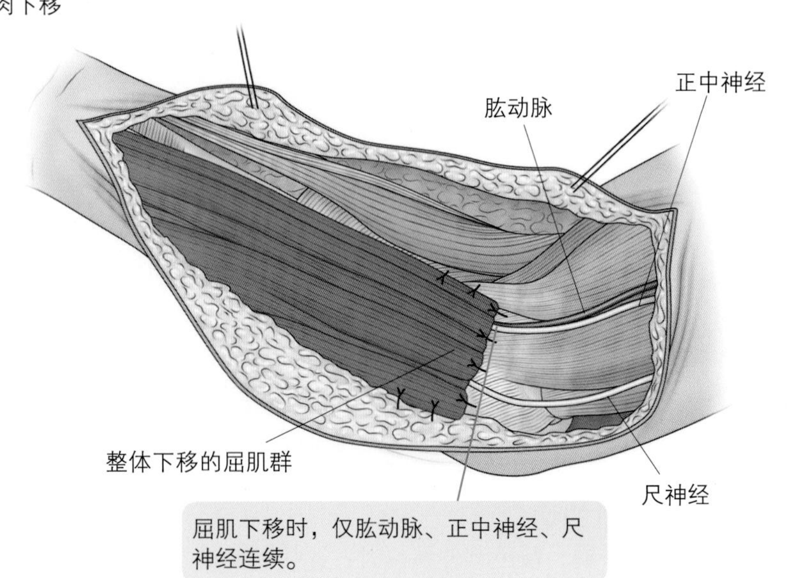

◆ 整体肌肉下移（图3d）

手指和手腕最大被动伸展时，屈肌群向远端下移3~5cm。在此位置，将屈肌群近端的骨膜、筋膜在周围软组织上进行简单缝合、固定。

手术技巧及注意事项

屈肌下移时，仅肱动脉、正中神经、尺神经连续。

3 肌腱移位术

指深屈肌及拇长屈肌重度挛缩时，需要将指浅屈肌或屈腕肌或伸腕肌、指总伸肌、肱桡肌移位重建（**图4**）。但是，需要首先切除瘢痕组织，以防止术后产生粘连，但笔者认为这种手术方式仅适合部分重症病例。

图 4　肌腱移位术

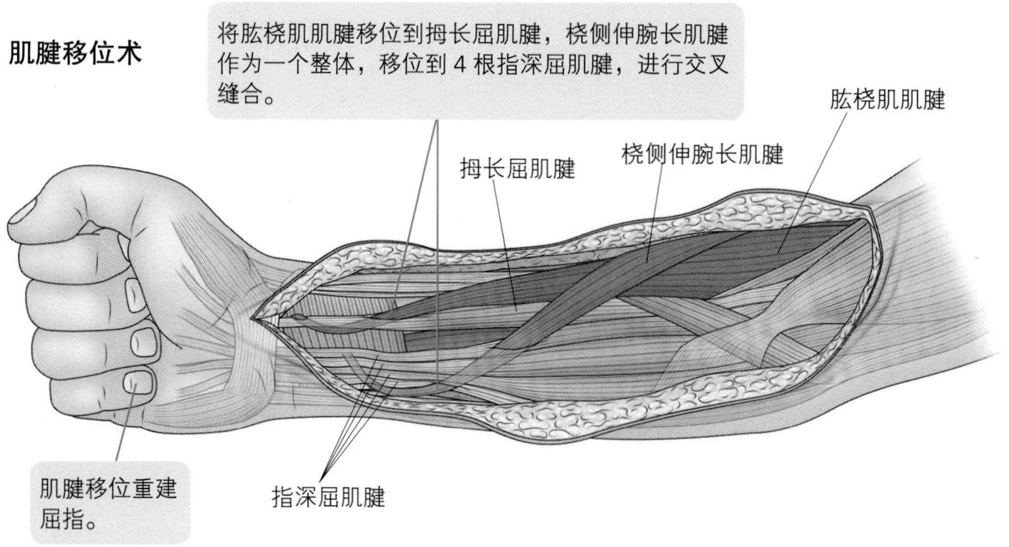

4 游离肌肉移植

对于缺少肌腱移位动力来源的重症病例，适合做游离肌肉移植术。根据移植肌肉的大小、形状、神经血管蒂的解剖等因素考虑，股薄肌最适合作为移植到前臂的移植肌肉来源。移植肌肉所需的张力以移植后最终达到手指休息位为准。

◆ 准备移植受区

进行正中神经、尺神经松解或者神经移植的同时，将坏死的屈肌群全部切除（**图5a**）。在各手指张力一致的状态下，将指深屈肌腱编织为一束，通过显微镜确认移植受区的神经血管没有损伤及变性。

手术技巧及注意事项

一般可选择尺动静脉、皮下静脉、骨间前神经为移植受区的神经血管。

◆ 切取股薄肌的切口

在髋关节外展、膝关节伸展位时，连接耻骨结节和胫骨结节，设计切口，需要同时切取皮瓣时，在股薄肌中间2/3的范围内画出所需皮瓣形状（**图5b**）。

手术技巧及注意事项

通过 B 超，可以在术前确认股薄肌排列和供应皮肤的穿支血管所在。

◆ 游离股薄肌

在耻骨体起始部远端8~12cm，鉴定由股深动脉、伴行静脉和闭孔神经构成的主要血管神经束是否由此进入股薄肌肌腹，将长收肌和股薄肌之间的神经血管束向近心端一侧剥离。

因为移植后肌肉张力调节是获得良好手术效果的关键步骤，因此在髋关节与膝关节伸展位时，在肌腹每隔5cm用缝合线做个标记，分离至股薄肌远端并切断，保护神经血管蒂（**图5c**）。

手术技巧及注意事项

一般血管蒂及神经可切取的长度为 6~8cm。

图 5 游离肌肉移植（游离股薄肌的移植）

a： 准备移植受区

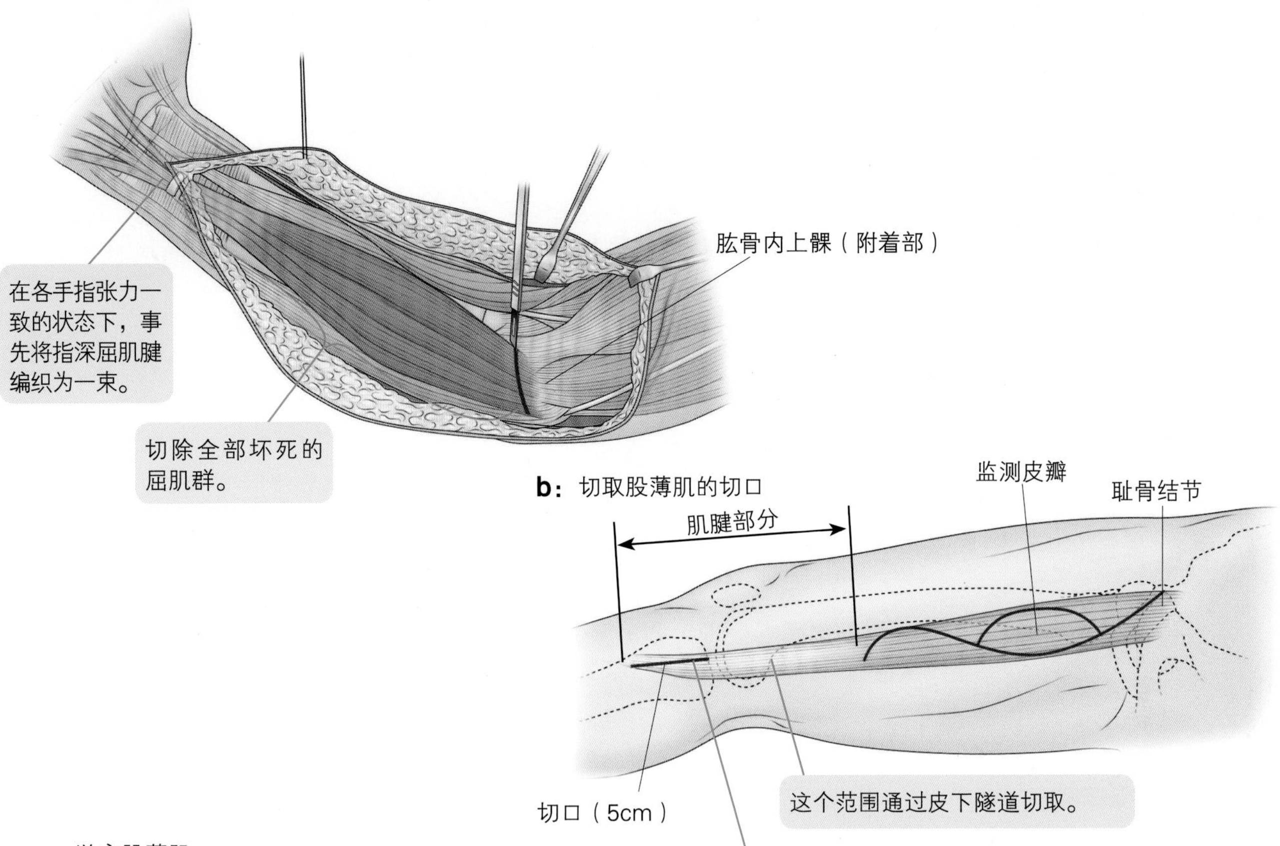

b： 切取股薄肌的切口

c： 游离股薄肌

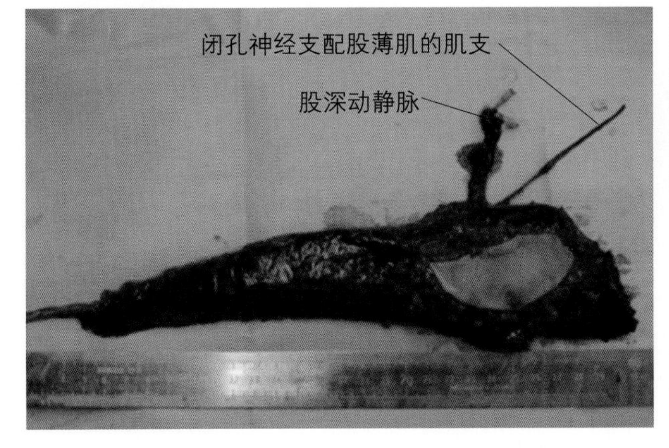

在耻骨体起始部远端 8~12cm，鉴定由股深动脉、伴行静脉和闭孔神经构成的主要血管神经束是否进入到股薄肌，在长收肌和股薄肌之间分离神经血管束

d： 移植

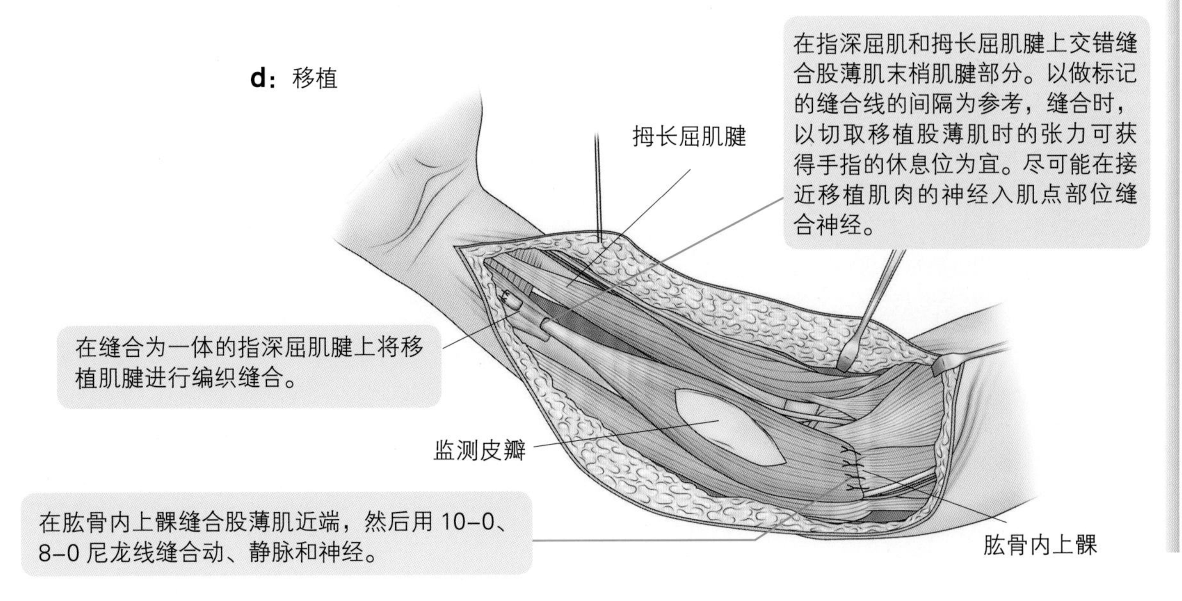

◆ 移植

在肱骨内上髁上缝合股薄肌近侧起点部分，然后用10-0、8-0尼龙线缝合动、静脉和神经。最后在指深屈肌和拇长屈肌腱上交错缝合股薄肌远端肌腱部分。

手术技巧及注意事项

- 以做标记的缝合线的间隔为参考，缝合时，以切取移植股薄肌时的张力可获得手指的休息位为宜。
- 同时重建拇指时，与其他手指相比，缝合张力程度稍微松一些，夹持时，注意不要让拇指影响手指弯曲。
- 缝合神经时，尽可能在接近移植肌肉的神经入肌点缝合。

局限于手部的Volkmann挛缩的手术方法

1 手指挛缩的手术方法

从掌骨剥离骨间肌，其方法包括向远端一侧推进剥离，或在骨间肌、蚓状肌向侧束移行部分松解内在肌腱，实际上常用的是后者（**图6**）。

图6 解除手指挛缩

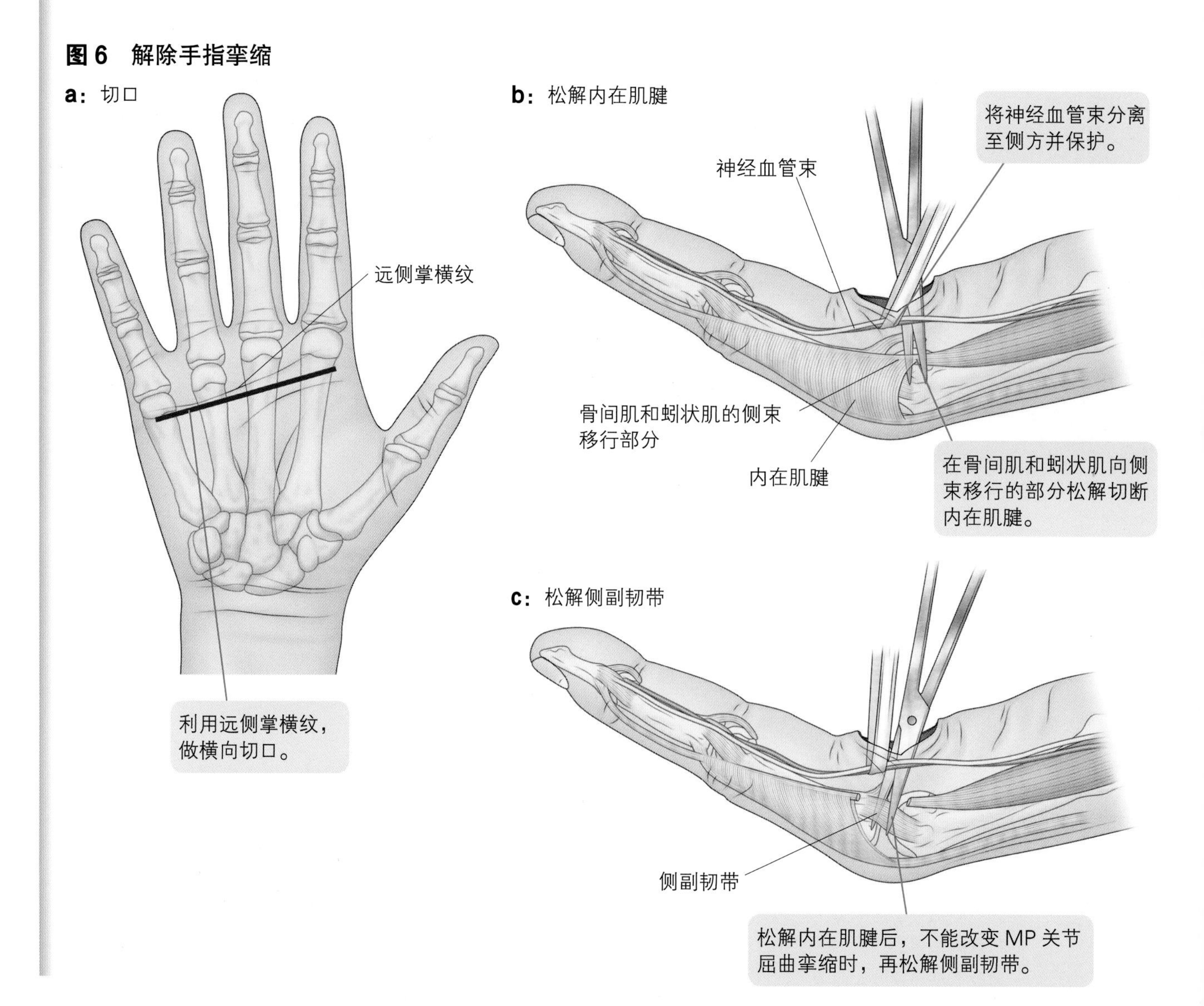

◆ 切口

利用远侧掌横纹，做横向切口（**图6a**）。

◆ 松解内在肌

将神经血管束分离至侧方并保护，在骨间肌和蚓状肌向侧束移行的部分松解切断内在肌腱（**图6b**）。

◆ 松解侧副韧带

松解内在肌腱后，如果不能改变掌指关节（以下简称MP关节）的屈曲挛缩时，则进一步松解侧副韧带（**图6c**）。

2 拇指挛缩的手术

从掌骨起始部开始松解大鱼际肌肉附着部及内收肌腱，解除拇指内收挛缩（**图7**）。对于继发性虎口挛缩，可行皮瓣术、切除第一腕掌关节（简称CM关节）关节囊、切除大多角骨等。

◆ 切口

沿着大鱼际皮纹设计切口（**图7a**）。

◆ 松解拇内收肌

进行骨间肌的骨膜下剥离、内收肌起始部松解（**图7b**）。挛缩仍未解除时，还可以切除大多角骨。术后，在第一、二掌骨之间临时置入钢针进行固定，保持虎口外展的角度。

图 7　解除拇内收肌挛缩

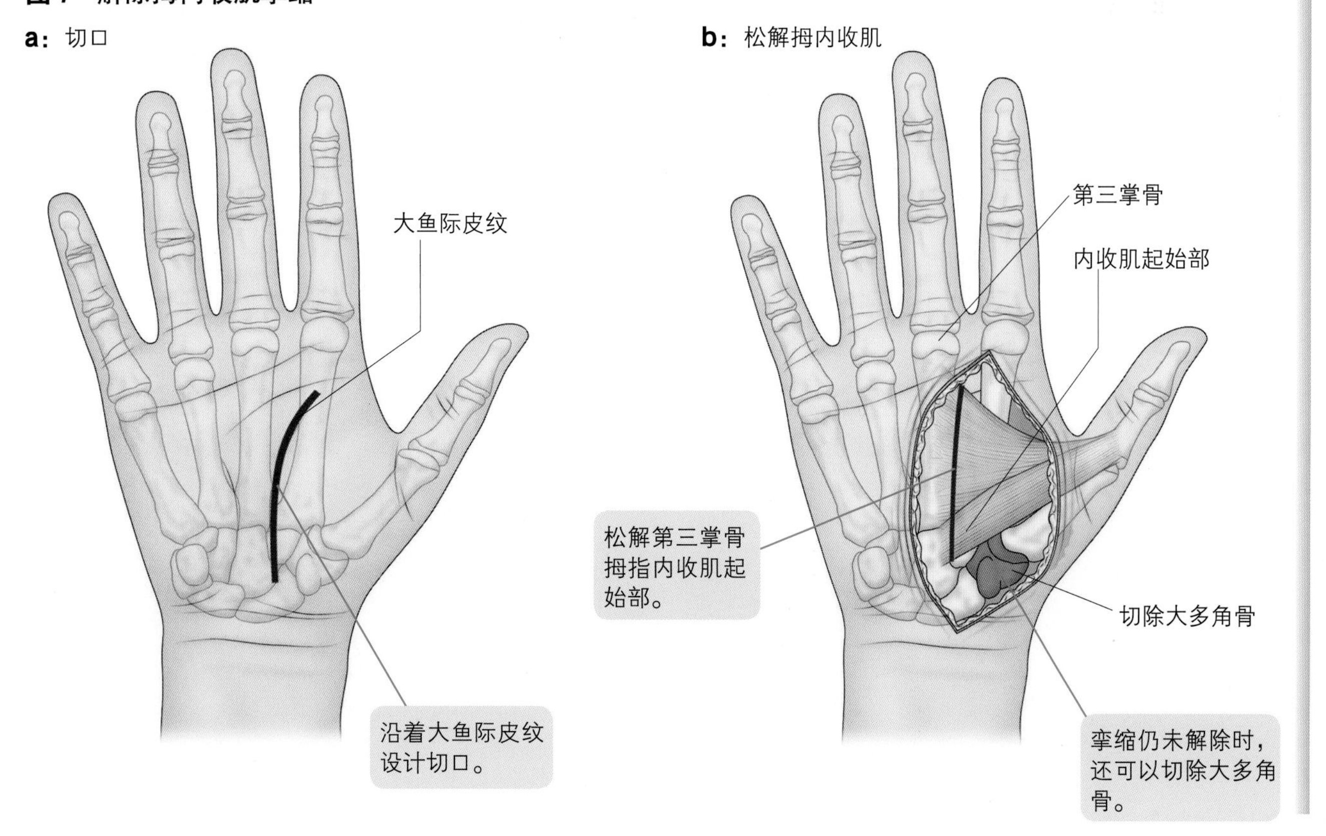

●参考文献

[1] MARK L P, ELIZABETH A O. Acute compartment syndrome of the upper extremity. J Am Acad Orthop Surg, 2011, 19 : 49-58.

[2] RONEL D N, et al. Forearm compartment syndrome-Anatomical analysis of surgical approachs to the deep space-. Plast Reconstr Surg, 2004, 114 : 697-705.

[3] TSUGE K. Treatment of established Volkmann's contracture. J Bone Joint Surg, 1975, 5-A : 925-929.

[4] 石田　治，生田義和，木森研治．フォルクマン拘縮．MB Orthop，1996，9 : 29-37.

[5] 津下健哉．Volkmann 阻血性拘縮 // 私の手の外科の実際．7 版．東京：南江堂，2011 : 219-227.

断指

断指再植术

清惠会医院大阪外伤显微手术中心负责人 静冈理工科大学综合技术研究所教授（先进医疗工程学） 五谷宽之

本手术的适应证

近年来，断指再植的适应证逐渐扩大，从指尖水平离断到功能障碍更为严重的近节指骨水平离断，从单个手指离断到多个手指离断，从伤口整齐的锐器伤导致的手指离断到套脱伤性手指离断，伴有大范围软组织挤压，并发有套脱伤的手指离断等，种类极其繁多。

在手指离断中，如果是血管直径0.5mm以下的指尖离断，则需要超显微手术技术。本书不可能一一论及，在此以血管直径1mm左右为准，讲述在玉井分类Ⅱ区及更近端的中节–近节指骨水平上的锐器伤病例和指尖离断的手术方式。

术前处置

术前用0.02%的STERICLON®浸湿的纱布包裹断指，以防离断部分干燥。离断近端部分用注射器冲洗。另外在显微镜下清除涂料、金属片及沙土等异物。

无论是幼儿还是成人，在合并其他外伤时，应在全身麻醉下进行，但是单纯手指离断可以使用库伦坎普夫山野改良法进行麻醉。麻醉后在上臂应用止血带。

毋庸赘言，预防破伤风和抗生素（头孢二代及溴化氨基糖苷类）的应用是必不可少的。

手术方法

1 鉴定血管、神经、肌腱

◆断指的解剖

如果离断手指是锐器伤所致，大部分不需要辅助切口。如需要时，可在侧正中切开或延长切口。

断端的皮肤虽然覆盖在血管吻合部位，但因为断端皮肤很重要，所以需要翻折后缝合，保留下来。对于指尖离断以外的病例，不难在指掌侧找到动脉及神经（**图1**）。

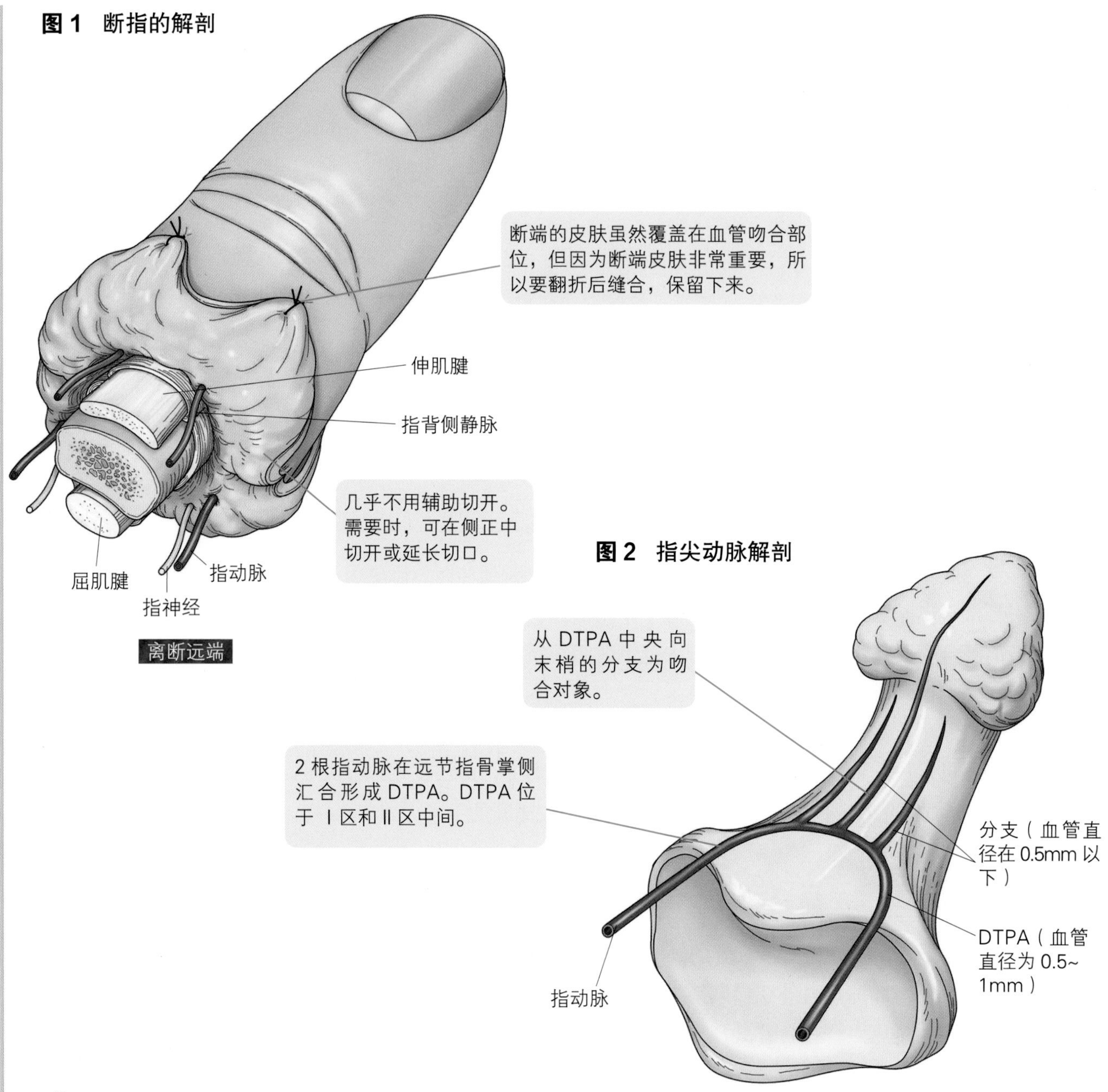

◆标记、处理动脉

首先在动脉上夹上血管夹，在神经上用8-0或9-0尼龙线做标记。动脉断端较短时，也可在动脉上用8-0或9-0尼龙线做标记，以防夹子脱落，动脉回缩而难以找到。

指尖离断，必须事先非常熟悉血管的解剖。2根指动脉在远节指骨掌侧汇合，形成DTPA。DTPA大约位于Ⅰ区和Ⅱ区中间。从此处向末梢发出2~3根细小动脉。实际上，从DTPA中央向末梢的分支为手术吻合对象（**图2**）。DTPA部分血管直径为0.5~1mm，DTPA以远分支直径为0.5mm以下。笔者所经历过的病例中，最小直径在用镊子扩张之前小于0.3mm。由于一般在细动脉管腔内残留有血液，因此这也成为寻找并标记动脉的一个标志。

◆标记、处理屈肌腱

避免屈肌腱回缩可用注射针头固定。利用Kessler-田岛改良方法（**图3**），在固定骨折后，再进行打结的操作，十分简便。

图 3　处置屈肌腱（Kessler- 田岛改良方法）

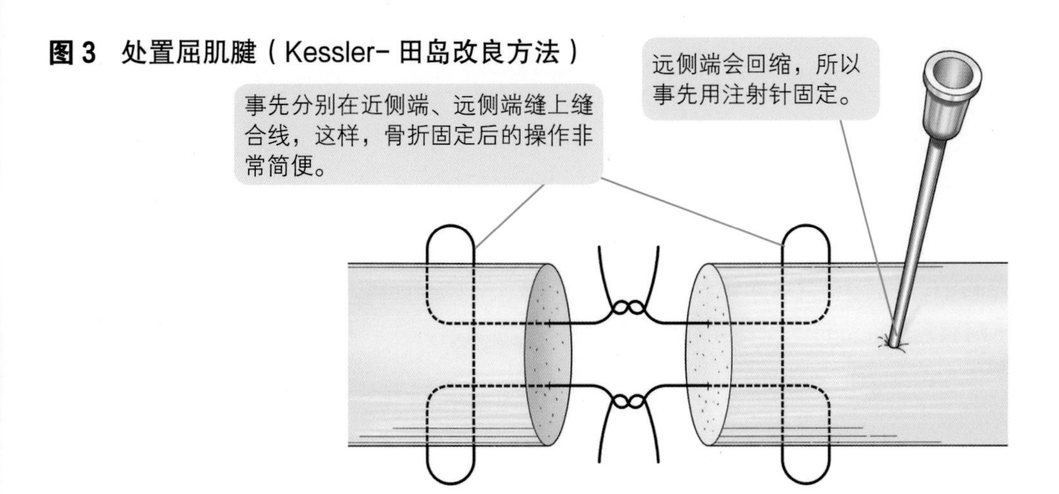

图 4　处置静脉

a：通过回流确认

b：处置指尖静脉

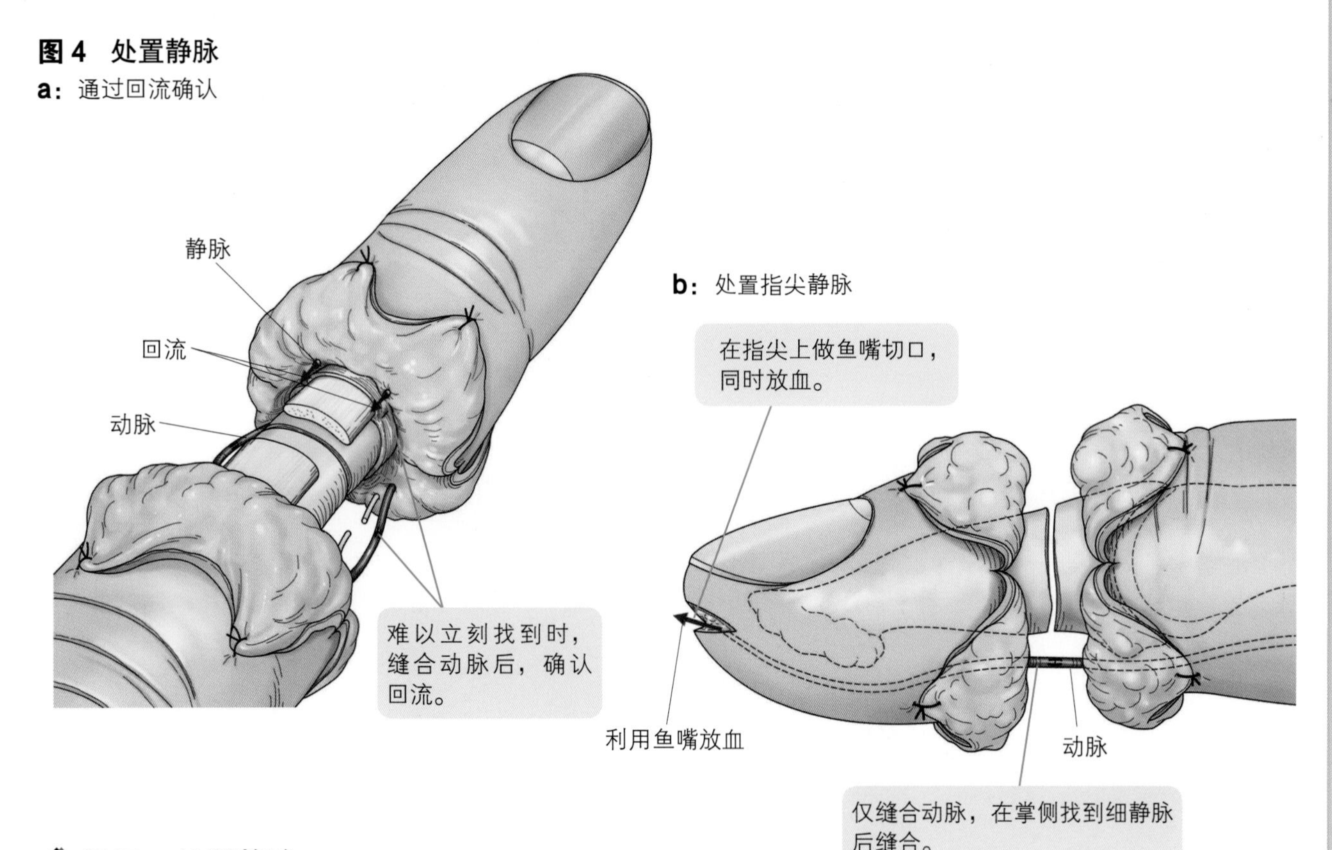

◆标记、处置静脉

在指背侧查找静脉。对于相邻手指相同水平位置的指背侧透过皮肤即可以确认静脉的病例，离断手指远近端也会很容易找到静脉，所以，可以夹上血管夹做标记。但是长时间夹持血管夹的话，同样会造成血管壁损伤，需加以注意。事先寻找静脉可用单个血管夹，也可以用9-0及10-0尼龙线做标记。如不能马上找到静脉时，可以利用动脉吻合后确认回流的方法帮助找到静脉，所花费的时间也不会很长（**图4a**）。

指尖离断再植一般是仅缝合动脉，最基本的是在指尖做鱼嘴样切口，可以同时放血，在掌侧找到细静脉后缝合（**图4b**）。

手术技巧及注意事项

进行初期治疗时要将重建手指功能作为首要考虑问题，同时兼顾康复及二期重建的手术方式。

2 骨折固定

◆各种固定方法

指尖离断时，骨折固定基本上是使用克氏针进行交叉固定，根据骨折类型可结合使用软钢丝固定，或者以早期功能锻炼为目的的螺钉固定（**图5a~d**）。骨折固定如果会增加血管张力的话，可以适当短缩指骨。

指尖离断时，也可以使用直径1.1mm的克氏针在髓内逆行固定这种固定方法，能够简便地调整旋转畸形（**图5a**）。

◆使用外固定架

对于近侧指间关节（PIP）离断的病例及离断部位为近侧指间关节近端的病例，为了保持关节间隙及为了日后的骨移植，骨折固定3周左右，可使用关节外固定架（GH fixator™，伊藤医科器械，**图5e**）固定。只要不是粉碎性骨折，都应尽量保留关节。

图5　骨折固定

a：指尖离断，用一根针固定

b：用钢针交叉固定

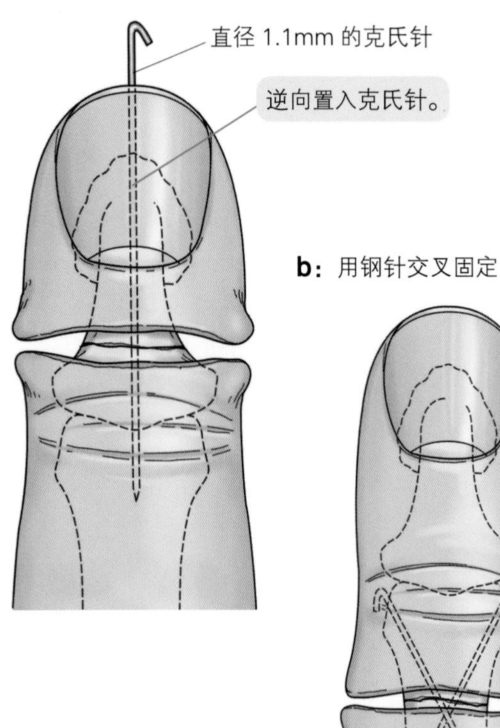

c：用螺钉固定

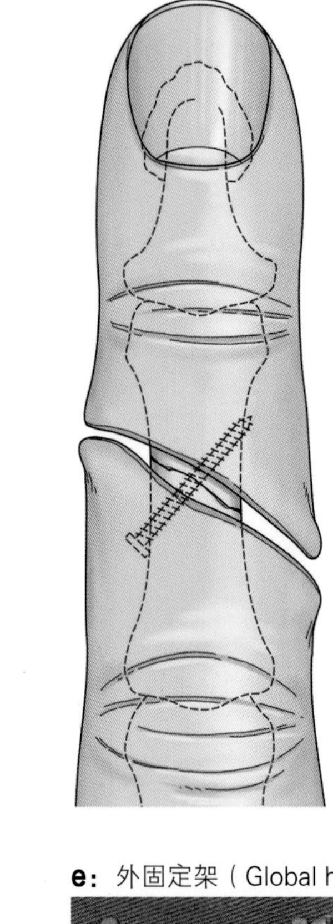

d：钢丝固定

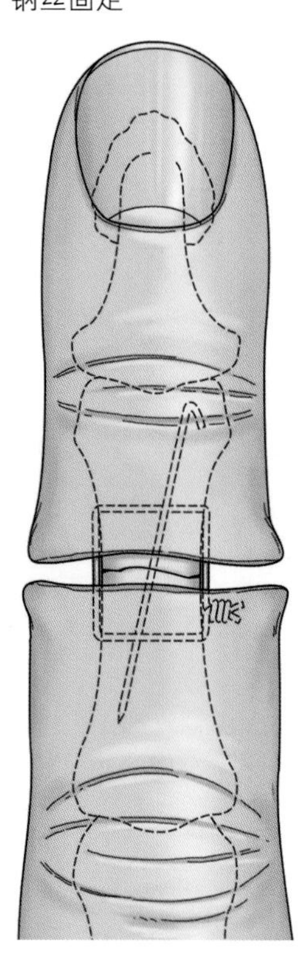

e：外固定架（Global hinge fixator™）

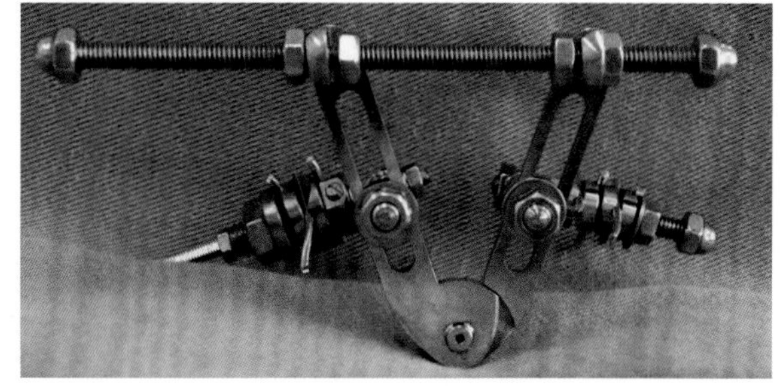

以手指用 Irizarov 外固定架为基础开发的 GH fixator™。在 PIP 关节上加以较强的牵引力，可进行主动及被动运动。

3 吻合动脉

◆ 血管吻合的顺序

在断指中因为不含肌肉组织，所以比起大的保肢术，可耐受的缺血时间相对延长。但是，从早期恢复血液循环的角度考虑，开始应首先进行动脉吻合。多个手指离断时，也可以不按照平常的“先动脉，然后是静脉”的缝合顺序，而是根据具体情况有侧重地先重建动脉。

◆ 确认动脉损伤部位

离断手指近端的指动脉直径较大，可先探查。在显微镜下注意仔细观察血管内是否形成了血栓、有无并发内膜剥离等损伤。切除有损伤或血管质地不佳的部分。切除血管外膜的范围以不影响血管吻合的最小范围为标准。这些情况与试验不同，所以需要平时的刻苦练习。

◆ 静脉移植

重要的是将近端动脉的血管夹松开，确认动脉喷血良好（**图6a**）。另外，如果有血管痉挛时，可局部注射利多卡因。不能确认有良好的动脉喷血时，应向动脉近端探查，直到找到血管正常的部位，必要时进行静脉移植（**图6a**）。

根据所需的移植静脉的长度及直径，确定切取静脉的部位，需要在手指较远端部位移植静脉时，可在相邻手指的指背侧或大鱼际部切取静脉（**图6b、c**）。手腕掌侧部位的静脉直径较大，移植后会扩张，需加以注意。

图 6 静脉移植

a：近端动脉喷血

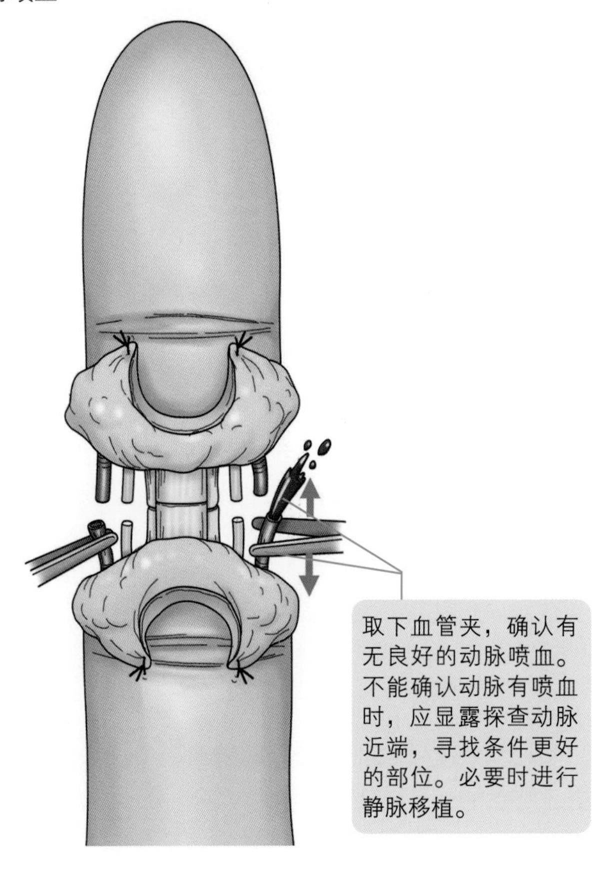

b：切取相邻手指背侧静脉

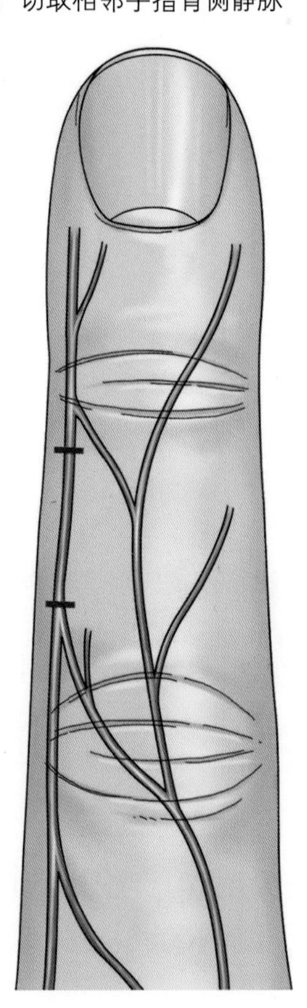

图 6　静脉移植（接上页）

c： 切取大鱼际及手腕部位的静脉

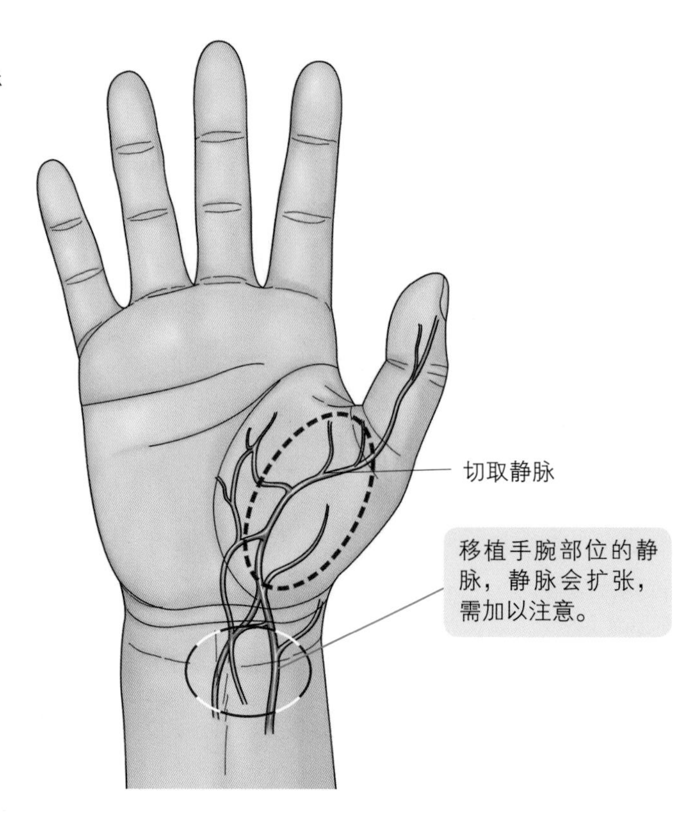

图 7　通过相邻手指进行的指动脉移位

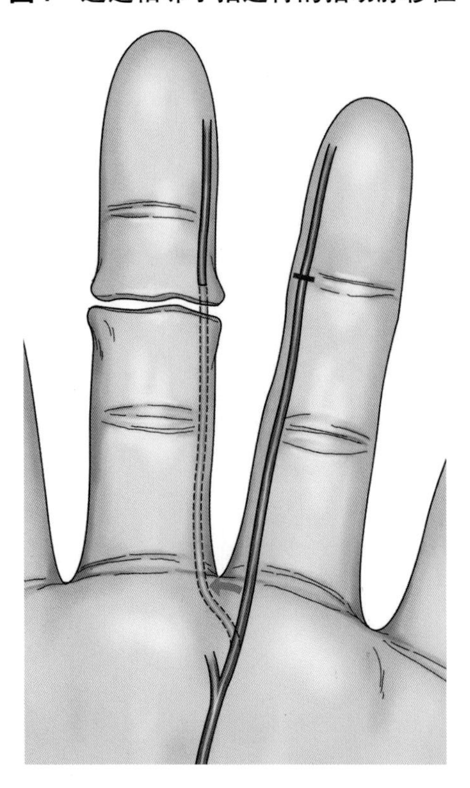

图 8　动脉的交叉吻合

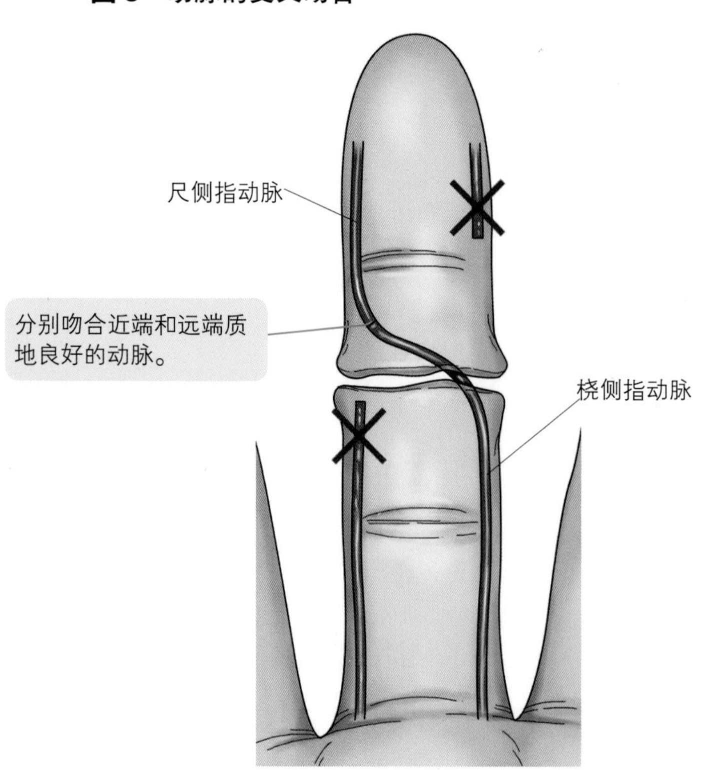

◆ 血管移位

不能确保受伤手指的固有动脉质地良好时，可以考虑通过相邻手指进行指动脉移位（**图7**）。也偶尔有将桡侧指动脉和尺侧指动脉交叉吻合的情况（**图8**）。

◆静脉皮瓣

同时有皮肤缺损和动脉缺损时，可以考虑利用从前臂或者大鱼际部切取静脉皮瓣移植修复（**图9**）。

◆血管夹

血管夹有很多类型，其中生田式双血管夹因使用简便、显露周围组织实用且便利，临床上使用的较多，其他经常使用的还有玉井式一次性双血管夹。对于指尖离断的病例，因术野暴露有限，不能使用血管夹，也可以利用缝合线做标记。使用双血管夹，可以利用血管夹带动需要缝合的血管一起转动，使得缝合血管的操作更加容易。

◆如何缝合最初的两针?

血管缝合中最初的两针如何缝合十分重要。试验时一般建议第一针和第二针与血管形成的角度从120° 到180° 不等，但实际操作时，还是根据经验决定为宜，往往是最初将目标定位180°，但最后却是120° 左右（**图10a**）。

另外，如果术中发现术野狭窄或剥离的血管过短，血管夹不容易转动时，可以先从对面的血管壁开始缝合（**图10b**）。

◆挤压严重时的处置

挤压严重时，在吻合血管后取下血管夹之前，有时需静脉注射3 000~5 000单位肝素。

图 9　静脉皮瓣

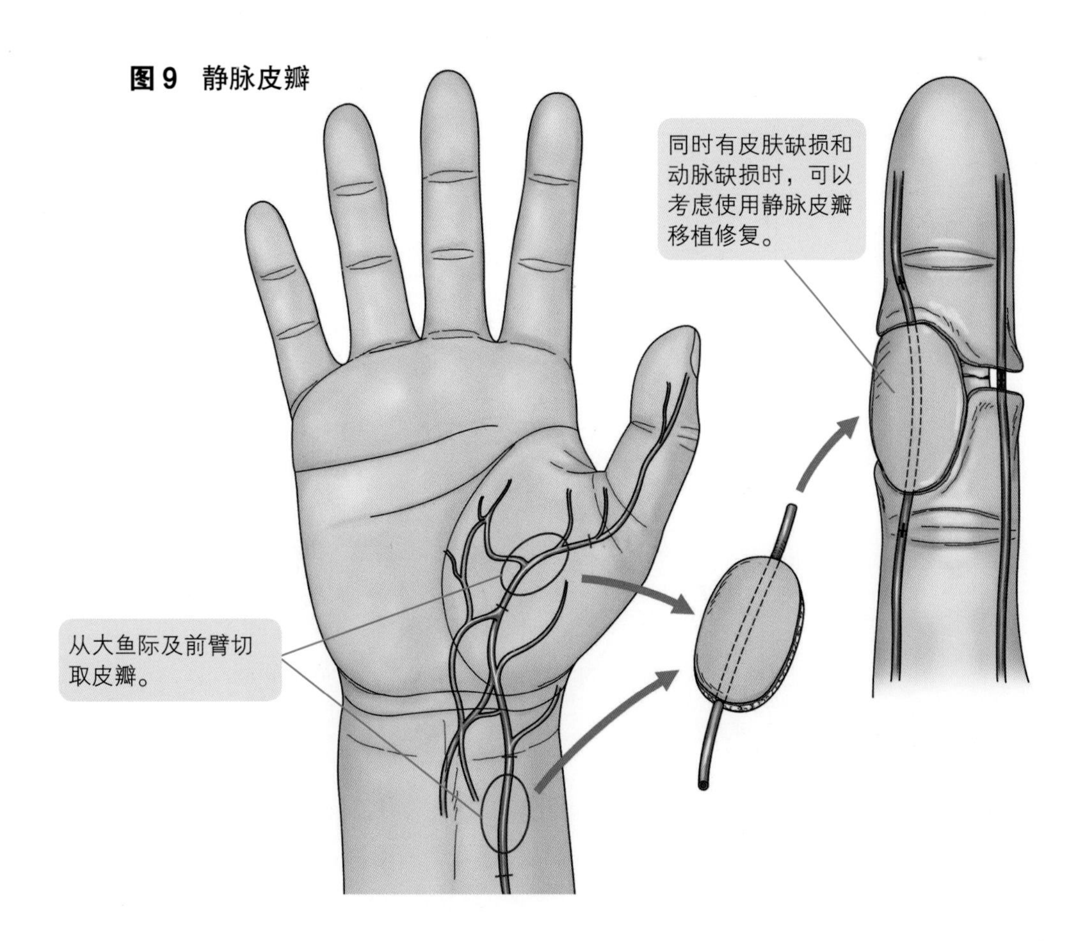

◆ 拇指离断的处置

拇指离断时，因为难以保持手指的手术体位，可以先进行长的静脉移植，将吻合端移至离断部位近端，手术操作比较容易（**图11**）。

图 10　血管吻合

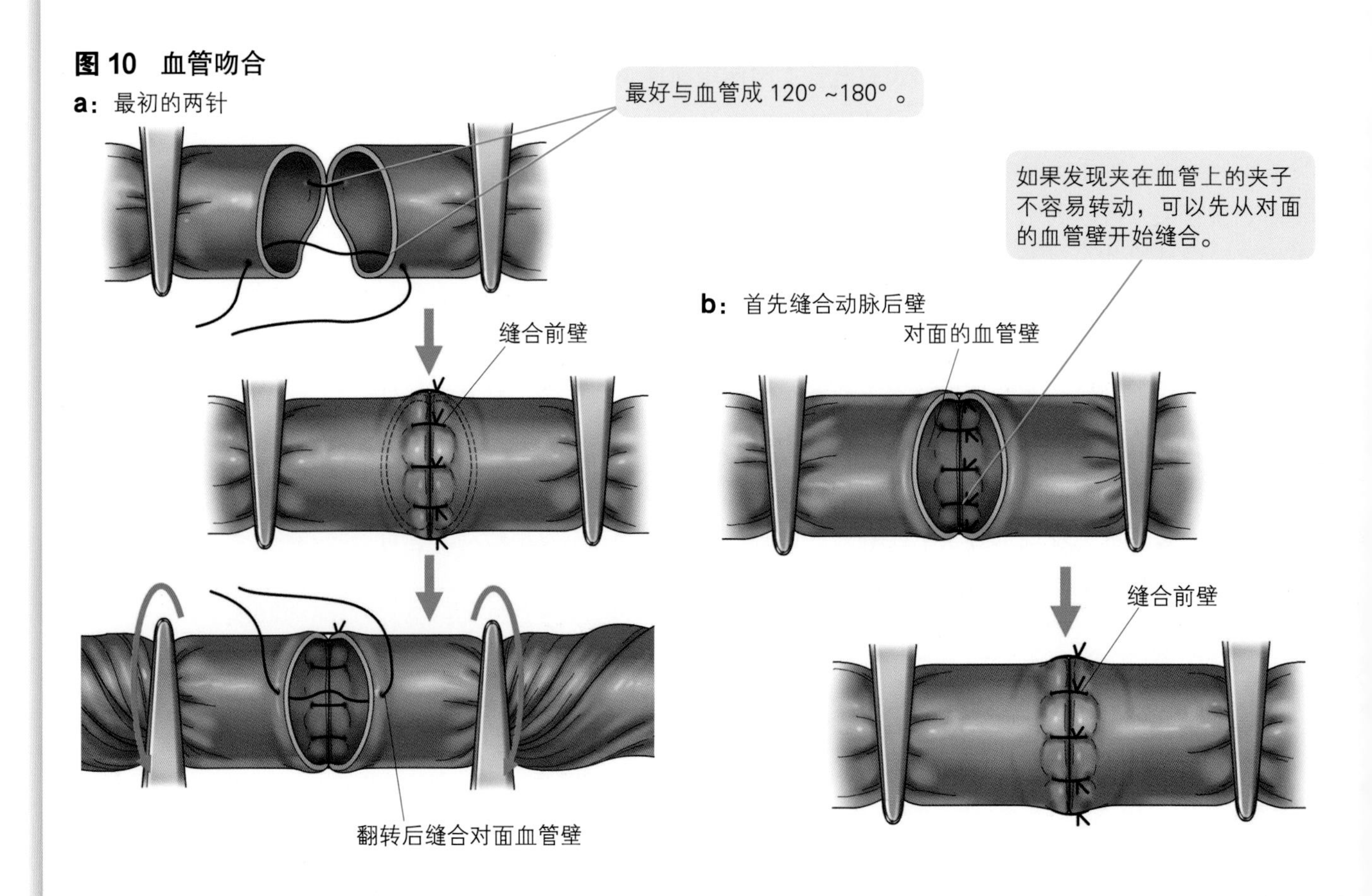

图 11　拇指离断病例

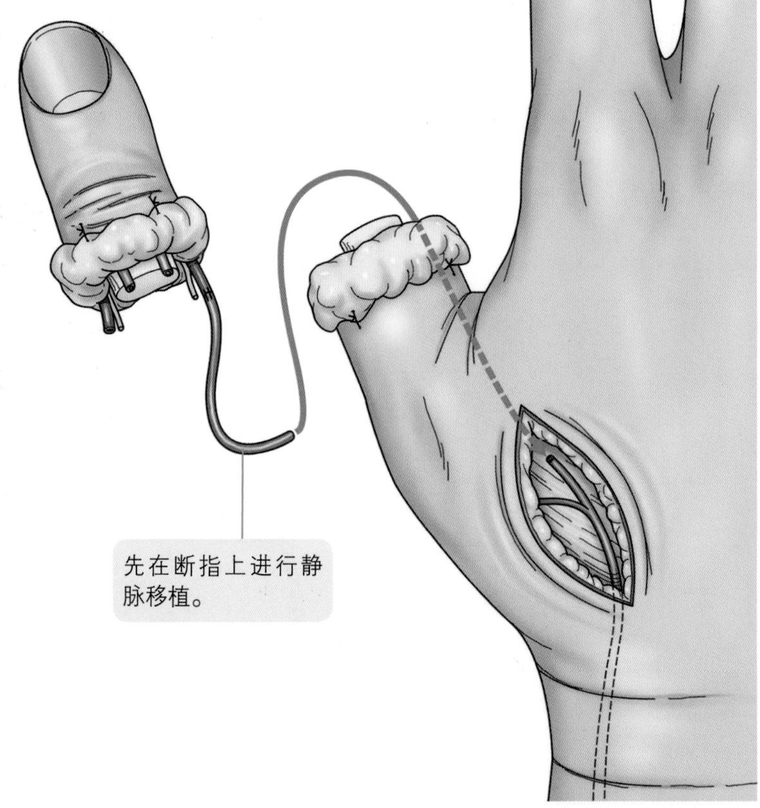

◆ 显微手术（超显微手术）

指尖再植时，可进行DTPA自身缝合或分支缝合，但是要选择10-0、12-0等合适的缝合线。如果是年轻人，动脉直径稍微大一些，大多可用11-0缝合线进行吻合。关于动脉缝合针数，在DTPA主干大多是缝合6针，但是如果血管直径为300μm左右的话，4针左右也能保持血液循环通畅。

如果血管壁很薄，则需要精准的手术技巧，所以从手术开始之前就要准备与通常显微手术不同的器械、镊子等。镊子即使是相同的产品，在显微镜下观察的话，也会发现其尖端的厚度会有微小的差别，因此要事先选择适合超显微手术形状的器械，单独保管。

手术技巧及注意事项

- 事先应充分掌握血管解剖的技巧。
- 吻合之前，要确认近端动脉是否有良好的血供。
- 需要考虑静脉容易扩张的情况，注意选择切取移植血管的部位。

4 缝合神经及伸肌腱

◆ 缝合神经

时刻铭记：细心谨慎操作。利用神经外膜吻合法时，使用8-0或9-0尼龙线缝合2~4针。应将神经移植手术放在二期进行。

◆ 缝合伸肌腱

基本的缝合方法为Kessler法或水平褥式缝合法，但对于关节离断的病例，重建中央腱止点时，可使用缝合锚。术后如果血管张力允许的话，将手指固定于伸直位，这也是术后治疗需要注意的。

5 吻合静脉

◆ 吻合静脉的数量

吻合1根动脉一般至少要吻合1根静脉。如果考虑到有闭塞危险，则需要吻合2根静脉。吻合动脉后，大多可看到末梢上的静脉扩张，可以将其作为参考寻找静脉（**图12a**）。吻合静脉前，事先显露结扎周围细小分支，使其可充分移动。

◆ 吻合静脉

从直径大的开始依次吻合（**图12b**）。若没有看到皮肤缺损等，还要通过移植等重建静脉。

◆ 闭合创面

闭合创面时，感觉到有张力的话，可以在静脉上进行皮肤移植。在显微镜下充分观察，注意在不影响静脉回流的情况下关闭创面。

◆ 严重挤压伤的处置

对于套脱伤，也可以通过静脉移植将1根指动脉静脉化后，与手背上的静脉相吻合。

图 12　吻合血管

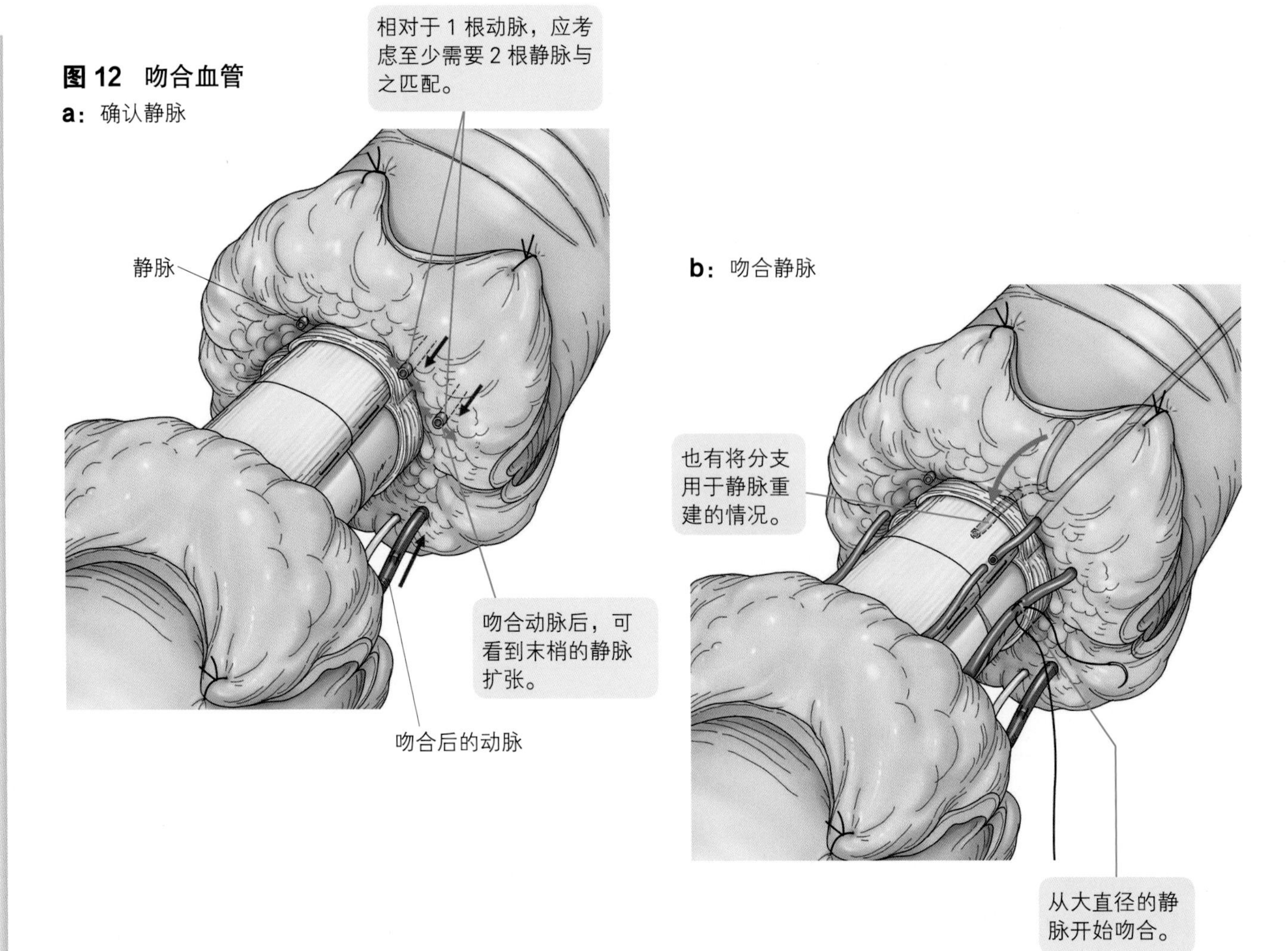

◆ 指尖再植时的处置

一般需要寻找掌侧的静脉进行吻合，但是对于玉井分类中Ⅰ区的病例，只能吻合动脉，而不能吻合静脉，一般是通过鱼嘴样切口放血的办法（**图4b**）。

指端做鱼嘴样切口有两个目的：一是进行持续放血，防止血液淤积；二是可以查看已吻合动脉的通畅状态。

◆ 延迟静脉吻合

近年有进行延迟静脉吻合的病例报道。这是在没有血液回流状态下，管腔封闭难以查找指尖掌侧细静脉时，在吻合动脉结束后，与同时扩张静脉管腔的一种方法。

对于掌侧缝合静脉术后24~48h发生淤血的病例，中途可以按照预定的计划进行。只是能实施的设施有限。

手术技巧及注意事项

- 静脉必须是复数缝合。闭合创面时，要注意有没有张力，即使闭合伤口有一点张力，都要毫不犹豫地进行植皮。
- 在指尖上进行动脉吻合需要放血。
- 理解延迟静脉吻合的概念。

术后疗法

◆ 抗凝疗法

肝素剂量为10 000~20 000单位/d（ACT 150以下），前列腺素制剂剂量基本上是120 μg（40 μg × 3次/d），连续使用7~14d。

◆ 术后固定肢位

主要依赖于缝合血管时的张力，但尽可能让患者保持静卧位。血管、神经的张力允许的情况下，指关节尽可能为伸展位，用钢针临时固定。如果再植手指的血液循环良好，可以在2~4周内佩戴前述的GH fixator™，然后进行康复训练。

●参考文献

[1] YAMANO Y. Replantation of the amputated distal part of the fingers. J Hand Surg, 1985, 10-A : 211-218.
[2] 五谷寛之，山野慶樹，ほか．指尖部再接着－ウルトラマイクロサージャリーテクニックを中心に．日本マイクロ会誌，2007, 20 : 323-331.
[3] KOSHIMA I, YAMASHITA S, SUGIYAMA N, et al. Successful delayed venous drainage in 16 consecutive distal phalangeal replantations. Plast Reconstr Surg, 2005, 115 : 149-154.
[4] 五谷寛之，山野慶樹，ほか．基節部周辺再接着指の治療計画－初期治療から創外固定器利用による関節可動域の獲得まで．日本マイクロ会誌，2009, 22 : 292-300.

感染

甲沟炎、化脓性指头炎

川崎市立多摩医院整形外科部长 **松下和彦**
圣玛丽安娜医科大学整形外科学教授 **别府诸兄**

指甲的解剖

从外部可以看见的指甲被称为甲板（nail plate）。指甲两侧及近端凹进皮肤内，此部分的皮肤称为甲皱襞（perionychium，nail fold，nail wall）。甲皱襞按照部位可分为位于甲板两侧的甲侧皱襞（paronychium）和位于近端的甲上皮（eponychium）（**图1**）[1]。

手指指腹的皮肤通过多个纤维隔被固定在远节指骨的掌侧面上，有助于拿捏物品时的稳定性。因此，远节指骨和皮肤之间的脂肪组织表现为被纤维隔分隔成的多房性结构。在这些结构周围分布着众多的感觉神经末梢。

疾病的概念及症状

◆ 甲沟炎

甲皱襞处的感染被称为甲沟炎或甲周围炎（paronychia）。急性甲沟炎是由于拔除倒刺等原因导致细菌进入甲皱襞而引发的。甲沟炎在手部感染中的发病率最高，致病菌多为金黄色葡萄球菌。

◆ 化脓性指头炎

指腹部纤维分隔内的感染称为化脓性指头炎（felon）。纤维分隔非常坚韧，所以炎症很难波及周围，导致分隔内压力升高。另外，由于指腹中存在丰富的感觉神经末梢，所以疼痛剧烈，影响睡眠。

指腹部的皮肤强韧，局部不易形成破溃，若治疗延迟，常导致感染向近端发展。可能引起远节指骨骨髓炎、化脓性屈肌腱腱鞘炎、远侧指间关节（以下简称DIP关节）的化脓性关节炎。

手术适应证

◆ 急性甲沟炎

发病早期，常出现局部发红、肿胀、压痛，很快会形成脓肿，白色的脓肿形成后适合手术治疗。

图 1　指甲的解剖

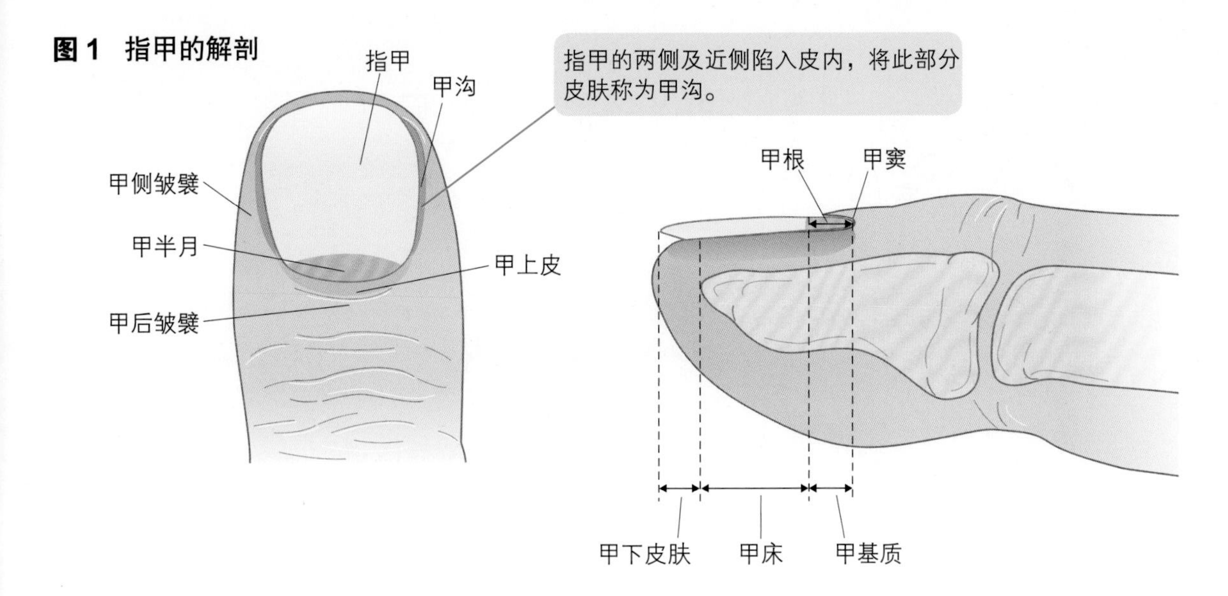

◆化脓性指头炎

与甲沟炎不同，有时很难明确是否有脓肿形成。因此，当指腹部张力显著增高、压痛明显时适合手术。

手术方法

急性甲沟炎

1 急性期病例

如果脓肿仅局限于甲侧皱襞，可行局部皮肤的切开引流。脓肿从甲沟蔓延到指甲下时，则需要拔除甲板（**图2、3**）。

图 2　甲沟炎中形成的脓肿①

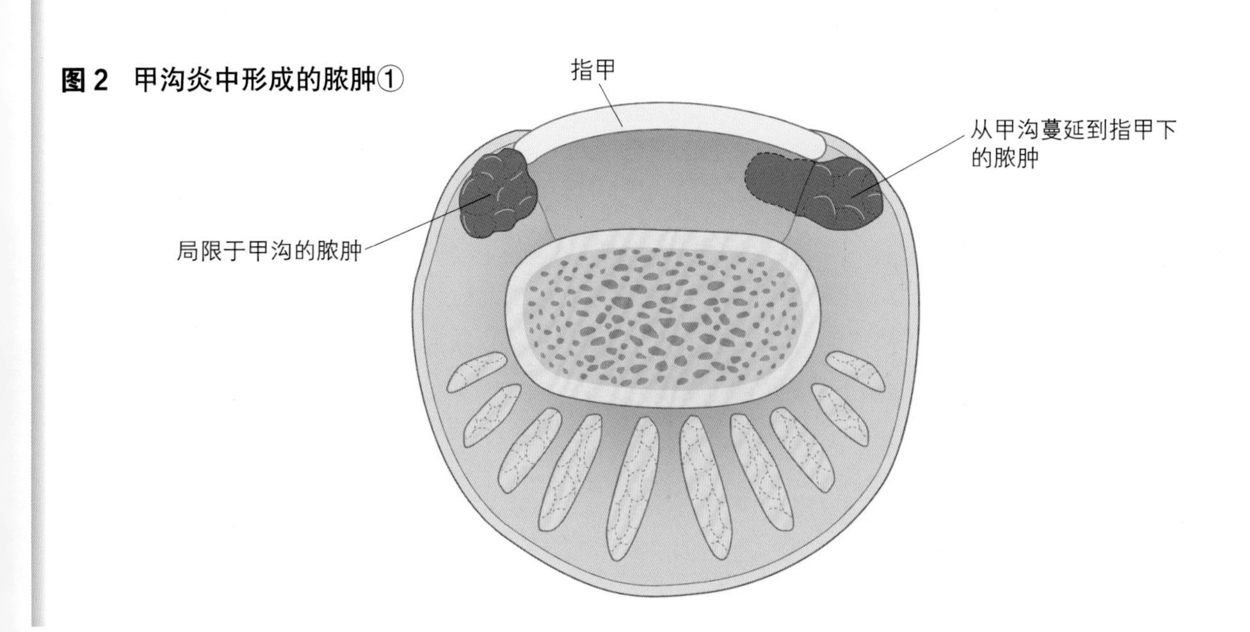

图 3　甲沟炎中形成的脓肿②

a：从甲侧面危及近端甲沟的脓肿

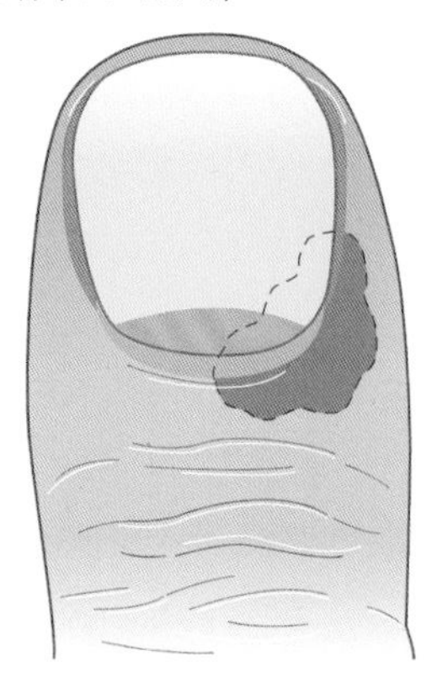

b：从近端甲沟累及甲根、甲下的脓肿

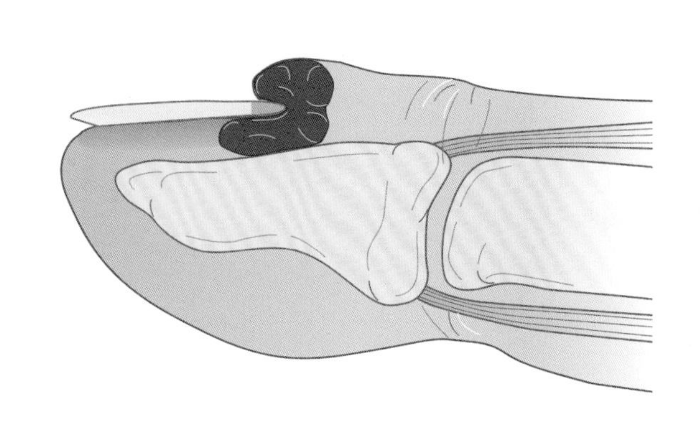

图 4　局部甲沟炎的手术

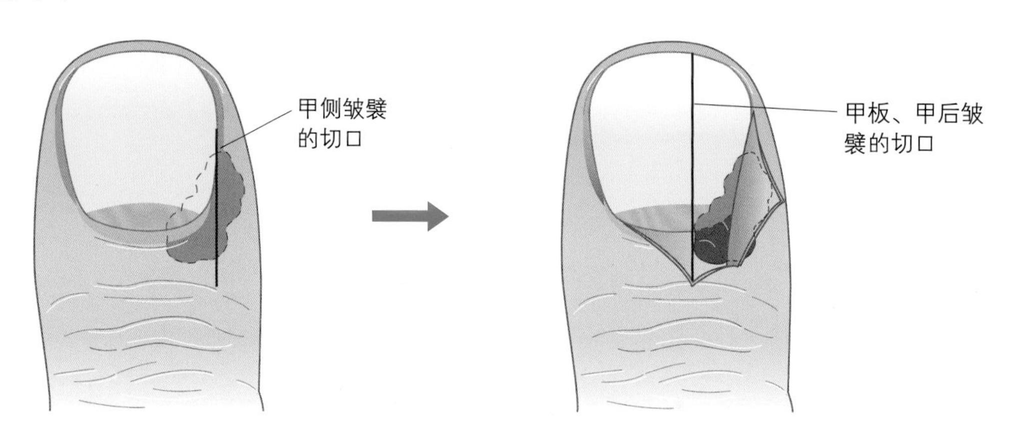

2 慢性期病例

对于病程较长的慢性病例，需要将坏死的甲根部完整切除。因此，需要切开近端的甲后皱襞和该侧的甲侧皱襞，将其皮肤翻折后充分显露甲根部位。术中注意不要损伤甲床和甲基质。确认甲板及甲根深面脓肿的范围，部分患者需要拔除甲板（**图4**）。

3 慢性期病例：大范围脓肿

在甲板深面形成大范围脓肿时，需将近端甲后皱襞的两侧切开，将皮肤翻折。切除脓肿所累及的甲根部分，保留远端正常的甲板（**图5**）。

图5 大面积甲下脓肿的手术

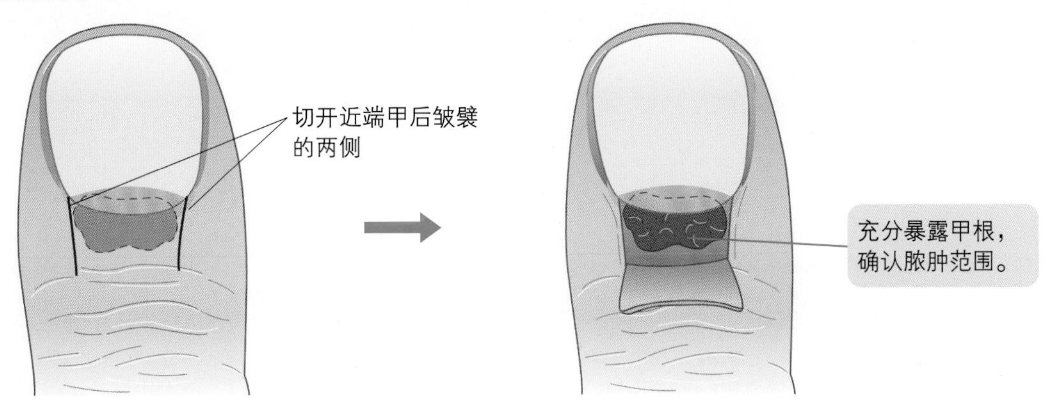

化脓性指头炎

由于指腹存在纤维分隔，因此需要将所有累及的分隔间室完全切开引流。

1 鱼嘴状切口

在距离甲板边缘2mm处，切开侧面和指端的皮肤，将指腹皮瓣从远节指骨完全游离，翻至掌侧。皮肤切口过于靠近掌侧时，指腹皮肤可能出现坏死。另外，指腹部的纤维损伤后，影响抓握物品的稳定性，因此除重症外，尽量避免施行鱼嘴状切口。

2 “J”字切口

该切口是鱼嘴状切口的单侧切口。为了避免在重要的位置留下皮肤瘢痕，示指、中指、环指于尺侧切开，拇指于桡侧切开。小指尺侧与外界接触多，因此最好于桡侧切开。该切口适用于刮除远节指骨骨髓炎的病灶。与鱼嘴状切口类似，可能会损伤指腹处的纤维间隔。

3 侧方切口

建议在压痛最显著的部位做手指侧方切口（**图6**）[2]。为防止感染危及DIP关节内，切口应设计在DIP远端。此外，为了防止造成化脓性腱鞘炎，术中应避免损伤指屈肌腱腱鞘。

图 6　侧方切口

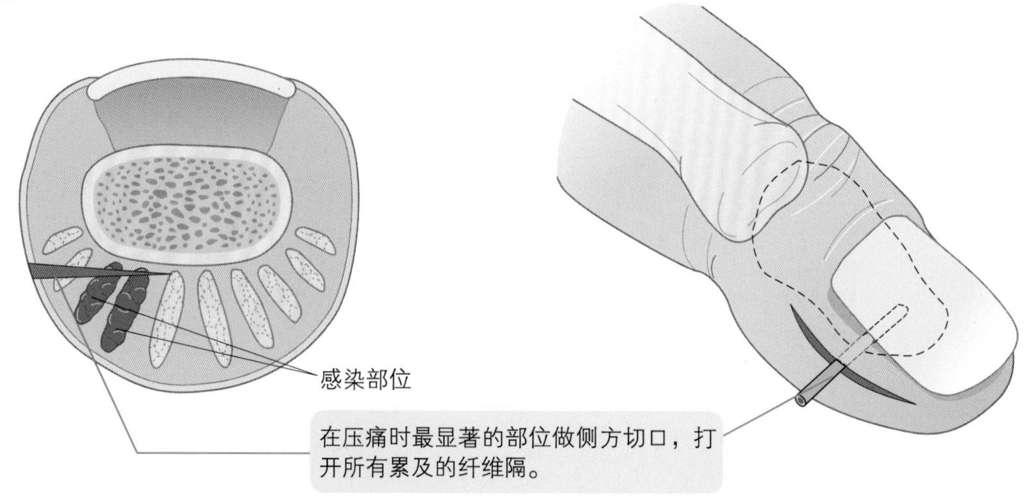

图 7　两侧的切口

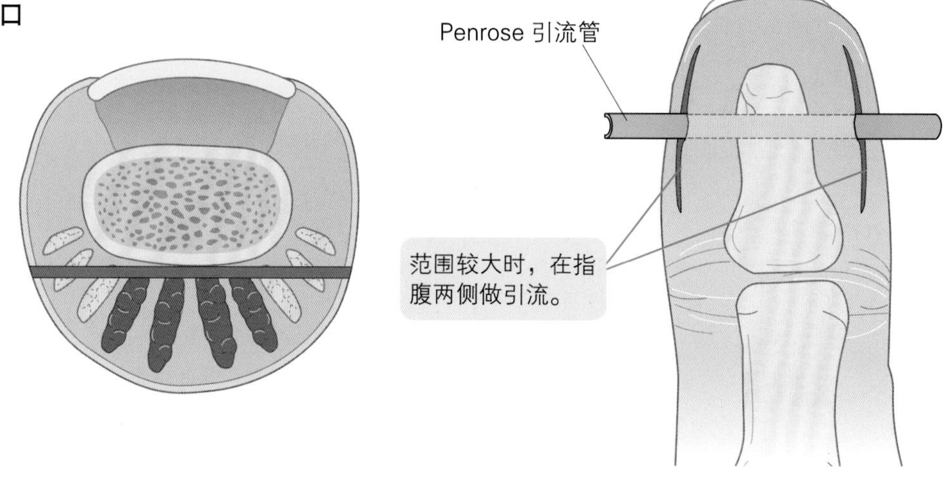

手术技巧及注意事项

手术关键是切开所有感染的纤维间隔。检查远节指骨表面，当皮质骨柔软时，表明可能存在骨髓炎。用刮匙充分刮除。脓肿范围较大时，需指腹两侧切开，并进行引流（**图 7**）。

引流时，剪断的 Penrose 引流管的引流充分，需留置数日。

若不能充分显露脓肿，无法彻底清除骨髓炎病灶时，可将切口延长到“J”字切口或鱼嘴状切口，以便在直视下刮除病灶。

4 掌侧纵向切开

当指腹中央部位压痛明显时，可在指腹掌侧中央纵向切开（**图8**）。这种切口损伤神经的风险较小。

图 8 掌侧纵行切开

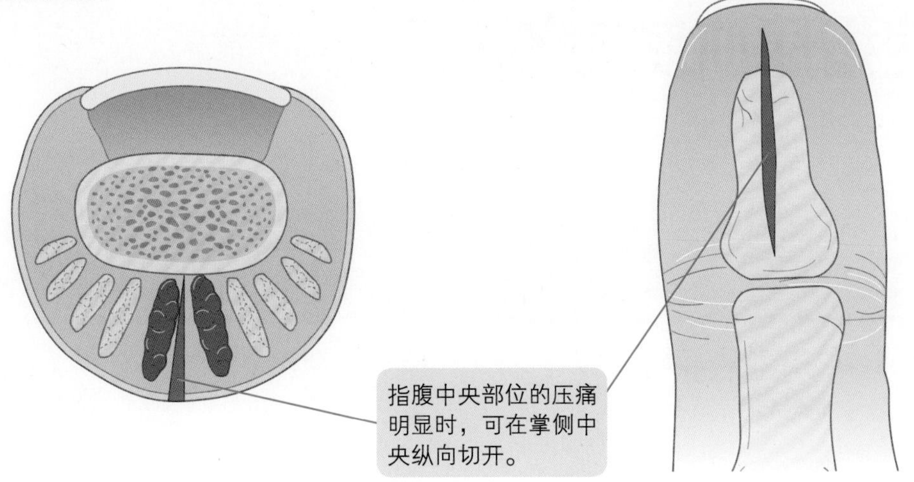

●参考文献

[1] 松下和彦，别府諸兄．爪部損傷(爪再建を含む)．MB Orthop，2004，17：43-51.
[2] STEVANOVIC M V，SHARPE F．Acute infection in the hand // GREEN D P．Green's Operative Hand Surgery．5th ed．Philadelphia：Elsevier Churchill Livingstone，2005：55-93.

感染

化脓性指屈肌腱腱鞘炎

防卫医科大学整形外科学指定讲师 **尼子雅敏**
防卫医科大学整形外科学教授 **根本孝一**

治疗方式

◆ 保守疗法（发病后 48h 内）

化脓性指屈肌腱腱鞘炎的病程小于48h，首先行保守治疗。治疗包括卧床、抬高患肢、制动，细菌培养并行抗生素治疗。在细菌培养和药敏结果出来之前，可以根据经验应用广谱抗生素。用药后24h以内，若卡内韦尔（Kanavel）征（①手指呈轻度弯曲；②沿屈肌腱鞘管的压痛；③手指纺锤状肿胀；④手指被动伸直时疼痛）消失，可认为抗生素的治疗有效。若抗生素使用24h后病情没有改善，或病程已经超过48h，则需要进行手术疗法，切开引流[1]。

◆ 手术疗法（发病48h后）

◉ 刮除病灶

手术仅行切开引流，则病灶清除得不够彻底。应当将所有累及的组织清除，尤其是腱鞘滑膜。术后进行持续灌注疗法，进一步保证治疗的效果[2]。

◉ 感染的蔓延和进展

病灶清除的范围需要考虑感染的蔓延和进展（**图1**）。感染的进展与解剖结构密切相关。首先需要了解腱鞘的结构，拇长屈肌腱的腱鞘被称为桡侧滑囊（radial bursa），一直延续至腕部。在手掌部的指总屈肌腱的腱鞘被称为尺侧滑囊（ulnar bursa），也可延续至腕部。小指的腱鞘与桡侧滑囊在腕部交通，因此，拇指和小指发生的炎症容易蔓延至腕部。通常情况下，示指、中指和环指的腱鞘不会延伸至腕部。累及桡侧滑囊和尺侧滑囊的化脓性腱鞘炎称为马蹄形脓肿（horseshoe abscess）[3]。

另外，还需要掌握手部间隙的结构。手掌的间隙包括掌中间隙（midpalmar space）、鱼际间隙（thenar space）、拇收肌后间隙（retro-adductor space）、蚓状肌间隙（lumbrical space）。在鱼际间隙和掌中间隙之间有掌中隔（midpalmar septum）。在手背存在腱膜下背侧间隙，前臂远端存在腕部间隙（Parona's space）。化脓性腱鞘炎继续进展，可累及鱼际间隙、掌中间隙及腕部间隙。手掌的炎症通过蚓状肌间隙手指背侧。指间掌侧的皮下溃疡能够突破掌腱膜累及手背，称为指间溃疡（web space abscess）或哑铃形脓肿（collar button abscess）[3]。

图 1　手部的腱鞘和滑囊，以及感染进展方式

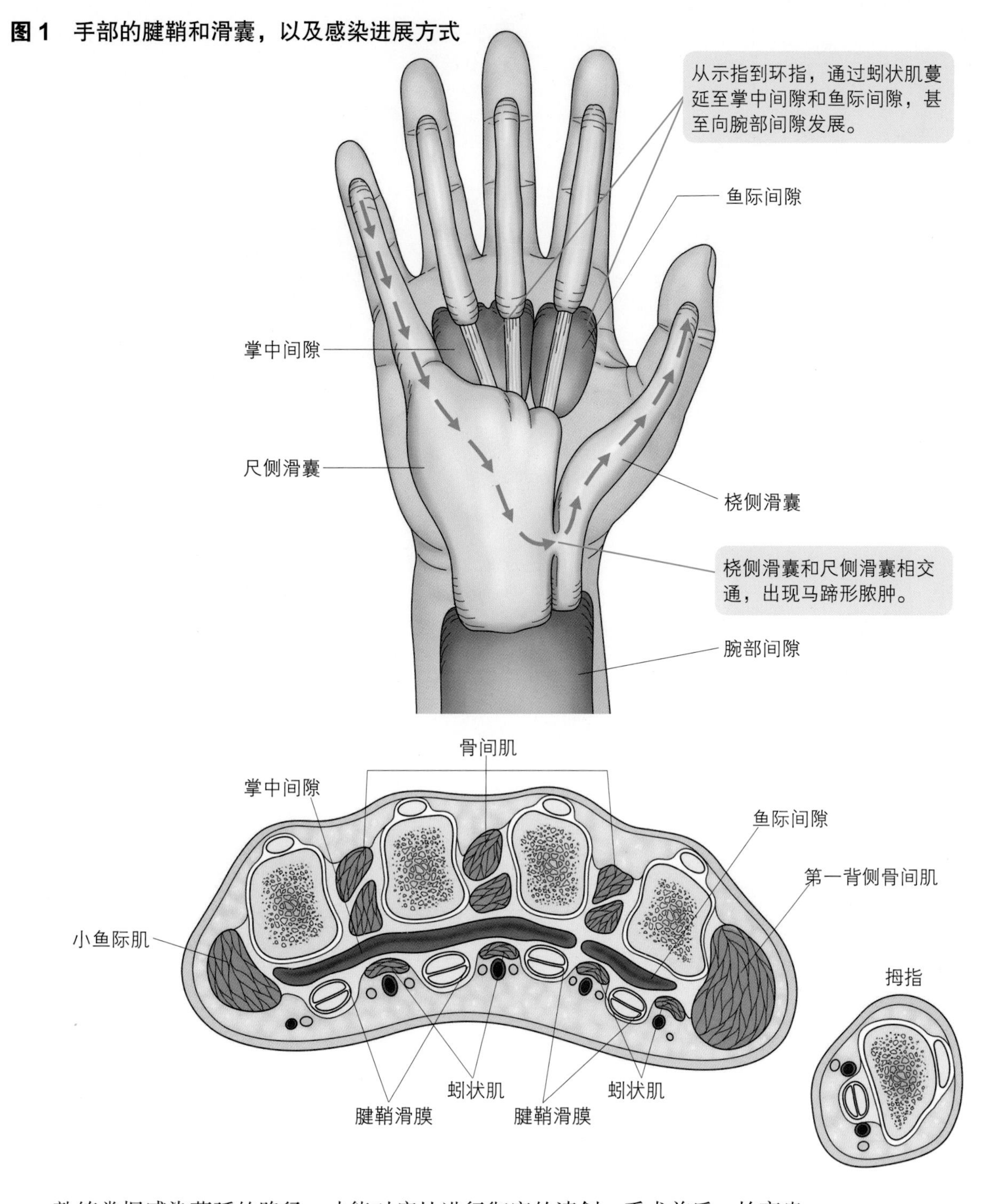

熟练掌握感染蔓延的路径，才能对病灶进行彻底的清创。手术前后，抬高患肢。

手术方法

1 皮肤切口的设计

上臂扎止血带。考虑到感染蔓延的途径，需要设计皮肤切口（**图2**）。手指部位设计“Z”形切口，在鞘管浅层掀起皮瓣。鱼际间隙感染，设计沿第一背侧骨间肌的桡侧边缘的背侧切口或沿大鱼际纹的掌侧切口。掌中间隙感染，沿鱼际

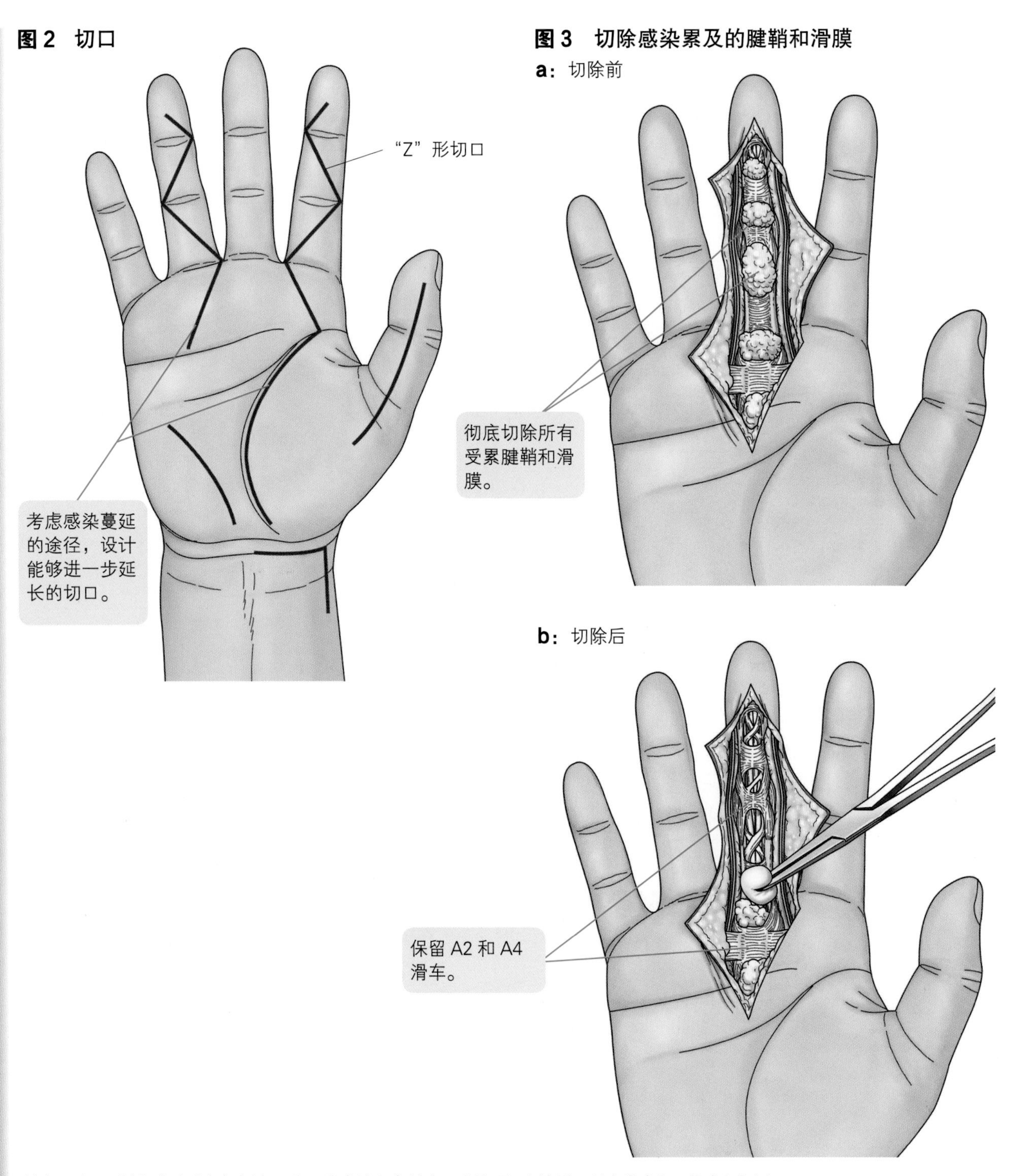

图 2　切口

图 3　切除感染累及的腱鞘和滑膜

纹切开，或沿小鱼际内侧切开。腕部间隙的切开是通过前臂远端掌侧，桡侧或尺侧6~7cm的纵向切口或“L”形切口。

2 切除感染累及的腱鞘滑膜

彻底切除感染累及的腱鞘滑膜，但务必保留A2、A4滑车（**图3**）。当感染累及关节囊和滑囊时，切开关节囊及滑囊，尽可能切除增生的滑膜，并充分清洗。

手术技巧及注意事项

为了预防弓弦现象，需保留 A2 滑车，并尽可能保留 A4 滑车。

3 持续灌注法[4-7]

持续灌注法也称为持续清洗治疗。将脓液、坏死物质、肉芽组织等病变组织刮除和清洗后，充分止血，将2支灌注管留置在创口内。流入管使用早产儿所用的营养软管（外径1.7mm），排出管使用幼儿点滴用软管（外径3.4mm）。排出管上用咬骨钳制作几个孔洞，并将流入管插入排出管内。对于指间关节（以下简称IP关节）等处病灶，可在一根软管上开数个孔，将此部分留置于病灶内，这样流入和流出可在同一个软管中进行（**图4a、b**）。

缝合切口后，前臂石膏后托固定，上举患肢。流入管与输液器连接，流出管与低位放置的导尿袋连接。每日灌注1 500mL生理盐水，可加入抗生素。灌注大约1周，术后第3天嘱患者开始手指主动屈伸，防止手指僵直（**图4c**）。

图4　持续灌注疗法

a：放置软管

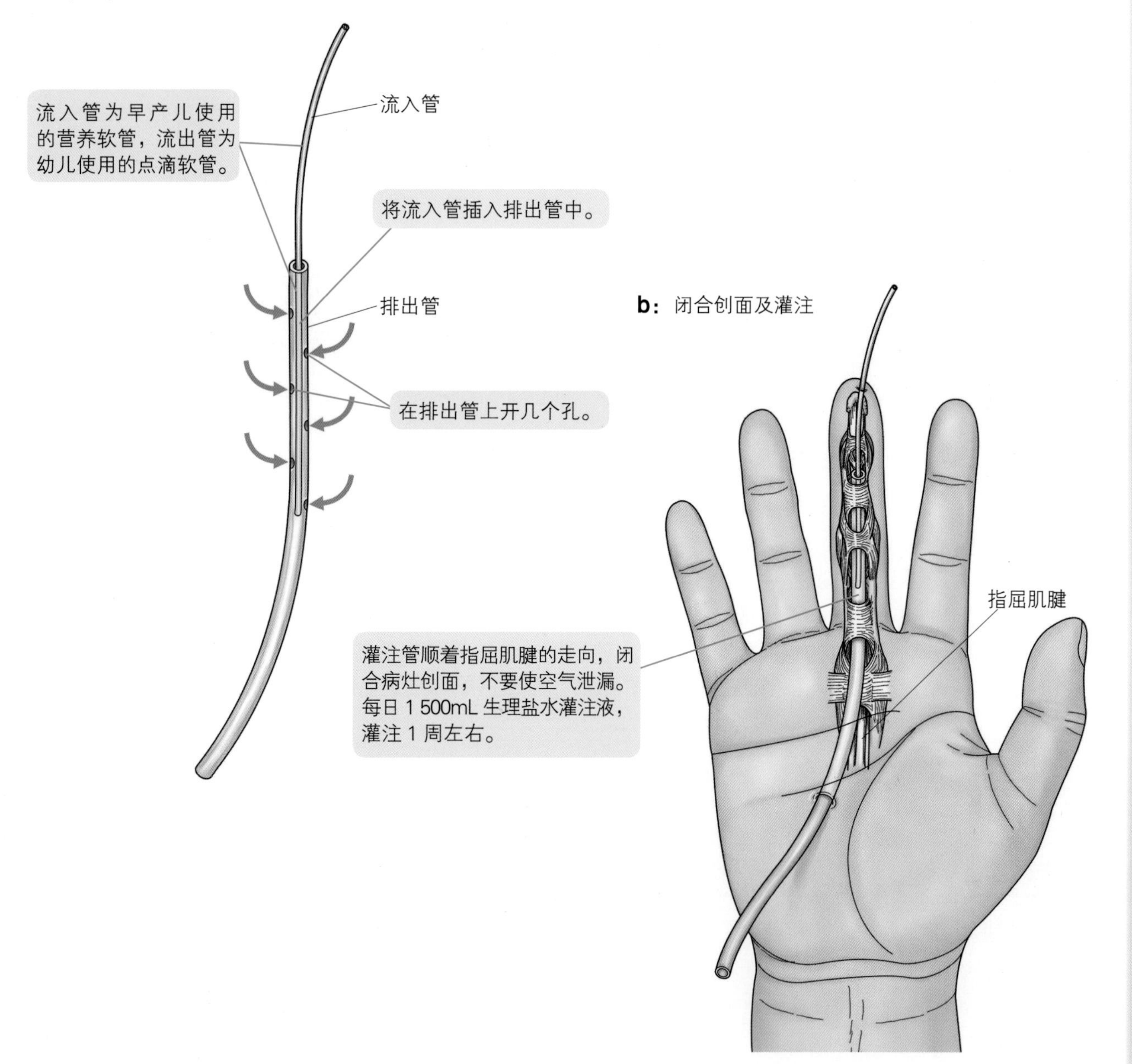

图 4　持续灌注疗法（接上页）

c：预防挛缩

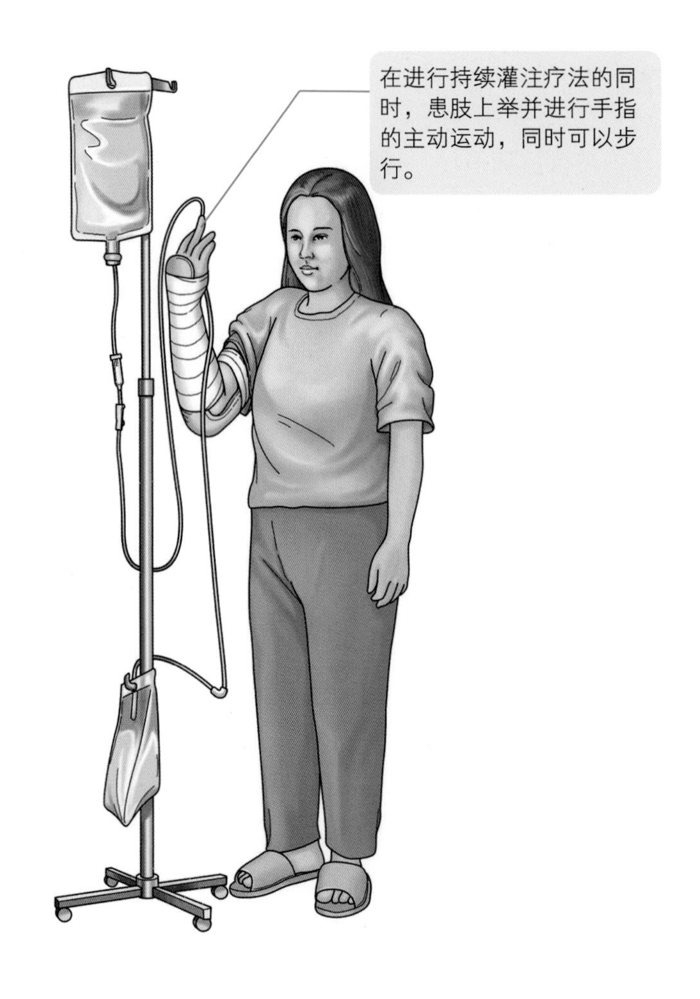

◆治疗方法的原理

持续灌注的原理是虹吸作用，细的流入管、粗的流出管会对病灶内部造成负压。通过这种负压使脓液和坏死物质排出。同时，也排出了引起组织破坏的细菌毒素及蛋白分解酶。此外，创面维持负压也有助于创面的愈合[8]。

难点解析

灌注管堵塞！

持续灌注疗法最主要的问题是灌注管堵塞。堵塞常常是由于创面内出血后的凝血块，以及灌注液从创口漏出而造成引流不畅。

可以通过以下措施防止出现上述问题：首先，术中病灶内充分的止血和严密的创面闭合；其次，使用细的流入管和粗的流出管，并将灌注管从正常皮肤插入以防止空气泄漏；最后，应当拆除排出管上连接的过滤器。

术后处理

术后早期让患者上举患肢和进行手指屈伸的功能锻炼非常重要。从病灶刮除和持续灌注疗法术后第3天开始，即便是在灌注中，也要嘱患者进行手指的主动活动，以预防关节出现僵直，尤其是老年患者易出现上述问题。

●参考文献

[1] 尼子雅敏，有野浩司，ほか．手指化膿性腱鞘炎の診断と治療．日本医事新報，2009，4440：56-59.
[2] 尼子雅敏，有野浩司，ほか．手の外科領域の感染症．リウマチ科，2007，38：93-97.
[3] 根本孝一．手の感染症の診断と治療． 日本手の外科学会第 16 回秋期教育研修会テキスト，2010：69-73.
[4] NEMOTO K, YANAGIDA M, et al.Closed continueous irrigation as a treatment for infection in the hand. J Hand Surg, 1993,18-B：783-789.
[5] HARRIS P A, NANCHAHAL J. Closed continuous irrigation in the treatment of hand infections. J Hand Surg, 1999, 24-B：328-333.
[6] 根本孝一．手の感染症に対する持続潅流療法 // 山内裕雄，小野村敏信，小林晶．整形外科治療のコツと落とし穴 上肢．東京：中山書店，1997：186-187.
[7] 根本孝一， 柳田雅明， ほか．手指化膿性腱鞘炎に対する閉鎖式持続潅流療法． 日手会誌，1989，6：582-585.
[8] 長田伝重， 長谷川恭弘， ほか．手指化膿性腱鞘炎に対する閉鎖式持続潅流療法． 日手会誌，1999，16：372-375.

感染

人咬伤

冈山济生会医院整形外科医务主任 **今谷润也**

人咬伤的特征及其治疗方法

人咬伤后若早期未及时治疗或处置不充分时，感染概率很高。当病灶累及肌腱、关节和骨等深部组织时，可能会引起化脓性腱鞘炎、化脓性关节炎及骨髓炎等，导致严重的功能障碍（参考本书的其他文献）。因此，早期诊断和及时治疗非常重要。伤后6h以内，应当进行早期诊断（尤其是准确评估创面的深度、污染涉及的结构和深度等）和早期彻底的治疗（对损伤所累及的组织进行彻底的清洗和清创）。

深部咬伤的特征包括局部异常的活动、皮下组织及脂肪组织的严重挤压、渗出及出血较多等特征。另外，还可能出现骨折及异物存留（如牙齿）等情况，因此需要进行相关的辅助检查，如拍X线片等。术前还需确认是否存在神经血管损伤。在这些初期诊断的基础上，考虑可能累及深部组织时，需要在手术室进行彻底清洗和清创。

手指咬伤

手部的咬伤多数是由于发生冲突时，拳击对方面部磕碰到牙齿所致，表现为掌指关节（以下简称MP关节）背侧的创伤。该类型咬伤称为挥拳伤（clenched-fist injury）（**图1**），多发在从中指至小指MP关节的背侧。由于该部位软组织薄而软，容易导致化脓性腱鞘炎及化脓性关节炎等[1]。此外，由于受伤是手指处于屈曲位，因此在手指伸直位时观察不到深层的损伤，容易误认为仅为浅层的损伤。在询问病史时，该类患者有时可能会隐瞒其受伤原因。

图1 挥拳伤

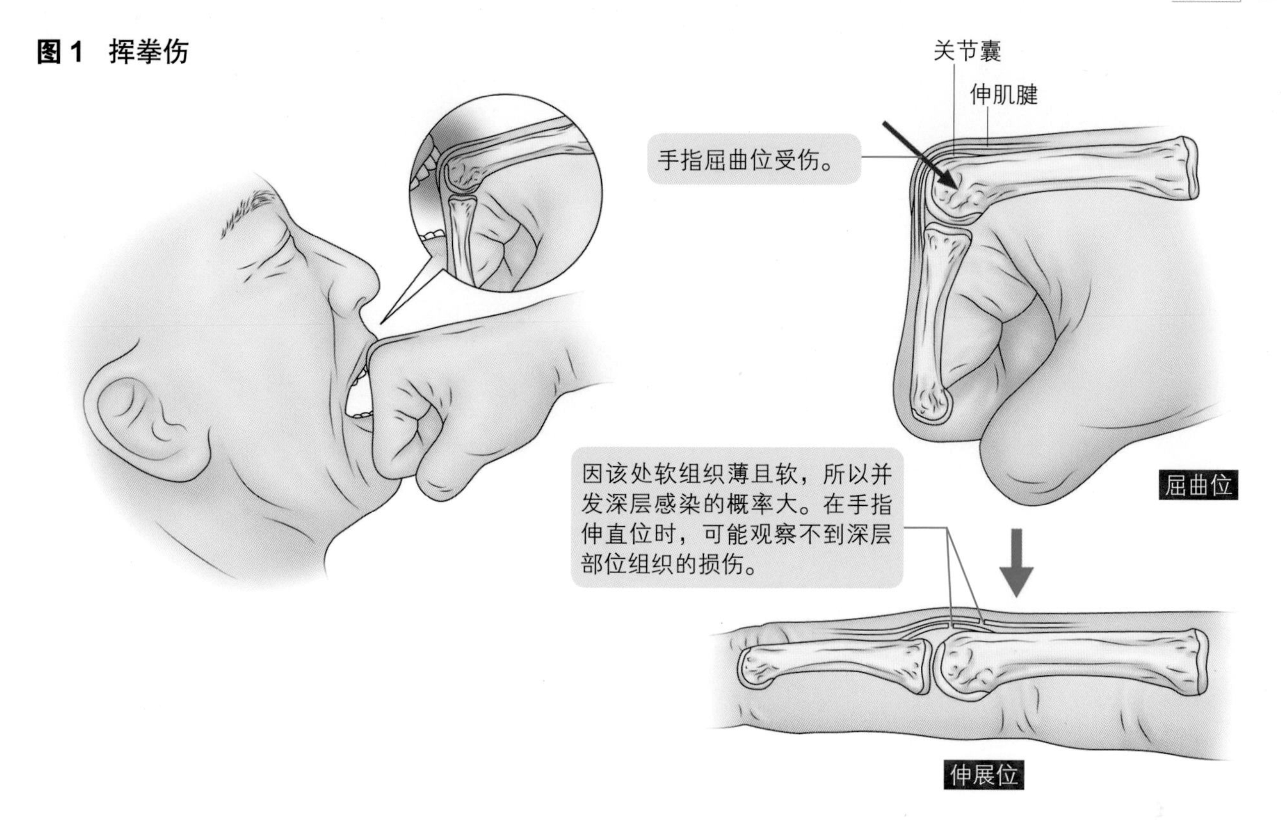

手术方法

1 手术体位和麻醉

仰卧位，患肢放置于侧方手术台（**图2**）。局部麻醉可能扩大污染范围，因此选用臂丛阻滞或全身麻醉。麻醉起效后开始手术。

患肢抬高3min后，气囊止血带充气。对于已经感染的病例，为了避免细菌感染灶向近端和全身扩散，禁止使用传统止血带对患肢进行驱血。

2 创面刷洗和皮肤切口

创面周围皮肤可以使用刷子刷洗，但对于创面应当用纱布等进行轻柔的清洗，以防止对病灶造成挤压。用大量生理盐水进行冲洗，并根据情况使用注射器以及脉冲清洗器（**图3**）。

为了彻底地暴露病灶，需要做充分的皮肤切口。皮肤切口的设计应当避免顺着兰格皮纹（**图4**）。尤其在手部，应当遵守手外科的切口原则，尽可能避免顺着皮纹线做切口。此外，切口的设计要便于进行切口的延长（**图5**）。

图2　体位

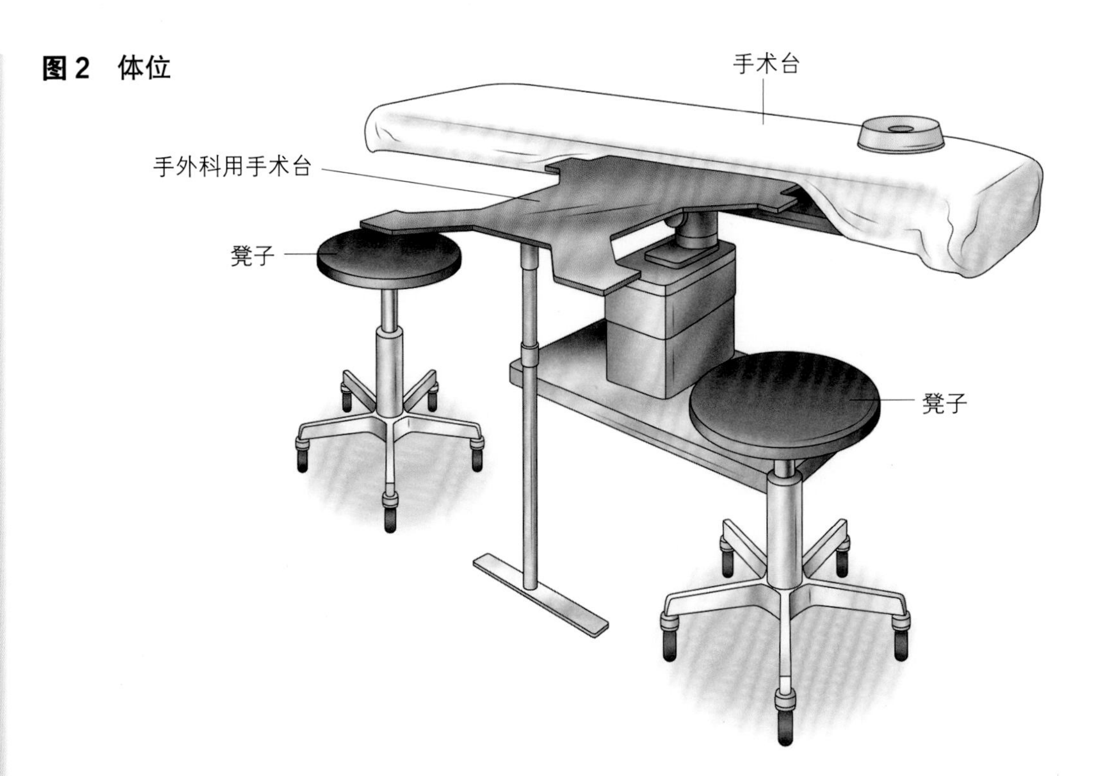

图3　清洗

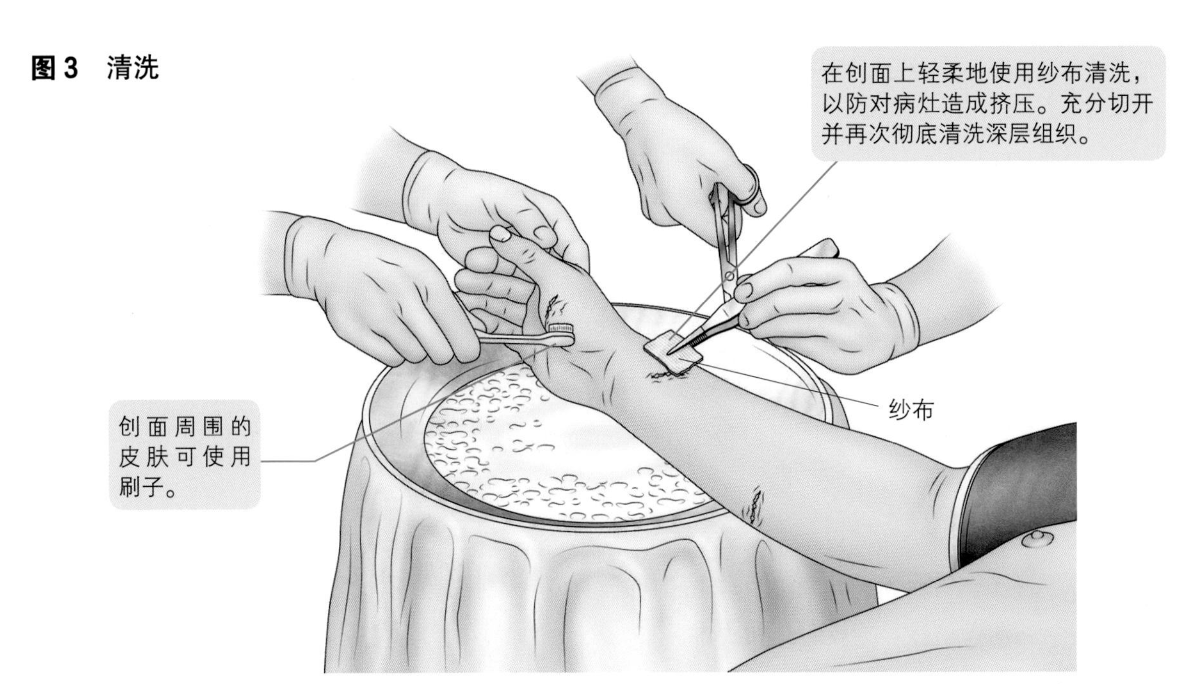

3 清创术

手术中应当进行精细的操作。熟悉皮肤、皮下组织、肌腱、鞘管、关节囊、韧带、骨与关节等各层结构，有序地进行清创。

首先从距离创面1mm的皮肤边缘开始清创。血供差的皮肤及皮下组织容易坏死，需要进行切除（**图6**）。肌腱和腱鞘组织也进行同样的处置（**图7**）。当关节囊有损伤时，需要在清创后切开关节囊，对受累的关节软骨及骨组织进行彻底清创（**图8**）。尤其对于手部和足部，应在熟练掌握解剖知识的基础上，进行精

图 4　兰格皮纹线

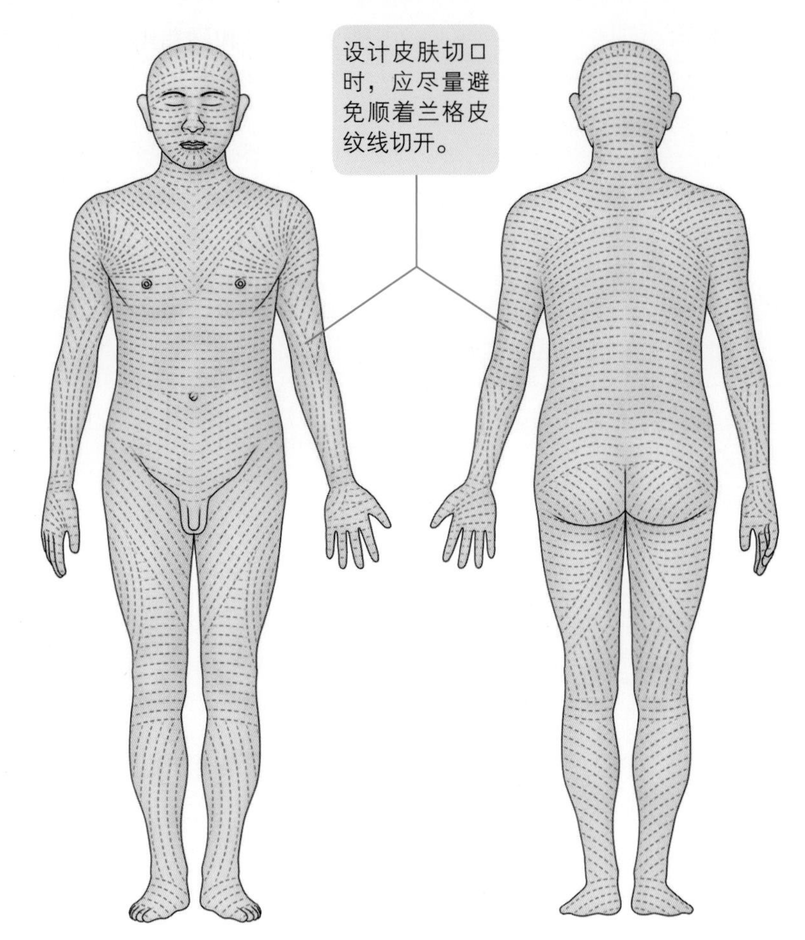

图 5　手部皮肤切口的设计

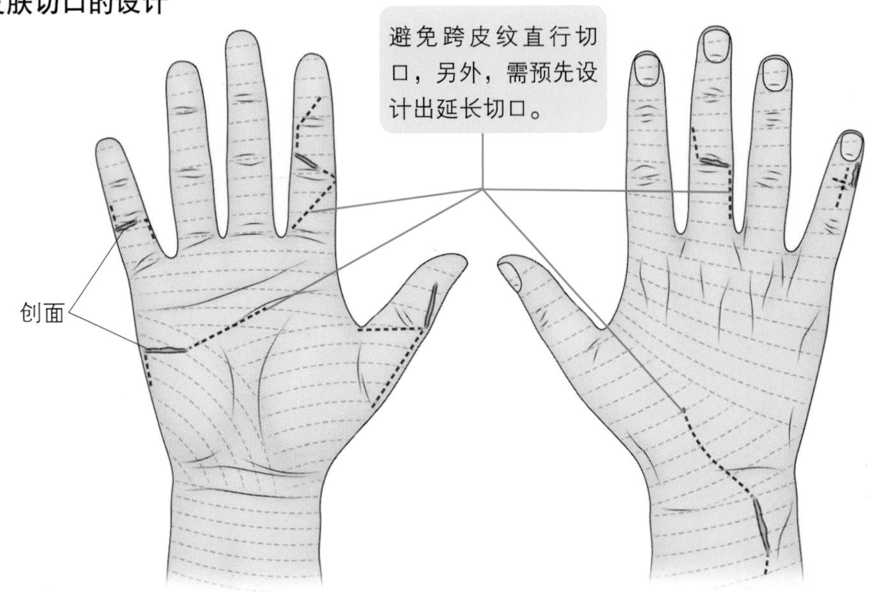

细的操作，以获得最好的疗效。

对于挥拳伤，鉴于受伤时手指处于弯曲状态，需要明确创伤所达到的深度，并充分进行清创，但判断所需清创的范围往往有一定困难。年轻医生们应当向上级医生学习术中如何判断创伤累及的范围和深度，清创后再次彻底清洗病灶。

图 6　皮肤和皮下组织的清创术

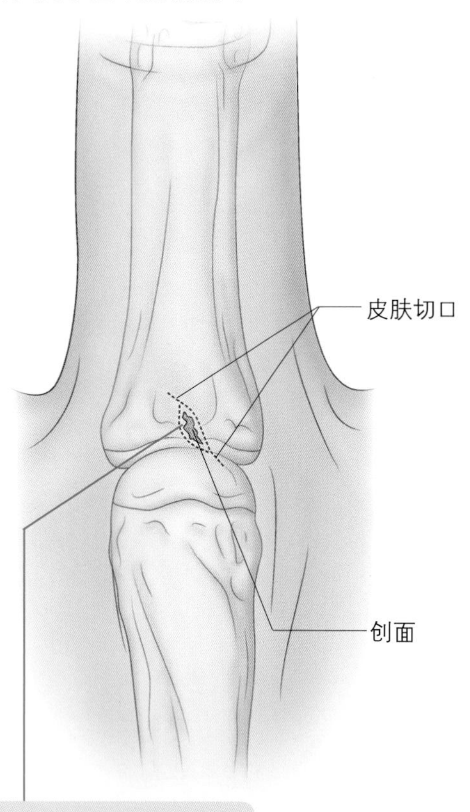

图 7　肌腱和腱鞘组织的清创术

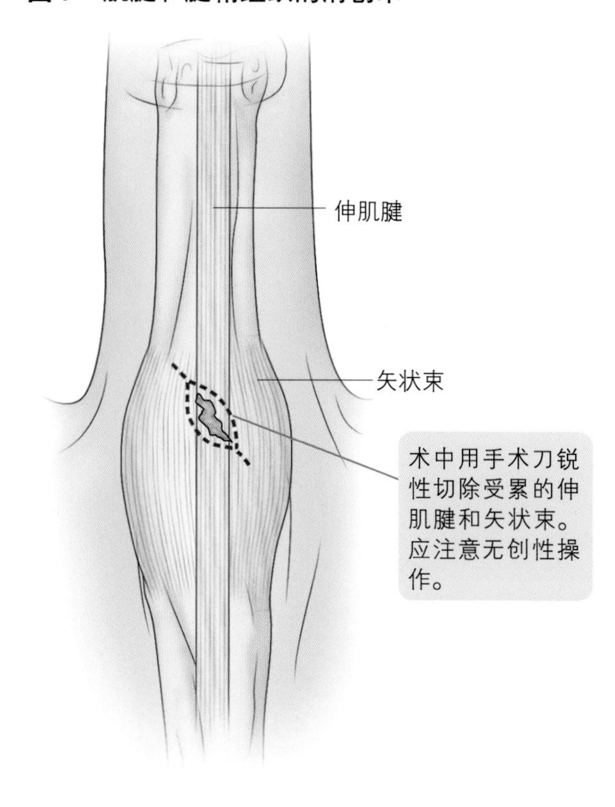

图 8　关节囊、关节软骨和骨的清创术

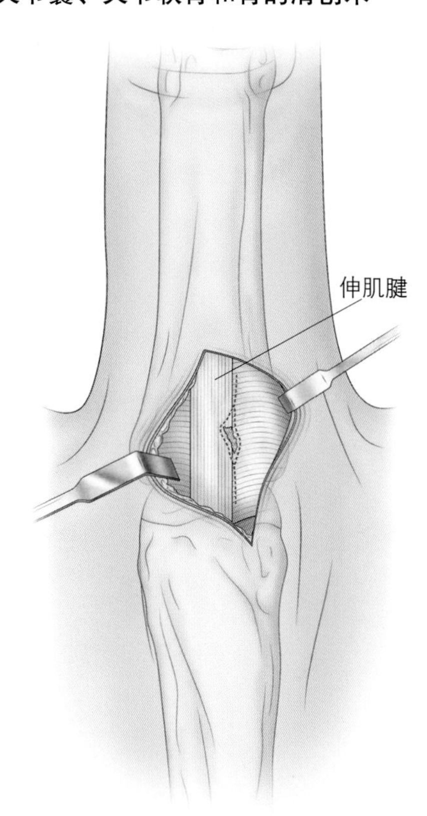

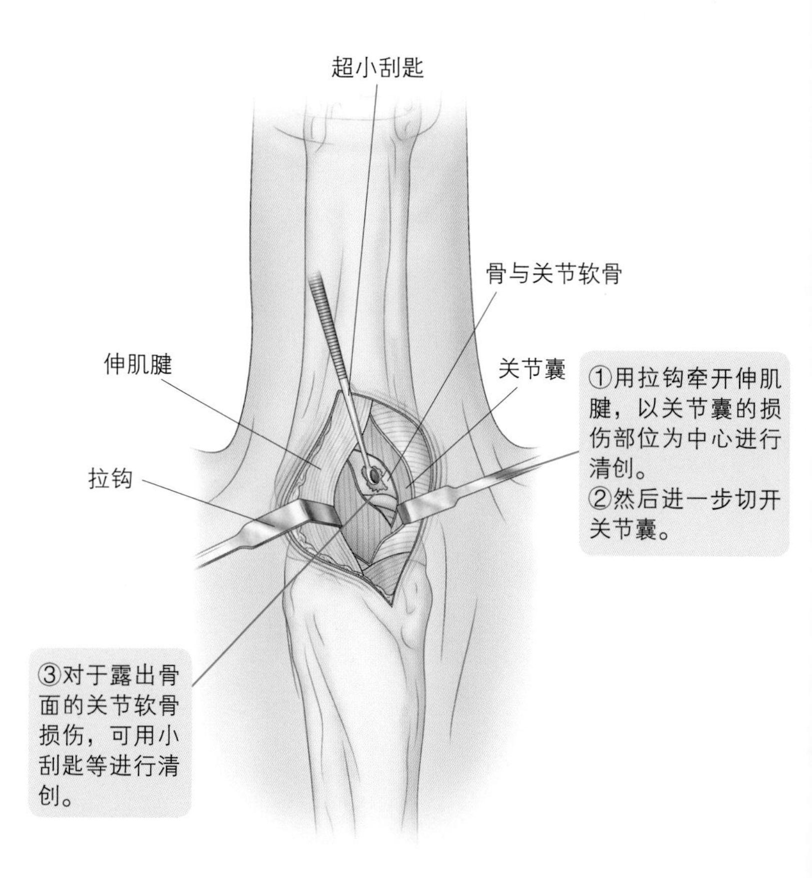

图 9　评价创面、缝合皮肤、留置引流管

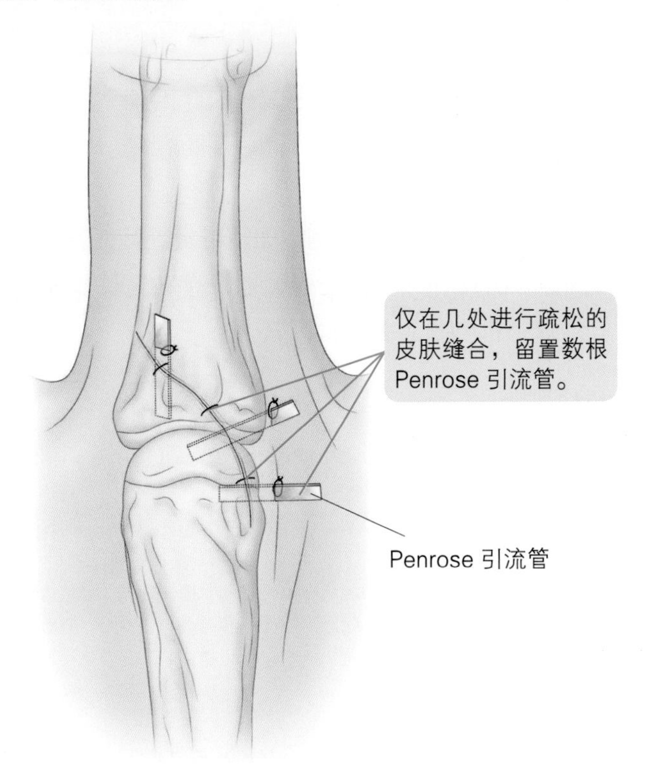

4 更换手术器材

清创完成后，术者、助手和护士均需要更换手套，根据需要可更换手术衣。此外，还需要重新铺单。

5 评价创面、缝合皮肤，以及留置引流管

评价创面的部位、面积、累及层次、关节软骨及肌腱暴露情况等。若为受伤后6h以内手术，需彻底清创，无张力关闭伤口。若伤口能够关闭，则一期闭合。根据创面的情况，可以考虑局部转移皮瓣覆盖等。

若受伤时间较长或已出现感染症状，则应当开放创面，仅对重要深层组织进行有限的皮肤覆盖。根据情况，可以考虑进行持续冲洗，并留置数根Penrose引流管（**图9**）。

术后处理

◆ 术后治疗

术后患肢保持正确的体位，大量的纱布覆盖创口，用绷带疏松固定。术后上举患肢，并进行患肢的冷敷。每隔24h更换敷料，若创面条件好转，则逐渐增加换药的间隔。

◆ 抗生素疗法

除了精细和彻底地清创外，从手术时即开始应用第一代头孢或青霉素类抗生素。

治疗效果

笔者分析了本科室中43例咬伤病例，术后效果不理想[2]的原因如下：受伤时间较长，处置距离受伤时间大于24h；早期清创不彻底；一期闭合创口；病情严重病例；需要多次手术治疗的难治性病例。

Philipsen[3]等研究认为，伤后24h内进行治疗的病例，无须再次进行处置。但受伤时间大于24h才就诊的病例，容易出现各种功能障碍，以及存在需要长期治疗趋势。因此，早期诊断和彻底治疗是影响预后的关键因素。

●参考文献

[1] PATZAKINS M, et al.Surgical findings in clenched-fist injuries.Clin Orthop Rel Res, 1987, 220：237-240.

[2] 三輪啓之，今谷潤也，近藤秀則，ほか．深部組織にいたる手部咬創の手術的治療経験．日手会誌，2008, 24：1186-1190.

[3] PHILIPSEN T E, et al. Cat and dog bites. What to do? Guidelines for the treatment of cat and dog bites in humans. Acta Chir Belg, 2006, 106：692-695.

感染

非结核分枝杆菌感染

那霸市立医院整形外科部长 **岳原吾一**

疾病的特征

手部关节和手指的非结核分枝杆菌感染在就诊时主诉的症状主要为手部关节和手指弥漫性肿胀及疼痛，而无急性感染时出现的卡内韦尔四联征，血液学检查结果也表现为炎症反应比较弱的特征。抗生素治疗通常没有明显的改善，确诊常常需要很长的时间。

诊断和治疗

◆ 诊断

尽管超声检查简单实用，但患者肾功能正常时，造影MRI更有助于全面显示病灶包括骨组织所受累的范围。穿刺液和切取的滑膜组织要进行抗酸菌培养、30℃的低温培养，以及PCR检查。

切取的滑膜组织需要进行病理检查。结果大多表现为不伴有干酪样坏死的类上皮肉芽肿，但在发病初期并无肉芽肿出现。

◆ 治疗方法

除了手术切除病灶（切除滑膜组织）之外，最好在6~12个月期间，适当地给予相应的抗生素［抗结核药、CAM（克拉霉素）、LVFX（左氧氟沙星）］[1]。

尽管目前没有制定规范的治疗标准和方法，但日本结核病学会推荐联合应用RFP（利福平）、EB（乙胺丁醇）、SM（链霉素）、CAM（克拉霉素）4种制剂[2]。

手术适应证

◆ 掌侧发病的病例

因手指及手腕周围屈肌腱腱鞘炎而导致局部疼痛和手指及手腕的活动受限，或者导致腕管综合征时，应当早期进行腕管切开和切除滑膜的手术。

◆ 背侧发病的病例

因伸肌腱周围滑膜炎而导致局部疼痛、形成包块，以及手指伸直受限时，应当进行手术治疗。

手术方法

掌侧发病的病例

1 显露病灶

皮肤切口以肿胀部分为中心，从手掌至前臂远端大范围切开（**图1**）。为了防止继发性皮肤瘢痕挛缩，在手指上做“Z”形切口，还应避免切口在腕部与腕横纹垂直（**图1**）。

台阶状切开腕横韧带，牵开屈肌腱，切除肌腱周围增生的滑膜（**图2、3**）。

手术技巧及注意事项

即使肿胀从表面上看仅局限于前臂远侧，术中也需要切开腕管，检查屈肌腱滑膜，并切除腱周滑膜。

图 1　切开掌侧皮肤

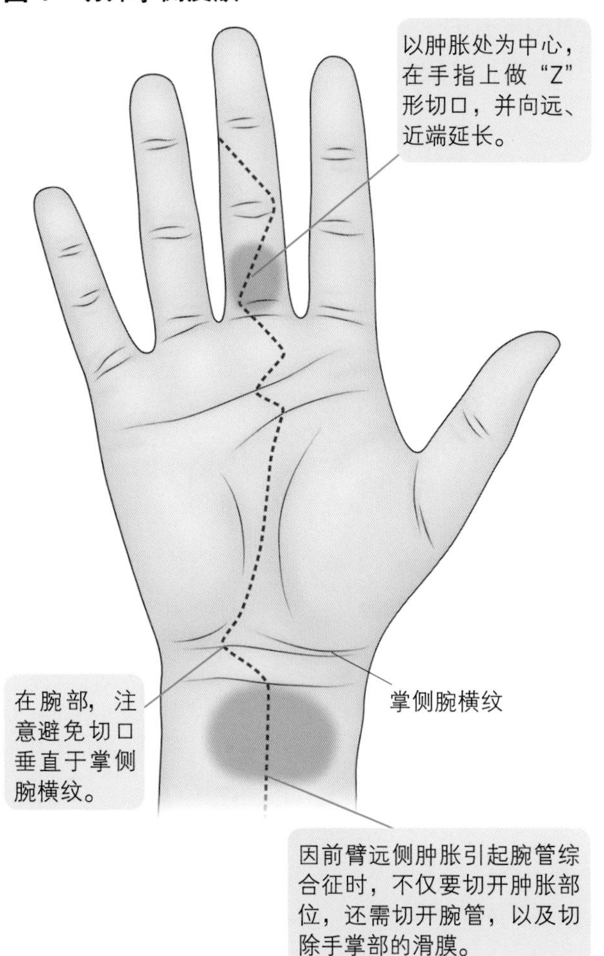

图 2　切除滑膜

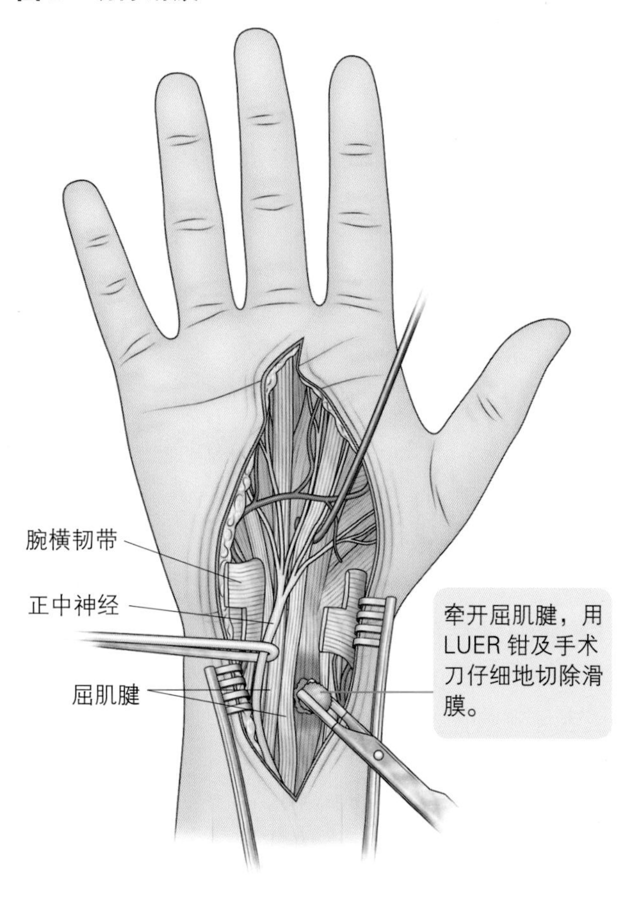

2 探查和保护正中神经

于尺侧切开腕横韧带，探查游离正中神经，并用橡皮条牵开保护（**图3**）。

手术技巧及注意事项

术后早期开始康复训练，术中修复切开的腕横韧带。

3 探查和保护掌浅弓

注意保护手掌处的掌浅弓（**图4**）。

4 保护指屈肌腱滑车

切除手指滑膜时，尽可能保留滑车。若病变严重，可切除部分滑车（A1、A3等）（**图5**）。

图3　保护正中神经

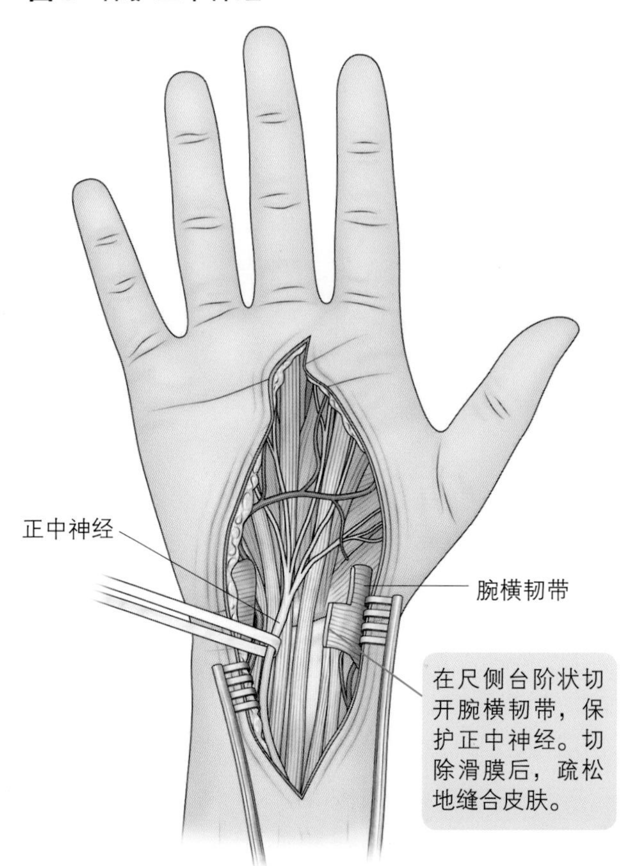

图4　保护掌浅弓

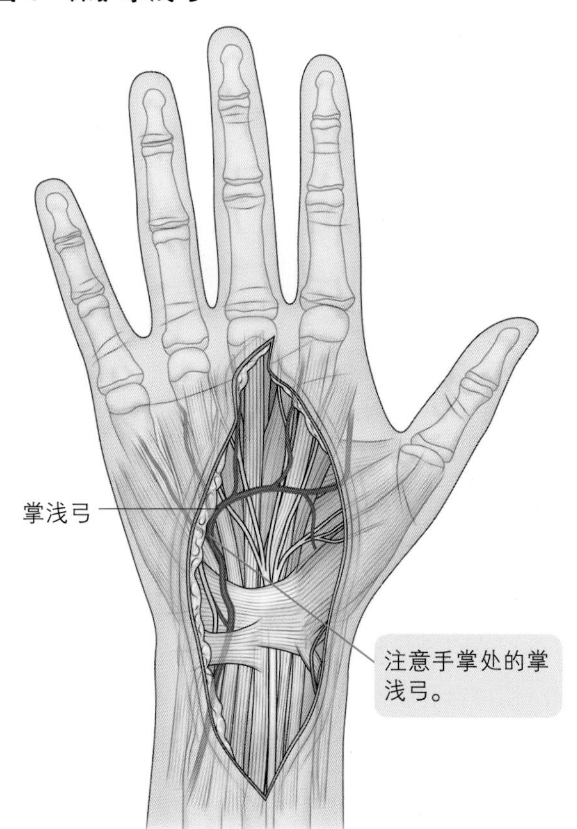

图 5　保护滑车

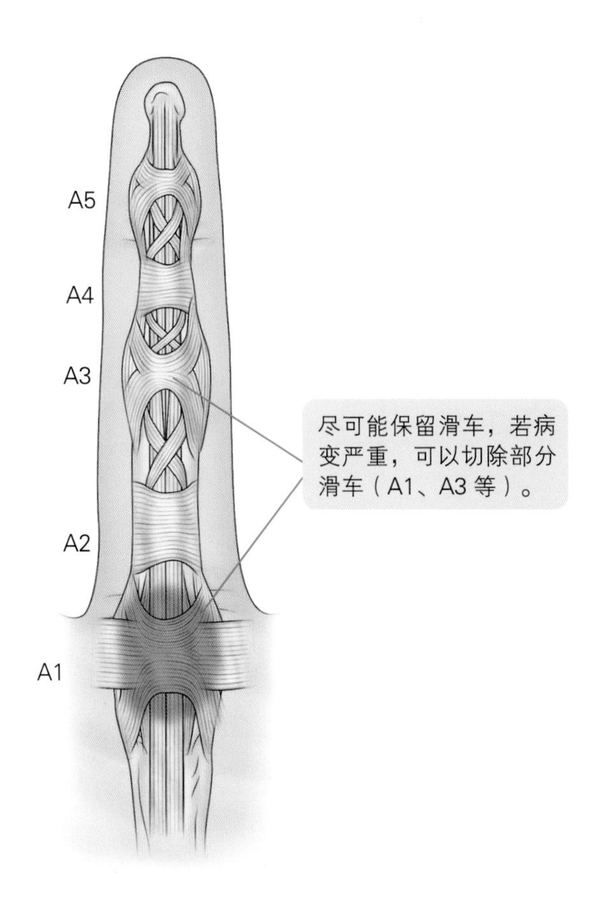

术后处置

为了防止肌腱粘连，术后第2天开始进行手指主动屈伸运动。松散地修复腕横韧带，术后1~2周，腕关节固定于背伸10°~20°位，该体位手指进行主动屈伸时，不会产生弓弦现象，因而可以在术后进行早期功能锻炼。

并发症及其治疗

正中神经损伤：为了避免正中神经损伤，首先应当将正中神经进行充分游离，并牵开保护。

肌腱损伤：切除滑膜时，为了避免肌腱损伤，可以使用LUER钳，并用手术刀小心地切除滑膜。

切口血肿：滑膜切除后，易导致出血。关闭切口前，应放松止血带，彻底止血。术后留置引流管，防止形成血肿，便于术后早期开始功能训练。

背侧发病的病例

1 手术切口

以肿胀严重部分为中心，做纵向切口（**图6**）。

2 开放伸肌支持带及切除滑膜

台阶状切开伸肌支持带，切除滑膜后修复（**图7**）。

图 6 背侧切口

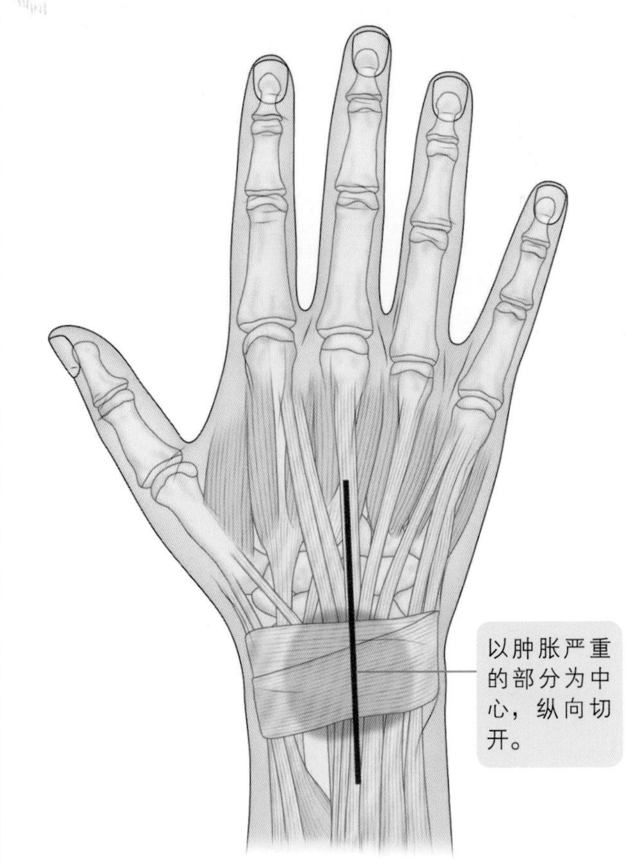

图 7 切开伸肌支持带

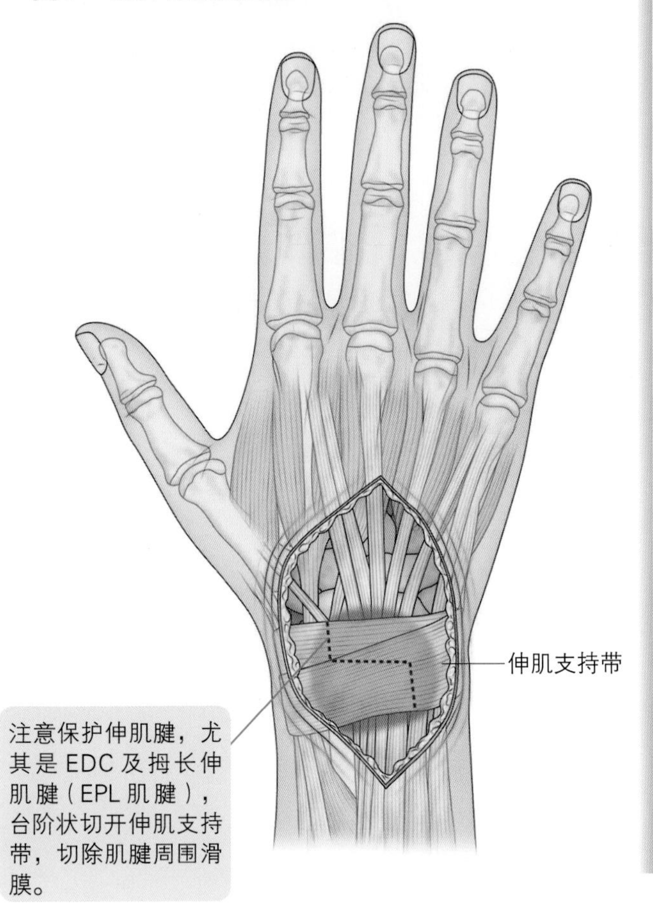

术后处理

为了防止肌腱粘连，术后即开始手指的主动运动。术后1~2周，将腕关节固定于轻度屈曲位，该体位行手指的主动屈伸时，不会产生弓弦现象，因此可以在术后早期进行功能锻炼。

并发症及其治疗

小指伸肌腱纤细，切除滑膜时应仔细操作，避免伸肌腱损伤。

●参考文献

[1] 原　章，ほか．当科における非定型抗酸菌感染症および本邦報告例の検討．日手会誌，2007，24：97-102.

[2] 重藤えり子．非定型抗酸菌症：診断と治療．臨床と研究，2007，84：546.